Goldschmidt/Deserno/Winter (Hrsg.)
KI in der Medizin

KI in der Medizin

Folgenabschätzung für Forschung und Praxis

Herausgegeben von

Prof. Dr. med. habil. Andreas J. W. Goldschmidt
Prof. Dr. Thomas M. Deserno
Prof. Dr. Alfred Winter

Mit Beiträgen von

Timo Apfelbacher
Prof. Dr. Jan Appel
Nils H. Beyer, M.Sc.
Jonas Bienzeisler
Nils Bienzeisler
Dr. Annika Clarner
Prof. Dr. Thomas M. Deserno
Dr. Daniel Diekmann
Dr. Susanne Drynda
Dr. Juliane Eidenschink
Gerhard Ertl, M.Sc.
Steffen Euler
Dr. Birgit J. Gerecke
Prof. Dr. Andreas J. W. Goldschmidt
Dr. Jonas Hügel
Majula Jaiteh
Stefanie Kaulich
Sude Eda Koçman
Dr. Robert Kossen
Dr. Julia Krumme
Alessandra Simone Kuntz, M.A.
Dr. Harald Kusch
Karolina Lange-Kulmann, LL.M.
Clemens Maurer
Dr. Anna Moreno
Ronny Otto, B.Sc.
Prof. Dr. Hans-Ulrich Prokosch
Julian Pusch
Thanos Rammos
Dr. Alexandra Ramshorn-Zimmer, MHBA
Sophia Rheinländer, M.Sc.
Prof. Dr. Rainer Röhrig
Dr. André Sander
Prof. Dr. Ulrich Sax
Prof. Dr. Jannik Schaaf
Prof. Dr. André Scherag
Dr. Wiebke Schirrmeister
Dr. Martin Schmieder
Martin Schneider
Prof. Dr. Johannes Schobel
Dr. Marina Schulte
Dr. Sabine Andrea Smolorz
Prof. Dr. Holger Storf
Prof. Dr. Walter Swoboda
PD Dr. Peter Tinnemann, MPH
Dr. Michael von Wagner
Annika Sophie Wagner, M.Sc.
Dr. Peter Walcher
Prof. Dr. Felix Walcher
Prof. Dr. Karsten Weber
Prof. Dr. Kai Wehkamp, MPH
Prof. Dr. Alfred Winter

medhochzwei

Bibliografische Informationen der Deutschen Nationalbibliothek

Die Deutsche Nationalbibliothek verzeichnet diese Publikation in der Deutschen Nationalbibliografie; detaillierte bibliografische Daten sind im Internet über http://dnb.d-nb.de abrufbar.

Bei der Herstellung des Werkes haben wir uns zukunftsbewusst für umweltverträgliche und wiederverwertbare Materialien entschieden.
Der Inhalt ist auf elementar chlorfreiem Papier gedruckt.

ISBN 978-3-98800-141-2
ISBN eBook 978-3-98800-142-9

Alte Eppelheimer Str. 42/1
69115 Heidelberg
E-Mail: info@medhochzwei-verlag.de
Web: www.medhochzwei-verlag.de

Satz: Reemers Publishing Services GmbH, Krefeld
Umschlaggestaltung: kreativmedia KONZEPTION & DESIGN, Hückelhoven
Titelbild: © PopTika/shutterstock.com #2438963411
Druck: ADverts printing house, Dzelzavas Str. 124, Riga, LV-1021, Latvia
A001

Vorwort

Ich habe vor Kurzem den Film „Spy Game – Der finale Countdown" gesehen und dabei erstaunt festgestellt, wie viel Papier in dem Film verwendet wird. Er stammt aus dem Jahr 2001, es geht es um geheime Auslandseinsätze der CIA, und man sieht Papierakten, Faxgeräte und Informationen, die auf Zetteln weiterverteilt werden. Warum dieser Einstieg als Vorwort? Dafür gibt es zwei Gründe. Der erste Grund ist, dass Menschen nicht gut darin sind, Alltagsveränderungen über längere Zeiträume wahrzunehmen. Erst durch den Film wurde mir klar, wie stark – trotz all des berechtigten Jammerns – Digitalisierung bereits Teil unseres Alltags geworden ist. Der zweite Grund ist das Thema Digitalisierung selbst, welches dazu beiträgt, dass KI-Anwendungen überhaupt entwickelt werden können.

Beide Gründe finden Sie in diesem Buch abgebildet. Es geht eben nicht nur um die Einführung neuer Technologien im Allgemeinen und KI als Technologie in der Medizin im Speziellen. Das Thema ist viel breiter, da die Organisation von Gesundheitsforschung und -versorgung auf allen Ebenen zu bedenken ist. Es geht um Risiko und Folgeabschätzung für die Gesellschaft und für Patientinnen und Patienten. Es geht auch um die persönliche Verantwortung von Forschenden, die sich vielleicht als reine Methodenexpertinnen und -experten verstehen und gelegentlich versucht sind, die Verantwortung für weitreichende Folgen ihres Arbeitens von sich zu weisen. Frei nach dem Motto: „Ich will ja nur programmieren". Als GMDS-Präsident freue ich mich, dass wir eine so aktive Präsidiumskommission haben, die dieses Multiautorenbuch organisiert und sich dieser Themen angenommen hat. Die angesprochenen Themen treffen den Kern der DNA unserer Fachgesellschaft. Es ist nämlich nicht so, dass alle, die KI auf ihre jeweiligen wissenschaftlichen Themen schreiben, auch diejenigen sind, die die Folgen und Bandbreiten der Geschehnisse schon sehr lange beobachten oder sich interdisziplinär mit der Komplexität der Themen beschäftigen. Gelegentlich wird die GMDS gefragt, warum wir keine expliziten Arbeitsgruppen zum Thema KI haben. Unsere Antwort darauf ist, dass KI ein Querschnittsthema vieler Arbeitsgruppen ist und dass es natürlich auch davon abhängt, was man unter KI versteht. KI ist aktuell ein Mode- oder „Buzzword", so wie vor vielleicht 10 Jahren das Wort

„Big Data". Es ist angesagt und schick, wenn KI draufsteht – wie zuletzt auf der elektrischen Zahnbürste, die ich zufällig in den Händen hielt.

An dieser Stelle möchte ich zu meiner ursprünglichen Beobachtung zurückkommen. Der Grad der Digitalisierung, den wir in 2024 erreicht haben, ist sicherlich nur eine Zwischenstufe und ähnlich wird es sein, wenn wir in 25 Jahren auf dieses Buch und das Thema KI zurückblicken. Vielleicht werden wir feststellen, wie naiv unsere Vorstellungen waren oder welche Entwicklungen wir gar nicht abschätzen konnten, denn auch hier gilt das Zitat von Nils Bohr „Prediction is very difficult, especially about the future."

Aus diesem Grund ist es gut, dass wir die Breite des Themas jetzt mit den unterschiedlichen Perspektiven der Kolleginnen und Kollegen beleuchten und dabei vielleicht Grundsätze entwickeln, die auch in 25 Jahren noch gültig sein werden. Wir haben zu diesen und verwandten Themen in der Vergangenheit bereits viel gesagt und werden perspektivisch noch wesentlich mehr sagen. Ich wünsche mir, dass Sie bei Interesse am Thema möglichst viele Expertinnen und Experten mit unterschiedlichen fachlichen, aber insbesondere auch fundierten methodischen Hintergründen fragen. Bis dahin wünsche ich Ihnen viel Freude beim Lesen dieses wunderbaren Buches.

Jena, im März 2025

Prof. Dr. André Scherag
Präsident der Deutschen Gesellschaft für Medizinische Informatik, Biometrie und Epidemiologie (GMDS)

Editorial

Forschung in der Medizin war über Jahrhunderte hinweg nicht mit geordneten Rahmenbedingungen verbunden, wie wir sie heute kennen. Die Deklaration von Helsinki und „Gute Klinische Praktiken“ zur Forschung am Menschen sind in Anbetracht dieser Zeitspanne erst sehr jung. Forschung und ethische Grundsätze waren eben nicht immer selbstverständliche Partner. Ethik ist also kein Selbstläufer. Für unsere Forschungsvorhaben brauchen wir daher Leitlinien, um für unsere Patientinnen und Patienten den bestmöglichen Nutzen unter würdevollen Bedingungen zu erzielen.[1] Künstliche Intelligenz stellt uns dabei vor enorme zusätzliche ethische Herausforderungen, sie bietet aber auch herausragende Zukunftschancen. Wo und wie können wir KI einsetzen, um Medizinerinnen und Mediziner zu unterstützen und die Ergebnisse für die Patienten weiter zu optimieren? Wie schaffen wir den größtmöglichen Nutzen, ohne Schaden zu verursachen?

Die ethischen Fragen zu einer KI betreffen Sicherheit, Schutz, Erklärbarkeit, Verantwortung und letztlich auch Haftung bei der Versorgung, Diagnose und Therapie von Patientinnen und Patienten. Sehr wichtig ist, dass Datensicherheit, Datenschutz und IT-Risiken dabei auch tatsächlich beachtet werden, vor allem die zunehmenden Cybercrime-Attacken. Hinzu kommen mehrere ethische Forderungen. Wir wollen unsere Leserinnen und Leser an dieser Stelle also neugierig auf das große Spektrum an Themen machen, das darüber hinaus in diesem Buch abgedeckt wird: KI – „Nutzen“ und „Evidenzbasiertheit“, KI im Einsatz – Digitale Diagnostik, Generative KI und medizinische Dokumentation, Ethische Leitlinien, KI-Governance – Erste KI-Richtlinie in einem Universitätsklinikum in Deutschland, Ethische Implikationen in der praktischen Umsetzung von Digitalisierung und KI im Gesundheitswesen, Forschung und deren Folgenabschätzung, Praxisbeispiele dazu, KI ein Medizinprodukt – inklusive Haftungsfragen und Strafrecht der Anwender und Betreiber im Krankenhaus und weitere Themen mehr.

---

1 Goldschmidt, A. J. W./Händel, A.: Forschung und Forschungsfolgenabschätzung. Editorial. In: Forum der Medizin_Dokumentation und Medizin_Informatik (mdi) 1/2023, S. 3.

Im Jahr 2008 hatten sich die Fachgesellschaften und Verbände GMDS, AL-KRZ, BVMI, KH-IT und DVMD gemeinsam Ethischen Leitlinie gegeben, weil sie die „Mitverantwortung für Gesunde und Kranke nicht nur in Deutschland als wesentlichen Teil ihres institutionellen Handelns und des individuellen beruflichen Handelns ihrer Mitglieder" betrachten. Denn Folgenabschätzung ist kein Luxus, sondern unverzichtbar und betrifft alle unsere Fachdisziplinen. Dies ist aber nicht nur eine individuelle Verantwortung jeder einzelnen Person, sondern auch eine gemeinschaftliche Verantwortung der Fachgesellschaften und Verbände.[2,3] So wird zum Beispiel in Art. 6 von den Mitgliedern erwartet, dass sie die voraussichtlichen Folgen ihres beruflichen Handelns selbstkritisch reflektieren und die jeweils absehbaren gesellschaftlichen Folgen berücksichtigen. Von den Gesellschaften und Verbänden wird insbesondere erwartet, dass sie gemeinschaftliche Verantwortung übernehmen und in Konfliktfällen Mediation anbieten und den kontinuierlichen interdisziplinären Diskurs zu ethischen und sozialen Problemen der Medizinischen Informatik, Biometrie, Epidemiologie und Dokumentation pflegen und fördern.

Die Grundlage für dieses Buches wurde schließlich auf drei Workshops gelegt. Am Rande der der GMDS-Jahrestagung 2023 fand am 20. September ein für alle GMDS-Mitglieder offener Workshop der Präsidiumskommission „Ethische Fragen in der Medizinischen Informatik, Biometrie und Epidemiologie" in der Hochschule in Heilbronn statt. Dieser Workshop setzte sich mit dem Thema „Ethische Herausforderungen der GMDS – Aus der Vergangenheit lernen, für die Zukunft vorbereiten" auseinander. Ein zweiter Workshop dieser Art folgte bei der GMDS-Jahrestagung am 10. September 2024 mit dem Titel „KI und Ethik in der biomedizinischen Forschung für Pflege und Medizin". Dazwischen beschäftigte sich der DVMD Fokus Ethik am 17. April 2024 mit den „Ethischen Grundlagen in der Medizinforschung mit Beispielen".

Unter der Mitwirkung der Mitglieder der Präsidiumskommission „Ethische Fragen in der Medizinischen Informatik, Biometrie und Epidemiologie" Thomas Deserno, Birgit Gerecke, Andreas Goldschmidt und Alfred Winter wurden vorher bereits einige wesentliche Bausteine für die notwendige Überarbeitung der Ethischen Leitlinien in einer gemeinsamen Publikation aufgenommen, die 2020 im De Gruyter-

2 Winter, A: (Forschungs-)Folgenabschätzung und die Ethischen Leitlinien der GMDS, AL-KRZ, BVMI, KH-IT und des DVMD. In: Forum der Medizin_Dokumentation und Medizin_Informatik (mdi) 1/2023, S. 20–21.

3 Deutsche Gesellschaft für Medizinische Informatik Biometrie und Epidemiologie e. V. (GMDS), Arbeitskreis der IT-Leiter/innen der Universitätsklinika (AL-KRZ), Berufsverband Medizinischer Informatiker (BVMI), Bundesverband der Krankenhaus-IT-Leiterinnen/Leiter e. V. (KH-IT), Deutscher Verband Medizinischer Dokumentare e. V. (DVMD): Ethische Leitlinien der GMDS, des AL-KRZ, des BVMI, des KH-IT und des DVMD. 2008. Online: https://gmds.de/fileadmin/user_upload/Publikationen/Empfehlungen_Veroeffentlichungen/Ethische_Leitlinien.pdf [abgerufen am 3.1.2019].

Verlag erschien.[4] Außerdem wurden die in dieser Publikation aufgegriffenen Vorschläge in öffentlichen Sitzungen der Präsidiumskommission (PK Ethik) auf den GMDS-Jahrestagungen 2020 bis 2022 den Mitgliedern der GMDS vorgestellt und mit diesen diskutiert. Diese Vorarbeiten wurden aktualisiert, mit den Themen der drei eingangs genannten Workshops verbunden und durch Kapitel weiterer Autoren sinnvoll ergänzt.

Das vor Ihnen liegende neue Buch bringt Ihnen hoffentlich einigen Erkenntnisgewinn und einen möglichst großen praktische Nutzen in Ihrer Arbeit als Forscherinnen und Forscher, aber auch über den Tellerrand unserer jeweils eigenen Fachgebiete hinaus.

Frankfurt/Main, Braunschweig, Erlangen, Leipzig im März 2025

Andreas J. W. Goldschmidt, Thomas M. Deserno, Alfred Winter

4 Goldschmidt, A. J. W./Deserno, T. M./Winter, A./Gerecke, B.: Elemente eines Ethikkodex für Medizin- und Informationstechnische Fachgesellschaften. In: Manzeschke, A./Niederschlag, W. (Hrsg.): Ethische Perspektiven auf Biomedizinische Technologie (Band 3 der Reihe Health Academy). Berlin 2020, S. 233–245.

Inhaltsverzeichnis

Liste der Präsidiumskommissionsmitglieder

Die Präsidiumskommission Ethische Fragen in der Medizinischen Informatik, Biometrie und Epidemiologie der Deutschen Gesellschaft für Medizinische Informatik, Biometrie und Epidemiologie (GMDS e. V.) besteht aus den folgenden [Stand 10. Sept. 2024 (*) aktiven] Mitgliedern[1]:

Prof. Dr. Heike Bickeböller, Universitätsmedizin Göttingen (*)

Prof. Dr. Thomas M. Deserno, Peter L. Reichertz Institut Braunschweig (*)

Prof. Dr. Heiner Fangerau, Universitätsklinikum Düsseldorf

Dr. Birgit Gerecke, Universitätsmedizin Göttingen (*)

Prof. Dr. Andreas Goldschmidt, Universität Trier (*)

Prof. Dr. Anke Häber, Westsächsische Hochschule Zwickau

Angelika Händel, M.A., Universität Erlangen (*)

Christoph Isele, Cerner Health Services Deutschland

Prof. Dr. med. Jochen Klucken, Universitätsklinikum Erlangen

Prof. Dr. Arne Manzeschke, Ev. Hochschule Nürnberg

Prof. Dr. Wolfgang Niederlag, Krankenhaus Dresden-Friedrichstadt

Dr.-Ing. Frank Pallas, TU Berlin

Prof. Dr. Rainer Röhrig, Uniklinik Aachen (*)

Prof. Dr. Ulrich Sax, Universität Göttingen (*)

---

1 GMDS: Liste der [Stand 10. Sept. 2024 (*) aktiven] Mitglieder der Präsidiumskommission Ethische Fragen in der Medizinischen Informatik, Biometrie und Epidemiologie der Deutschen Gesellschaft für Medizinische Informatik, Biometrie und Epidemiolgie (GMDS e. V.) Online: https://www.gmds.de/ueber-uns/organisation/praesidiumskommissionen/ethische-fragen-in-der-medizinischen-informatik-biometrie-und-epidemiologie/ [abgerufen am 19.10.2024].

Prof Dr. Peter Schlattmann (*)

Prof. Dr. Uwe Siebert, UMIT Tirol

Prof. Dr. Walter Swoboda, Hochschule Neu-Ulm (*)

Prof. Dr. em. Roland Vollmar, Universität Karlsruhe

Prof. Dr. Karsten Weber, OTH Regensburg & BTU Cottbus-Senftenberg

Prof. Dr. Alfred Winter, Universität Leipzig (*)

Künstliche Intelligenz in der Medizin – Folgenabschätzung für die Forschung

Prof. Dr. Andreas J. W. Goldschmidt

Abstract: Künstliche Intelligenz, Artificial Intelligence, meist abgekürzt als KI oder AI, verändert zunehmend die medizinisch-pflegerische Versorgung, Diagnose und Therapie von Patientinnen und Patienten. Sie hat dabei vielerlei positive, aber auch eine Reihe negativer Begleiterscheinungen, denen wir vermehrt Beachtung schenken müssen. Die ethischen Fragen zu einer KI betreffen dabei vor allem Sicherheit, Schutz, Erklärbarkeit und Verantwortung bis hin zur Haftung. Dies betrifft zum einen, dass verstanden wird, was KI denn eigentlich bedeutet, wo und wie sie daher hilfreich ist oder sein kann, was die validen Voraussetzungen für Vertrauen in eine KI sind, wo deren Grenzen sind oder die Autonomie einer KI infrage gestellt werden muss. Aber auch wie nachvollziehbar die Ergebnisse durch eine KI sind und welche ethischen und nicht zuletzt auch rechtlichen Implikationen, Regeln und Gesetze zu beachten oder zu fordern sind. Wie ist dies alles möglich, ohne dass wir in Deutschland und ganz Europa bei der Entwicklung und Forschung zur KI in der Medizin nicht international ins Hintertreffen geraten, soweit wir dies nicht ohnehin schon sind?

1 Medizinisch-pflegerische Fortschritte durch KI

1 Künstliche Intelligenz mit den Datenverarbeitungskonzepten „Deep Learning“ und „Machine Learning“ erlangt zunehmend an Bedeutung.[1] Im Gesundheitswesen zeigen sich die systemverändernden Auswirkungen der Digitalisierung, und dabei vor allem der KI, besonders deutlich. Die umfassende Speicherung, Verknüpfung und Interpretation von systemweiten Befunddaten vor allem für die angewandte Forschung werden den medizinisch-pflegerischen Fortschritt weiter vorantreiben. Einerseits können in vielen Fällen Diagnose und Therapie von Krankheiten optimiert und detailgenau individualisiert werden; unterversorgte Gebiete können mit KI-basierter Telemedizin besser erreicht werden. Andererseits wird die KI vor allem bislang Gültiges nachhaltig verändern und dabei die Gesundheitsversorgung nicht immer nur verbessern.

2 Vorbehalte und Ängste gegenüber der KI

2 Zur KI haben wir in Deutschland – auch in der Ärzteschaft – eine eher defensive und vorsichtige Haltung. Ähnlich wie das vor etwa 20 Jahren bereits beim Thema elektronische Gesundheitskarte eGK war. Aber nicht nur in Deutschland gibt es Skepsis. Auch wenn man sich z. B. angloamerikanische Filme und Bücher zu diesem Thema bis heute anschaut, egal ob *Terminator* von 1984, *Matrix* von 1999 oder *Ex Machina* von 2015: All dies sind Filme und/oder Bücher, die im Grunde die Entwicklung der KI als Bedrohung ansehen (s. Abb. 1). Hier in erster Linie in Form entweder von digitalisierten Persönlichkeiten oder von Robotern, die noch physisch irgendwie zu fassen sind. Allen ist gemeinsam: Immer endet es tragisch und negativ. Wir gehen mehrheitlich tendenziell eher davon aus, dass wir auf lange Sicht durch KI bedroht sind. Aber ist von KI langfristig wirklich nichts oder nur wenig Positives zu erwarten?

1 Goldschmidt et al. (2023).

Übernehmen Maschinen die Macht?
Filme und Bücher als prägende Negativvorbilder

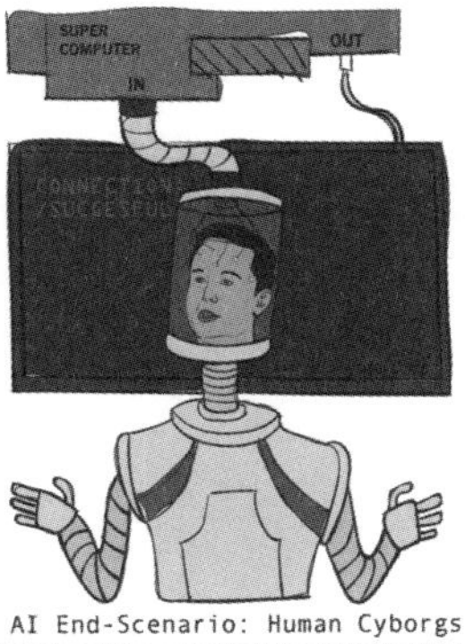

Alle haben ähnliche Hintergründe:

(a) Terminator U.S.A. 1984	(a) Von Menschen entwickelte intelligente Maschinenwesen begannen als Kriegsmaschinen den Krieg gegen ihre Schöpfer, als sie in diesen eine Bedrohung für ihre eigene Existenz vermuteten,
(b) Matrix U.S.A./AUS 1999	(b) Die Menschheit verlor einen Krieg gegen von ihr selbst erschaffene Maschinen mit Künstlicher Intelligenz,
(c) Ex Machina GB 2015	(c) Roboter entledigen sich der Menschen, sobald sie ein Bewusstsein entwickeln.

Abb. 1: Beispiele für Filme und Bücher, die KI als Bedrohung sehen

Quelle: Eigene Darstellung; Bild: tamingtheaibeast.org: AI End scenario: Human Cyborg. Wilimedia (CC BY 4.0) – Online: https://commons.m.wikimedia.org/wiki/Category:Cyborgs#/media/File:AI_End-Scenario_5_Human_Cyborgs_tamingtheaibeast.png [abgerufen am 8.2.2025] – Lizenzfrei: https://commons.m.wikimedia.org/wiki/File:AI_End-Scenario_5_Human_Cyborgs_tamingtheaibeast.png#mw-jump-to-license.

3 Mustererkennung, Expertensysteme und Validität der Daten

Was aber sind einige der heute bereits recht gut einschätzbaren Chancen und Risiken für die aktuelle Zeit und unsere nähere Zukunft? Bei den Chancen spielen digitale Innovationen als mittlerweile untrennbarer Anteil des medizinischen Fortschritts eine große Rolle. Was funktioniert heute schon mittels Digitalisierung gut oder besser als früher und was bedeutet dabei die KI? 3

3.1 Mustererkennung

Der erste wichtige Punkt ist, dass wir heute besser denn je Muster erkennen können, z. B. beim EEG oder EKG. Beim EEG suchten wir beispielsweise bereits während meiner Doktorarbeit nach Mustern.[2] Dazu visualisierten wir die entdeckten komplexen Muster auf einem Kreis, damit Ärztinnen oder Ärzte bestimmte Symptome auf den ersten Blick erkennen und dadurch leichter auf eine wahrscheinliche Erkrankung schließen konnten[3,4,5] (s. Abb. 2). Eines der Muster 4

---
2 Goldschmidt (1989).
3 Goldschmidt (1997).
4 Goldschmidt et al. (1996).
5 Goldschmidt et al. (1995).

entspricht z. B. einem Schlaganfall, der eher zentral gelegen ist, ein anderes eher einer Epilepsie etc. Vor allem aber waren wir auf der Suche nach physiologischen EEG-Mustern (Bio-Rhythmen) im Schlaflabor im vigilanten Zustand von Probanden. Denn diese als Muster automatisiert zu entdecken und zu quantifizieren war der eigentliche Fortschritt unserer und vieler weiterer Forschungsarbeiten dazu weltweit. Das, was sich ohnehin physiologisch rhythmisch verändert, sollte quasi wie die Tara bei der Waage von den beobachteten Signalen abgezogen werden, die sich durch eine neue Pharmakotherapie ergeben.

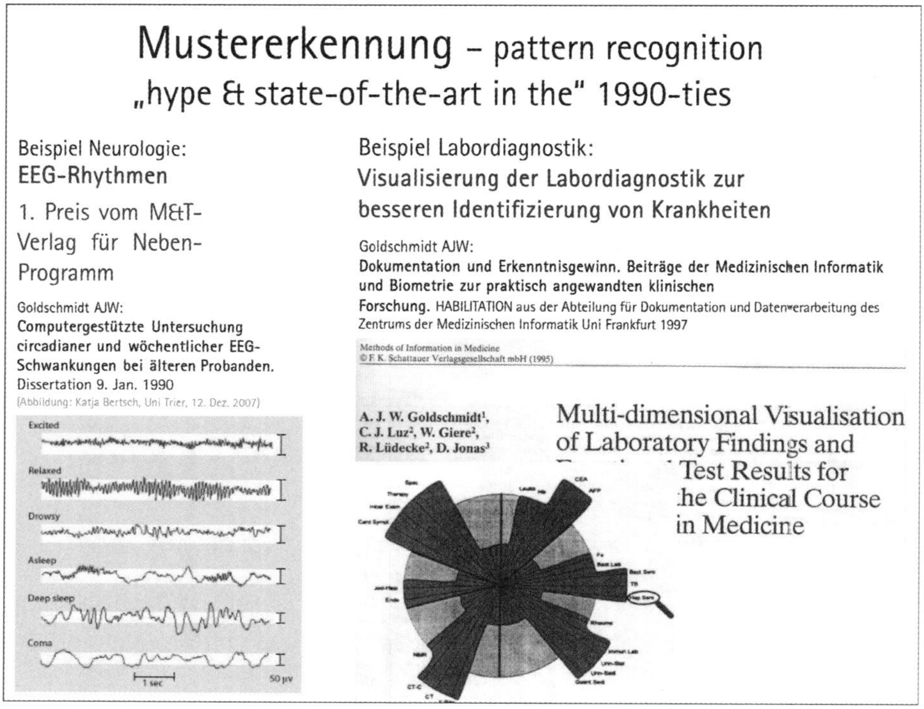

Abb. 2: Forschungsarbeiten zur Mustererkennung aus den 1990er-Jahren, um Muster automatisiert zu entdecken, zu quantifizieren und zu visualisieren

Quelle: Eigene Darstellung,

3.2 Expertensysteme

Der nächste Schritt reicht von der Mustererkennung zu den Expertensystemen. Das heißt, wir schauen nicht nur nach Mustern und ziehen daraus eigene Schlussfolgerungen, sondern von uns möglichst sorgfältig mit Experten aus IT und Medizin erstellte Algorithmen sollen entdeckte Muster auch interpretieren. Zum Beispiel könnten Symptome wie Bauchschmerzen und Fieber erfasst und mit Laborwerten sowie bildgebenden Verfahren etc. kombiniert und auf einen

Computer übertragen werden. Ein Expertensystem des Computers macht uns dann einen Vorschlag für ein oder zwei wahrscheinliche Erkrankungen. Bei bildgebenden Verfahren ist dies quasi schon Standard (s. Abb. 3).

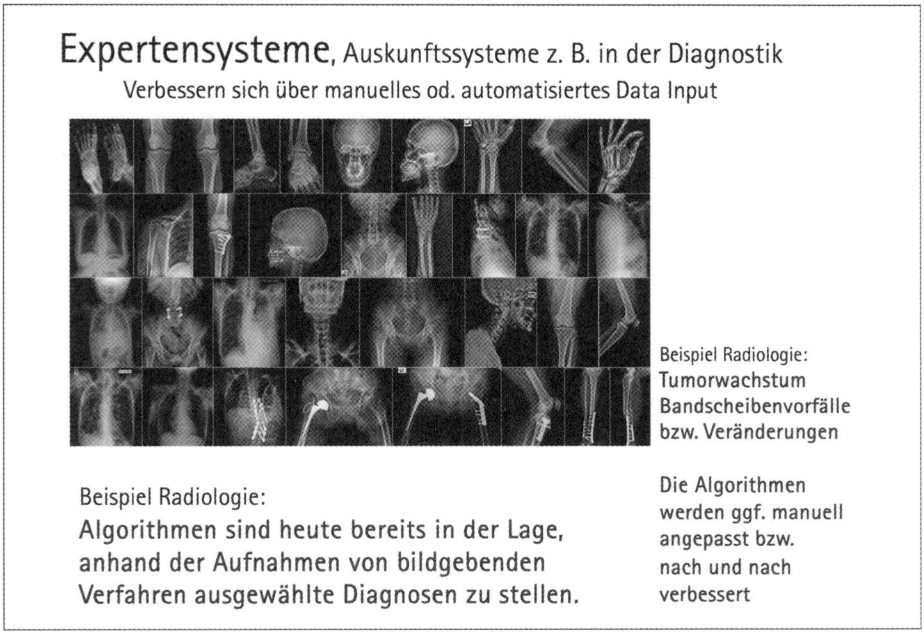

Abb. 3: Expertensysteme schauen nicht nur nach Mustern, sondern helfen dabei, entdeckte Muster auch zu interpretieren

Quellen: Foto: iStock; Frankfurter Rundschau v. 4.4.2018, S. 28, Foto: iStock.

Hauptsymptome wie Bauchschmerz sind dabei oft besonders schwierig einzuord- 6
nen, weil diese eben zu unglaublich vielen verschiedenen Krankheiten passen. Ein anderes hilfreiches Beispiel von Expertensystemen ist die Beurteilung der Wechselwirkung von Medikamenten untereinander, die bei vier, fünf oder mehr gleichzeitig gegebenen Präparaten mit dem ärztlich-menschlichen Verstand kaum noch oder eher gar nicht mehr richtig eingeschätzt werden können. Schon unter der Annahme von genau nur einer Wechselwirkung eines Medikamentes auf ein anderes führt das bei vier Präparaten bereits zu zwölf Interaktionen: [$n*(n-1)$ lautet die Formel, nach der man die theoretisch denkbare Anzahl von bidirektionalen Verbindungen zwischen n Systemen berechnet]. Expertensysteme als Auskunftssysteme mit Warnhinweisen zum Beispiel auf Allergien bei ASS sind ja schon fast Standard in Praxis- und Krankenhausinformationssystemen. Weil die Wechselwirkungen bei Krebsbehandlungen oft so komplex sind, dass sie auch Spezialisten nicht mehr hinreichend überblicken können, wird dabei kaum noch auf Expertensysteme verzichtet. Ähnliches gilt für Aussagen zur Prognose des Verlaufs einer Krebserkrankung, wenn mittels KI-Algorithmen z. B. auf bewährte

Markow-Ketten mit der Nutzung von Übergangswahrscheinlichkeiten anhand (vieler valider) Daten aus Krebsregistern zurückgegriffen werden kann.

3.3 „Intelligente" Informationen erfordern valide Daten

7 Noch ist nicht absehbar, wohin sich die zunehmend komplexere Mustererkennung gerade bei der Pharmakotherapie, bei der Analyse von Erkrankungen oder bei der Identifizierung von Tumormarkern etc. entwickeln wird, da zur immer individuelleren Therapie auch eine immer feinteiligere, individuelle Diagnostik gehört, die eng damit gekoppelt sein muss. Dies gilt auch teilweise schon für die pathohistologische Analyse von Erkrankungen oder die mehr oder weniger automatisierte Bilderkennung mittels Mobiltelefonfotos von Malignomen in der Dermatologie. Die Qualität der Auskunfts- und Expertensysteme ist dabei maßgeblich von umfangreichen, validen Daten abhängig. Ohne den Zugriff auf diese Datenbestände werden die unterschiedlichen Nutzen der genannten Anwendungen nicht sichtbar. Daher soll ein neues Forschungsdatengesetz helfen – z. B. durch Verbesserungen beim Datenschutz, dem Zugang und der Auffindbarkeit von Daten für die Forschung und anderes mehr, denn „intelligent" aufbereitete Informationen erfordern möglichst viele valide Daten[6] (s. Abb. 4).

Bundesministerium für Bildung und Forschung

Forschungsdatengesetz

06.03.2024

„Ein besserer Datenschutz, einfacherer Zugang und bessere Auffindbarkeit von Daten für die Forschung: In einer Stakeholder-Konsultation und vielen anderen Gesprächsformaten wurden die Bedarfe an das neue Forschungsdatengesetz (FDG) ermittelt. Nun hat das Bundesministerium für Bildung und Forschung (BMBF) ein Eckpunktepapier dazu veröffentlicht. ..."

- Datenschutz soll forschungsfreundlicher gestaltet werden
- Es soll ein gesetzlichen Anspruch der Forschung auf Daten der öffentlichen Hand etabliert werden
- Die Auffindbarkeit von Forschungsdaten soll verbessert werden
- Konsekutiv neue Forschungsmöglichkeiten ...

Abb. 4: Das Forschungsdatengesetz soll helfen, „intelligent" aufbereitete Informationen für die Forschung zu erhalten

Quelle: Bundesministerium für Bildung und Forschung. Online: https://www.bmbf.de/bmbf/shareddocs/faq/240305_forschungsdatengesetz.html [abgerufen am 29.7.2024].

6 Bundesministerium für Bildung und Forschung (2024).

4 Fragen zur Ethik einer KI

Die ethischen Fragen zu einer KI betreffen Sicherheit, Schutz, Erklärbarkeit, Verantwortung und letztlich auch Haftung bei der Versorgung, Diagnose und Therapie von Patientinnen und Patienten. Sehr wichtig ist, dass Datensicherheit, Datenschutz und IT-Risiken dabei auch tatsächlich beachtet werden, vor allem die zunehmenden Cybercrime-Attacken. Hinzu kommen mehrere ethische Forderungen. Die am einfachsten zu verstehende ist die nach der gerechten solidarischen Verteilung des Nutzens von KI für alle Bürger. Komplizierter wird es bei der EU-Forderung nach der Nachvollziehbarkeit der Algorithmen, die einer KI z. B. in der Robotik künftig zugrunde liegen. Betrachten wir dazu die sogenannten neuronalen Netze, die letztlich so etwas wie das Ergebnis der Zusammenarbeit von Algorithmen darstellen. Das bedeutet vereinfacht, wie diese Algorithmen wechselseitig zusammenarbeiten, sich fördern oder hemmen etc. Man spricht bei den neuronalen Netzen dann auch gerne von sog. Blackboxes, weil unser menschlicher Verstand nicht mehr in der Lage ist, den Instanzen innerhalb der neuronalen Netze ab einer gewissen Tiefe zu folgen. Man stelle sich etwa einen Entscheidungsbaum vor, der nach der zweiten oder dritten Instanz bereits 20.000 Verästelungen aufweist. Wir brauchen dazu letztlich wieder „Computer, die Computer kontrollieren". Daher ist es zwar richtig, dass die EU die Nachvollziehbar der Algorithmen und Entscheidungsbäume künftiger neuronaler Netze fordert (XAI = Explainable AI), aber wie das ethisch nachvollziehbar funktionieren soll und wird, kann heute noch niemand schlüssig beantworten. Es reicht nicht aus, nur „Stopp-Signale" in die ja von Menschen programmierten Algorithmen zu integrieren. Dazu ein kleines Beispiel: Ein Pflegeroboter der Zukunft sieht einen Patienten aus dem Bett fallen, trägt aber bereits einen anderen Patienten. Wie kann oder soll dieser sich nun selbst entscheiden? Soll er den einen Patienten fallen lassen und den anderen vor dem Herunterfallen schützen? Wie priorisiert er also? Leicht lassen sich noch schwierigere Entscheidungen vorstellen. Wir müssen ihm also eine große Menge an Regeln vorgeben, auch ethische. Womit wir wieder bei den zunehmend komplexeren neuronalen Netzen sind. 8

5 Was ist nun KI?

Hierzu muss vorab bemerkt werden, dass es dafür keine klare Deutungshoheit gibt, da schon das Grundverständnis für „Intelligenz" sehr vom wissenschaftlichen Zugang abhängig ist. So definieren manche Informatiker den regelbasiert auf der Basis vergangener Schachpartien arbeitenden IBM-Computer „Deep Blue" von 1997, der den damaligen Schachweltmeister Gary Karpov spektakulär schlug, bereits als KI. Für Lebens- und v. a. Humanwissenschaftler sollte zu einer künstlich nachgeahmten „Intelligenz" aber viel mehr gehören wie z. B. soziale Intelligenz mit Emotionen und Empathie, inklusive der besonderen Plastizität unseres 9

Gehirns mit der ständigen, bewussten und unbewussten Adjustierung des Denkens und angeborener, anerzogener oder sonst wie erworbener Regeln.

10 Der Begriff Künstliche Intelligenz (KI) oder Artificial Intelligence (AI) hat im Alltag oder umgangssprachlich die eigentlich zugrunde liegenden, wissenschaftlichen Definitionen längst verdrängt (Deep Learning → Machine Learning → Reinforcement Learnng → AI). Siehe auch den Infokasten „Mehrwerte durch intelligente Algorithmen" in Data Science.[7] Plötzlich ist scheinbar „überall KI drinnen". Umgekehrt haben sich die Informatik und für uns vor allem die Bio- und Medizininformatik als Methodenwissenschaften innerhalb der Medizin so hoch spezialisiert, dass deren Fachsprache und wissenschaftliche Inhalte Nicht-Experten kaum mehr vermittelbar sind.

Mehrwerte durch intelligente Algorithmen

„[...] Mit Methoden und Lösungen aus dem Bereich Data & Analytics lassen sich die in [...] riesigen Datenmenge[n] enthaltenen Informationen extrahieren, um Wissen aufzubauen und eine fundierte Grundlage für [...] Entscheidungen zu schaffen. [...] Dabei kommen sowohl erprobte Methoden als auch Eigenentwicklungen aus Bereichen wie Data Mining, Prognose oder Operations-Research zum Einsatz. [...] Data Science [ist] die nächste Stufe, um datengetriebene Prozesse [...] zu perfektionieren. Während Data & Analytics Zusammenhänge und Abhängigkeiten multidimensional analysiert, nutzt Data Science mathematische Regeln (Algorithmen), um Prozesse zu optimieren, Wahrscheinlichkeiten zu berechnen oder Vorhersagen zu treffen. Mit anderen Worten: Bei Data Science werden modernste Technologien wie Machine Learning und künstliche Intelligenz gezielt eingesetzt, um Prozesse zu optimieren oder zu automatisieren [...][8]

5.1 Ein praktisches Beispiel für KI und Autonomie

11 Daher hier wieder ein Beispiel, wie man sich tatsächliche „Künstliche Intelligenz" vorstellen kann: Ein Gast sitzt in einem mit KI gesteuerten autonom fahrenden Auto. Dieses Fahrzeug erkennt eine Geschwindigkeitsbeschränkung von 80 km pro Stunde und hält sich auch zunächst daran. Die meisten von uns am Steuer mögen sagen, okay, da kann ich aber auch maximal 87 fahren oder vielleicht 85, bevor uns ein radargesteuerter Blitzer erfasst, da passiert also schon nichts. Wir gönnen uns eine gewisse Toleranz. Nun beobachtet aber auch das autonom fahrende Fahrzeug, dass es ständig von einer ganzen Reihe von anderen Fahrzeugen überholt wird. Da offensichtlich nichts passiert, wenn jemand ein bisschen schneller fährt, regelt es seine Algorithmen nach. Es justiert seine eigenen

7 Abele (2018).
8 Abele (2018).

Algorithmen und fährt dann eben auch maximal 87 km pro Stunde. Aus IT-Sicht ist das eine Form des sog. „Reinforcement Learnings“ (RL), also eine Technik von Machine Learning (ML), mit der die KI trainiert wird, Entscheidungen zu treffen, um immer optimalere Ergebnisse zu erzielen. Es wird also ein Lernprozess z. B. für Roboter (oder wie hier im Beispiel für das autonom fahrende Auto) nachgeahmt, mit dem bislang nur Menschen durch „trial and error“ ihre Ziele erreichten. Darf künstliche Intelligenz künftig autonom agieren bzw. selbst ihre Algorithmen justieren – und falls ja, wie weit?

5.2 Generative KI, „Fake"-Informationen, Fälschungen

Sogenannte Large Language Models (LLM) sind in der Lage, aus großen Daten- 12
mengen neue Inhalte zu schaffen. Umgangssprachlich wird daher mittlerweile auch immer häufiger von „generativer KI“ gesprochen, wenn Anwendungen, meist kleinere Apps auf mobilen Geräten, beispielsweise „neue“ Texte, Bilder, Sprachnachrichten oder Videos eigenständig bzw. auf Befehl „generieren“ können, möglichst gleich gut oder gar besser, vor allem schneller als ein normal begabter Mensch. Besonders bedenklich ist das, wenn dabei „Fake“-Informationen mit wahren vermischt werden[9] und z. B. Sprachnachrichten und anderes mehr verfälscht und mit krimineller Energie genutzt werden. Der Schritt zu gefälschten Diagnose- und Therapiedaten ist da möglicherweise weniger weit entfernt, als wir uns das vorstellen wollen. Und die Vergangenheit hat leider mehrfach gezeigt, dass auch Forschungsergebnisse immer wieder einmal von überehrgeizigen Forscherinnen oder Forschern oder auf Druck gewinnorientierter Drittmittelgeber geschönt oder „frisiert“ wurden. „Die Manipulationsvorwürfe gegen einen der weltweit meistzitierten Hirnforscher [...] erschüttern die Fachwelt“ war dazu erst jüngst im Deutschen Ärzteblatt und Science zu lesen.[10,11]

6 Ärztliche Verantwortung

KI hat nach Einschätzung des Präsidenten der Landesärztekammer Hessen in der 13
Medizin ein entscheidendes Manko: „Es fehlen wichtige Elemente der Arzt-Patienten-Beziehung: Emotionalität und Empathie“, sagte Edgar Pinkowski. „Maschinen können auch keine Verantwortung tragen: Das kann nur der Behandler“[12]. Aus den qualitativ immer besser werdenden Auskunfts- und Expertensystemen ergeben sich aber – nicht zuletzt auch aus haftungsrechtlichen Gründen – maximal Therapie-„Empfehlungen“, denn die Entscheidungen bleiben letztlich in ärztlicher Verantwortung. Das kann und will man auch künftig nicht der KI überlassen. Neben den Chancen dürfen daher die Risiken nicht übersehen werden

9 Wagner/Goldschmidt (2021).
10 Dt. Ärzteblatt (2024a).
11 Piller (2024).
12 Dt. Ärzteblatt (2024b).

(s. Tab. 1). Dazu gehört auch, die Forschungsfolgen im Themenbereich KI zu berücksichtigen.

Tab. 1: Neben den Chancen dürfen die Risiken der KI nicht übersehen werden, insbesondere muss stärker über die Forschungsfolgen nachgedacht werden

Hauptchancen (KI und Robotik)	Hauptrisiken (KI und Robotik)
in der Prävention (Apps, BGM und vieles mehr)	Fachkräftemangel
als Assistenz bei Diagnose und Therapie	Cybercrime
für Pflege und Altenbetreuung (AAL etc.)	Fehlerhafte Daten von „sogenannten“ statt wahren Experten
bei Design und Autonomie von Hilfsmitteln	Mangelnde Finanzierung (Investitionen)
bei der Arzneimittelentwicklung	Infrastrukturdefizite (Netze ...)

Quelle: Eigene Darstellung.

7 Folgenabschätzung der KI für die Medizinforschung

14 Eine GMDS-Präsidiumskommission beschäftigt sich daher seit einigen Jahren mit „Ethischen Fragen in der Medizinischen Informatik, Biometrie und Epidemiologie“. Hierzu zählt vor allem auch die Folgenabschätzung, auch die des KI-Einsatzes in der medizinischen Versorgung und Forschung. Der vorliegende Beitrag erschien bereits als Erstpublikation im Hessischen Ärzteblatt 9/2024 und sollte dabei auf das große Spektrum an Themen neugierig machen: *KI – „Nutzen“ und „Evidenzbasiertheit“*, *KI im Einsatz – Digitale Diagnostik, Generative KI und medizinische Dokumentation*, *Ethische Leitlinien*, *KI-Governance – Erste KI-Richtlinie in einem Universitätsklinikum in Deutschland*, *Ethische Implikationen in der praktischen Umsetzung von Digitalisierung und KI im Gesundheitswesen*, Forschung und deren Folgenabschätzung, Praxisbeispiele dazu, *KI ein Medizinprodukt – inklusive Haftungsfragen und Strafrecht der Anwender und Betreiber im Krankenhaus* und weitere Themen mehr.

8 Literatur

Abele, R. (2018): Mehrwerte durch intelligente Algorithmen. In: Handbuch Internet of Things. Trend Report. Bonn: ayway media GmbH, S. 49–55.

Bundesministerium für Bildung und Forschung (2024): Forschungsdatengesetz (FAQs): Online: https://www.bmbf.de/bmbf/shareddocs/faq/240305_forschungsdatengesetz.html [abgerufen am 29.7.2024].

Dt. Ärzteblatt (2024a): Prominenter Hirnforscher unter Fälschungsverdacht. Online: https://www.aerzteblatt.de/nachrichten/154963/Prominenter-Hirnforscher-unter-Faelschungsverdacht [abgerufen am 19.11.2024].

Dt. Ärzteblatt (2024b): Ärztekammerpräsident Pinkowski: KI als Unterstützung nützlich. Online: https://www.aerzteblatt.de/nachrichten/149866/Aerztekammerpraesident-Pinkowski-KI-als-Unterstuetzung-nuetzlich [abgerufen am 19.11.2024].

Goldschmidt, A. J. W. (1989): Computergestützte Untersuchung circadianer und wöchentlicher EEG-Schwankungen bei älteren Probanden. Dissertation aus der Abteilung Biomathematik des Zentrums der Medizinischen Informatik des Klinikums der Johann Wolfgang Goethe-Universität Frankfurt/Main. Vorgelegt am 23.8.1989.

Goldschmidt, A. J. W. (1997): Dokumentation und Erkenntnisgewinn. Beiträge der Medizinischen Informatik und Biometrie zur praktisch angewandten klinischen Forschung. Habilitationsschrift aus der Abteilung für Dokumentation und Datenverarbeitung des Zentrums der Medizinischen Informatik des Klinikums der Johann Wolfgang Goethe-Universität Frankfurt/Main. Vorgelegt im Januar 1997.

Goldschmidt, A. J. W./Luz, C. J./Giere, W./Lüdecke, R./Jonas, D. (1995): Multi-dimensional Visualisation of Laboratory Findings and Functional Test Results for Analysing the Clinical Course of Disease in Medicine. In: Methods Inf Med. 34(3)/1995, S. 302–308.

Goldschmidt, A. J. W./Luz, C. J./Giere, W./Lüdecke, R./Jonas, D. (1996): Multi-dimensional Visualisation of Laboratory Findings and Functional Test Results for Analysing the Clinical Course of Disease in Medicine. In: IMIA Yearbook of Medical Informatics. Stuttgart: Schattauer, S. 242–248.

Goldschmidt, A. J. W./Marquardt, K./Groneberg, D. A./von Eiff, W. (2023): Aufbruch oder verspielte Zukunft der Krankenhausdigitalisierung in Deutschland – Bestandsaufnahme und kritische Reflexion. In: Zentralblatt für Arbeitsmedizin, Arbeitsschutz und Ergonomie 73(4), S. 176. DOI: 10.1007/s40664-023-00506-z.

Piller, C. (2024): Picture Imperfect. Scores of papers by Eliezer Masliah, prominent neuroscientist and top NIH official, fall under suspicion. In: Science 6716, S. 1406–1412.

Wagner, A. S./Goldschmidt, A. J. W. (2021): Fake News – Die verheerende Wirkung von gefälschten Informationen. In: mdi-Schwerpunktheft: Ethik und Ökonomie im medizinischen Informationsmanagement. Forum der Medizin_Dokumentation und Medizin_Informatik (mdi) 3, S. 67.

Beitrag 2

Ethische Leitlinien – Elemente eines Ethikkodex am Beispiel der medizinisch-wissenschaftlichen Fachgesellschaft GMDS und einiger kooperierender Verbände

Prof. Dr. Andreas J. W. Goldschmidt/Prof. Dr. Thomas M. Deserno/
Prof. Dr. Alfred Winter/Dr. Birgit J. Gerecke

Abstract: Forschungsvorhaben und daraus resultierendes, evidenzbasiertes, neustes Wissen haben in der Menschheitsgeschichte leider nicht selten einen extrem hohen Preis gefordert. Auch die Medizingeschichte zeigt, dass viele Menschen dafür sterben mussten oder unter unwürdigsten Bedingungen dem Fortschritt „geopfert“ wurden. Der Ehrgeiz mancher Forschender ging nicht selten mit Menschenverachtung einher. Normen, Methoden, Systematiken und Institutionen sind daher wichtige Rahmenbedingungen für wissenschaftliche Fachgesellschaften. Dieses Kapitel widmet sich dem Thema Ethische Leitlinien unter dem besonderen Aspekt von „Forschung und Forschungsfolgenabschätzung“. Dafür werden insbesondere die Elemente des Ethikkodex der medizinisch-wissenschaftlichen Fachgesellschaft GMDS und einiger kooperierender Verbände vorgestellt und diskutiert. Es wird in diesem Kontext auf die zwei Seiten der (Forschungs-)Medaille eingegangen, die sowohl positiv als auch negativ sein können, und auf die Verantwortung der Forschenden bei ihrer Vorausschau auf das, was aus den Ergebnissen werden könnte.[1]

1 Einleitung

1 Jede wissenschaftliche Fachgesellschaft muss sich heute mehr denn je interdisziplinär und international ausrichten, um sich über aktuellste Forschungen, Ergebnisse und weitere Entwicklungen auszutauschen. Dieser permanente Wissenstransfer findet z. B. in der Deutschen Gesellschaft für Medizinische Informatik, Biometrie und Epidemiologie e. V. (GMDS) traditionell schon seit Jahrzehnten zwischen deren Fachgebieten statt, die kontinuierlich durch weitere Disziplinen wie z. B. Medizinische Dokumentation, Bioinformatik oder Public Health ergänzt wurden und werden.

2 Die GMDS kann somit als Scharnier zwischen den technischen bzw. naturwissenschaftlichen Disziplinen und den Humanwissenschaften aufgefasst werden (s. Abb. 1). Insofern können die folgenden Überlegungen zu Elementen eines Ethikkodex insbesondere für solche medizin- und informationstechnischen Fachgesellschaften hilfreich sein, die eine ähnliche Vielfalt an interdisziplinär zusammenarbeitenden Fächern und Schwerpunkten aufweisen.

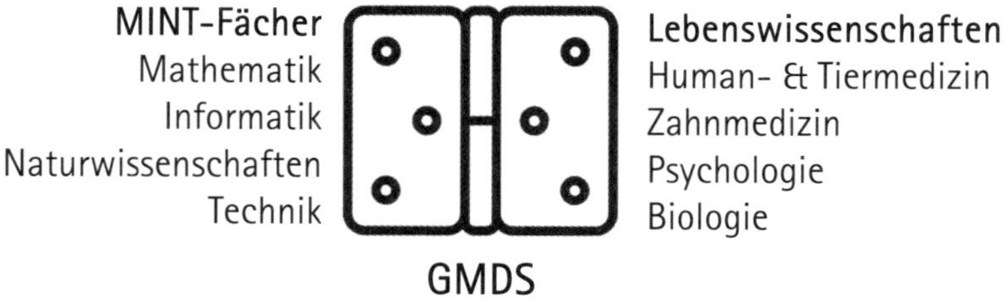

Abb. 1: Scharnierfunktion der GMDS zwischen den theoretischen Fächern Mathematik, Informatik, Naturwissenschaft und Technik (links) und den empirischen Lebens- und Gesundheitswissenschaften (rechts)

Quelle: Eigene Darstellung.

1 Goldschmidt/Händel (2023).

2 Gute klinische Praxis als Grundlage

In der GMDS gilt die „Methodenlehre der therapeutisch-klinischen Forschung" 3
von Paul Martini et al.[2] als eines der Fundamente für die seitdem ständig weiterentwickelten und nunmehr auch international gültigen Regularien für klinische Studien, z. B. International Conference of Harmonisation, Good Clinical Practice (ICH-GCP):

„Im körperlichen wie im seelischen Bereich ist der ärztliche Erfolg nicht damit bewiesen, dass ein Kranker gesund geworden ist. [...] Das kann er nur dann tun, wenn er in seiner Versuchsanordnung die Voraussetzungen für einen folgerichtigen Schluss geschaffen hat. [...] Diese Versuchsanordnung [...] ist aber [...] ebenso der Stein des Anstoßes [... und zwar] zu Recht, wo die Gesetze der Logik und Ethik nicht beachtet oder verkannt werden [...]".[3]

Aus dem Blickwinkel der Ethik waren Exkurse in die Vergangenheit für die 4
Weiterentwicklung dieser Methodenlehre von enormer Bedeutung. Dies zeigt exemplarisch die Geschichte der hessischen Ärztekammern von 1887–1956.[4] Von den vier Epochen Kaiserzeit, Weimarer Republik, Nationalsozialismus und Nachkriegszeit konzentrierte sich die Untersuchung auf die zwei letzteren. Durch die Aufarbeitung der Vergangenheit wurde vor allem die institutionelle Bedeutung der Ärztekammer als Körperschaft des öffentlichen Rechts betont.[5]

Normen, standardisierte Methoden und Systematiken sowie die sie etablierenden 5
Institutionen bilden wichtige Rahmenbedingungen für wissenschaftliche Fachgesellschaften. Hinsichtlich der Fächer der GMDS sind insbesondere internationale Deklarationen, europäische und nationale Gesetze, Regularien und Berufsordnungen für die von der Forschung betroffenen Bereiche bzw. freien Berufe wie Humanmediziner, Pharmazeuten und Ingenieure zu beachten. Sie bilden den Rahmen der normativen Ethik.

Bei den Methoden reicht das Spektrum von der (exakten) Mathematik über eine 6
z. T. sehr stark systematisch orientierte Biostatistik bis hin zu den empirischen Methoden in Epidemiologie und Public Health. Als Anwendungsbereiche können etwa neue Medikamente, Apps einer digitalen Gesundheitsanwendung (DIGA) oder Medizinprodukte genannt werden, wobei sich die Evidenzbereiche von allgemeingültig über wahrscheinlich bis individualisiert erstrecken (s. Abb. 2).

2 Martini et al. (1968).
3 Martini et al. (1968), S. 14.
4 Hafeneger et al. (2016).
5 Landesärztekammer Hessen (2016).

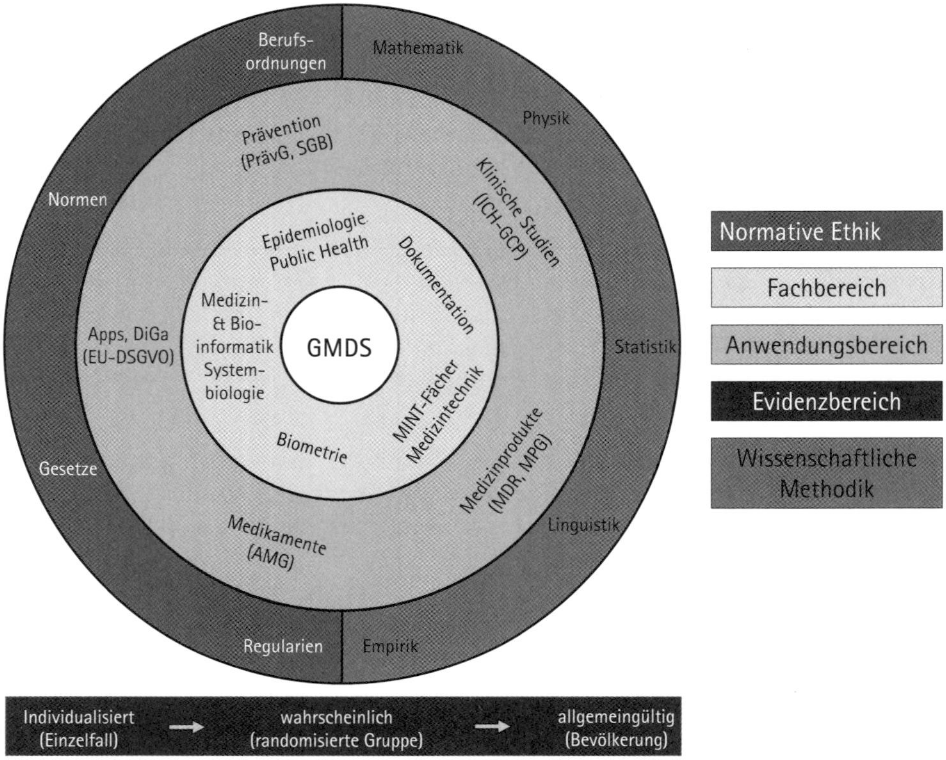

Abb. 2: Die normative Ethik und die wissenschaftliche Methodik bilden den Rahmen für wissenschaftliche Fachgesellschaften mit ihren Fach-, Anwendungs- und Evidenzbereichen

Quelle: Eigene Darstellung.

3 Handlungsrahmen für Fachgesellschaften

7 Der Handlungsrahmen für die medizinische Forschung wird durch übergeordnete Deklarationen und gesetzliche Vorgaben festgelegt (s. Tab. 1).

Tab. 1: Übergeordneter Handlungsrahmen für die biomedizinische Forschung am Menschen

Übergeordnete Deklarationen und Gesetze	Gegenstand, Zielsetzung	Herausgeber
Ottawa-Charta zur Gesundheitsförderung	Gemeinsame Verpflichtung zur Gesundheitsförderung	Weltgesundheitsorganisation (WHO)
Erklärung der Menschenrechte	Unveräußerliche Rechte jedes einzelnen Menschen	Vereinte Nationen (UN)

Übergeordnete Deklarationen und Gesetze	Gegenstand, Zielsetzung	Herausgeber
Deklaration von Helsinki	Ethische Grundsätze für die medizinische Forschung am Menschen (inkl. Materialien und Daten)	Weltärztebund (WMA)
Grundgesetz für die Bundesrepublik Deutschland	Recht auf körperliche Unversehrtheit und Schutz der Gesundheit (Art. 2 GG)	Bundesrepublik Deutschland

Quelle: Eigene Darstellung.

Für die ärztlichen Wissenschaftler gibt es darüber hinaus noch das Genfer Gelöbnis (aktuell von 2017[6]) und die (Muster-)Berufsordnung. Für die ethische Beurteilung von Sachverhalten gelten orientierend die grundlegenden medizinethischen Prinzipien des Respekts vor der Autonomie, des Nicht-Schadens, der Benefizienz (Wohltun, Fürsorge) und der Gerechtigkeit.[7] Der Respekt vor der Autonomie betrifft dabei z. B. die informierte Einwilligung (informed consent) und die Datensouveränität, das Gebot der Schadensvermeidung z. B. die Technikfolgenabschätzung, das Benefizienz-Gebot z. B. das Ziel der Verbesserung der Lebensqualität und/oder der Prognose sowie die Gerechtigkeit, z. B. die gerechte Ressourcenverteilung. Dabei ist nicht nur eine Verbesserung für einen einzelnen Patienten zu bedenken, wie im individuellen Behandlungsfall z. B. in der ärztlichen Ethik, sondern auch Verbesserungen in einem größeren Kontext. Die medizinethischen Kriterien stehen nebeneinander und zwischen ihnen können durchaus Konflikte bestehen, sodass sich aus den Leitlinien der GMDS keine Handlungsanweisungen ergeben, sondern diese Elemente nur zur Beurteilung einer konkreten Situation herangezogen werden können. Die übergeordneten Elemente der Menschenwürde und der Menschenrechte helfen dann bei der konkreten Entscheidung bei Problemen. 8

Gesetze sind zwingend zu berücksichtigen, wenn sie nicht gegen ethische Prinzipien verstoßen. Je nach wissenschaftlicher Fachrichtung innerhalb der GMDS ist z. B. für die Medizininformatik bei der Implementierung von Algorithmen in neu entwickelte Medizintechnik das Medizinproduktegesetz (MPG) bzw. die ab 2020 geltende Medical Device Regulation (MDR), für die Biometrie im Bereich der Arzneimittelforschung das Arzneimittelgesetz (AMG) und für epidemiologische Studien gegebenenfalls eines der Sozialgesetzbücher (SGB) oder z. B. das Präventionsgesetz (PrävG) u. a. m. relevant. Daran schließt sich in vielen Fällen ein systematisches Vorgehen an. 9

Bei der Wirksamkeitsprüfung von Arzneimitteln für deren Zulassung am Menschen sind neben der Deklaration von Helsinki und dem AMG beispielsweise die 10

6 World Medical Association (2024).
7 Beauchamp/Childress (2013).

ICH-GCP-Regularien verbindlich.[8] Bei der Neuentwicklung und Zulassung von Medizinprodukten gilt es dagegen – neben dem MPG bzw. MDR – das Health Technology Assessment (HTA)-Verfahren als Systematik zu beachten, welches allerdings bei weitem (noch) nicht so streng gefasst ist und umgesetzt wird wie die Gesetze und Regularien bei der Arzneimittelforschung. Dies wird zum Teil international kritisiert und ist Gegenstand von Kontroversen.[9] Im Rahmen sozialwissenschaftlicher Surveys bzw. Umfragen oder epidemiologischer Längs- und Querschnittstudien bei Kohorten sind die methodischen Freiheitsgrade „naturgemäß" vielfältiger. Ein ethischer Diskurs sollte technische Entwicklungen begleiten.

4 Ethische Leitlinien der GMDS

11 In diesem Arbeitsfeld hat sich die GMDS schon früh bemüht, ihren Mitgliedern einen ethischen Leitfaden bereitzustellen, der bei der Bewältigung beruflicher Aufgaben – auch in der interdisziplinären Forschung – Hilfestellungen bieten soll. So wurde schon 2004 die Präsidiumskommission „Ethische Fragen in der Medizinischen Informatik, Biometrie und Epidemiologie" gegründet. Die in dieser Kommission entwickelten Ethischen Leitlinien fußen historisch auf denen der Gesellschaft für Informatik (GI)[10]; sie sind quasi eine Instanziierung der GI-Leitlinien. Sie wurden im Jahre 2008 verabschiedet und dann von weiteren Fachgesellschaften übernommen. Auf einem öffentlichen Workshop der Kommission im Jahre 2017 wurde u. a. die Frage einer Balance der Verantwortlichkeit zwischen der Fachgesellschaft und deren Mitglieder intensiv diskutiert. Die Elemente eines Ethikkodex am Beispiel der medizinisch-wissenschaftlichen Fachgesellschaft GMDS und einiger kooperierender Verbände werden im Folgenden vorgestellt.

4.1 Ethik und Moral

12 Bevor wir uns mit den Inhalten und wesentlichen Elementen der Ethischen Leitlinien der GMDS[11] befassen, müssen wir zunächst klären, was denn unter „ethisch" und „Ethik" zu verstehen ist. Birnbacher stellt hierzu klar, dass Ethik nicht etwa einfach eine andere Bezeichnung für Moral sei, sondern dass sich beide Begriffe deutlich unterscheiden.[12] Moral sei ein komplexes und vielschichtiges System von Regeln, Normen und Wertmaßstäben[13], das für unterschiedliche Gruppen und Personen durchaus unterschiedlich sein könne. So werden auch nicht alle GMDS-Mitglieder dieselben Moralvorstellungen haben und es wird bei

8 Good Clinical Praxis Network (o. D.).
9 Godlee (2018).
10 Gesellschaft für Informatik (GI) (o. D.).
11 Ahrens et al. (2008).
12 Birnbacher (2003).
13 Birnbacher (2003).

zahlreichen Fragen unterschiedliche Auffassungen darüber geben, was gut und was schlecht oder gar böse ist. Ethik hingegen lasse sich als „philosophische Theorie der Moral“[14] verstehen. Ethik befasst sich damit, wie eine Person systematisch zu einer moralischen Entscheidung kommen kann, also zu einer Entscheidung, die den selbst als gültig akzeptierten individuellen moralischen Regeln, Normen und Wertmaßstäben entspricht.

Folglich legen die Ethischen Leitlinien der GMDS auch nicht fest, welches berufliche Handeln ihrer Mitglieder als schlecht oder böse anzusehen ist und daher zu unterlassen sei. Vielmehr geben die Leitlinien in Form von Erwartungen Regeln vor, deren Einhaltung dabei helfen soll, beim eigenen, individuellen beruflichen Handeln zu moralisch akzeptablen Entscheidungen zu kommen. Die Leitlinien überlassen es also den GMDS-Mitgliedern, selbst zu entscheiden, was gut oder schlecht ist, erwarten aber die Einhaltung ethischer Regeln, um zu bewussten Entscheidungen zu kommen. 13

Allerdings wird den Ethischen Leitlinien ein international allgemein anerkanntes moralisches Fundament zugrunde gelegt, die Allgemeine Erklärung der Menschenrechte. Die GMDS erwartet, dass dieses moralische Fundament unabhängig von individuellen Moralvorstellungen unbedingt akzeptiert wird. Darüber hinaus erwartet die GMDS in den Leitlinien auch Respekt gegenüber anderen Kulturen und Lebensweisen und deren Moralvorstellungen, „auch wenn sie den eigenen nicht entsprechen“. 14

4.2 Elemente der GMDS-Leitlinien

Zentral ist in den Leitlinien die Erwartung an jedes Mitglied der GMDS, dass es „die voraussichtlichen Folgen seines beruflichen Handelns einer selbstkritischen ethischen Reflexion unterzieht und die jeweils absehbaren gesellschaftlichen Auswirkungen berücksichtigt“ (Art. 6). Das bedeutet, dass GMDS-Mitglieder z. B. bei jedem ihrer Projekte kritisch über die Gründe, den Anlass und die Auswirkungen des Projektes nachdenken sollen, um so durch Vergleichen, Abwägen und Bewerten zu einer moralisch akzeptablen Entscheidung über die Durchführung des Projekts zu kommen (Glossar). Zu den gesellschaftlichen Auswirkungen kann der sogenannte „Digital Divide“ gehören. Beispielsweise könnten ältere Menschen wegen eingeschränkter digitaler Fähigkeiten bei der Nutzung telemedizinischer Dienste eine schlechtere Gesundheitsversorgung als jüngere Menschen erhalten.[15] Epidemiologische Forschung z. B. zu indigenen Völkern kann negative Stereotypen wie „krank“ oder „bedürftig“ verstärken.[16] 15

14 Birnbacher (2003).
15 Melchiorre et al. (2018).
16 Jaworsky (2019).

16 Mit Absicht wurden unscharfe Formulierungen wie „voraussichtlich“ und „absehbar“ gewählt, denn hier geht es nicht um justiziable Regeln, sondern es ist die eigene Verantwortung gefragt. Verantwortung für eigenes berufliches Handeln zu übernehmen, setzt vor allem berufliche Kompetenz voraus (Art. 2–5). Dies bedeutet zunächst Fachkompetenz; denn medizin- und bioinformatisches, biometrisches oder epidemiologisches Handeln ohne die dafür erforderliche Fachkompetenz in diesen Disziplinen ist verantwortungslos, weil die Folgen des Handelns per se nicht mehr absehbar sind. Die Leitlinien erwarten folglich, dass diese Fachkompetenz auch stets weiterentwickelt wird. Und weil die GMDS ein Scharnier zwischen technischen bzw. naturwissenschaftlichen Disziplinen und der Medizin ist, sind kommunikative, medizinethische und juristische Kompetenzen nahezu gleich wichtig.

17 Die selbstkritische ethische Reflexion des eigenen beruflichen Handelns kann durch Interessenkonflikte und mangelndes Urteilsvermögen beeinträchtigt werden. Daher erwartet Art. 7 der Leitlinien von jedem Mitglied, dass es seine „finanziellen oder persönlichen Beziehungen auf Interessenskonflikte hin überprüft und in geeigneter Form offenlegt.“ Art. 8 fordert die Weiterentwicklung, also das Einüben der eigenen Urteilsfähigkeit.

18 Berufliches Handeln, das den Leitlinien entspricht, setzt Arbeitsumgebungen voraus, in denen sowohl die erforderlichen Kompetenzen entwickelt als auch die Diskussionen ermöglicht werden, die man für die Übernahme von Verantwortung benötigt.

19 In Art. 12 und 13 wird die besondere Verantwortung von lehrenden und forschenden GMDS-Mitgliedern betont.

20 Damit formulieren die Leitlinien umfangreiche und herausfordernde Erwartungen. Diese können nur erfüllt werden, wenn dafür die geeigneten Rahmenbedingungen im beruflichen Umfeld geschaffen sind. Dafür nimmt die GMDS in Art. 9 und 10 der Leitlinien ihre Mitglieder in Führungspositionen in die Pflicht.

21 Bis hier haben wir Erwartungen an die Übernahme von Verantwortung durch die einzelnen GMDS-Mitglieder vorgestellt. In Art. 14 ermutigt die GMDS die Mitglieder aber auch, in Konfliktsituationen mit Zivilcourage zu handeln. Dies erfordert von der GMDS, dass sie ihre Mitglieder bei der Übernahme individueller Verantwortung unterstützt und gerade beim Handeln mit Zivilcourage auch schützt; deshalb bieten die tragenden Gesellschaften Mediation in Konfliktfällen an (Art. 15).

22 Ein wesentliches Element zum Verständnis der Ethischen Leitlinien ist das Glossar am Schluss des Dokuments. Hier werden Begriffe klar definiert und im Kontext der Leitlinien voneinander abgegrenzt. So wird der eigentliche Sinn der einzelnen Artikel deutlicher. Ein schönes Beispiel ist die Definition von „Verantwortung“:

„Verantwortung beinhaltet mindestens folgende Komponenten: verantwortlich ist jemand (Person oder Gemeinschaft) für etwas (Folgen [einer Handlung oder Unterlassung]) gegenüber einem Adressaten (Betroffener) vor einer Instanz (Sanktions- oder Urteilsinstanz) in Bezug auf Kriterien (Normen, Werte) im Rahmen eines bestimmten Kontextes (Aufgaben- oder Handlungsbereich).“ Dementsprechend gibt es also eine individuelle und eine gemeinschaftliche Verantwortung. „Gemeinschaftliche Verantwortung von Organisationen, Gruppen, Gesellschaften und Kulturen beruht auf der Möglichkeit, Folgen zukünftiger Handlungen gemeinschaftlich zu bedenken (siehe Diskurs).“ (Glossar)

4.3 Interdisziplinärer Diskurs

Ein Teil der Verantwortung der die Leitlinien tragenden Gesellschaften ist es, den interdisziplinären Diskurs zu ethischen Fragen ihrer Disziplinen zu fördern (Art. 16). 23

„Ein Diskurs ist ein Verfahren gemeinschaftlicher Reflexion von Problemen mit einem normativen, wertbezogenen Hintergrund, die von Einzelnen oder einer einzelnen Fachdisziplin nicht ausreichend überschaut werden können. Ziel ist es, in dieser fachübergreifenden Kommunikation Erkenntnis- und Verständnisgrenzen zu überwinden, Vorurteile zu hinterfragen und diese aus anderen Positionen heraus zu überprüfen.“ (Glossar)

Ziel des Diskurses muss auch sein, das Bewusstsein der Gesellschaftsmitglieder dafür zu stärken, dass ein Ethikkodex keine Hürde für die Forschung an und mit dem Menschen darstellt. Er ist im Gegenteil die Basis für rechtmäßiges, sinnvolles Handeln und damit für Vertrauen in die Forschenden auch beim Umgang mit den hochsensiblen Daten. Dies geschieht mit dem Bewusstsein, dass die Verantwortung in der Forschung schon bei der Theorienbildung beginnt, bereits abzusehender Forschungsmissbrauch reflektiert werden und man die Auseinandersetzung mit den Folgen der Forschungsergebnisse stets suchen muss. Ein gutes Beispiel für einen solchen Diskurs ist das Ihnen jetzt vorliegende Buch. 24

4.4 Selbstverpflichtung

Das neu einzuführende Element der Selbstverpflichtung könnte in Zukunft den Mitgliedern dabei helfen, sich mit den Erwartungen der Leitlinien persönlich zu identifizieren. Dies kann reichen von der Selbstverpflichtung der Mitglieder (Ethische Leitlinien) über die Selbstverpflichtung der Fachgesellschaft (Satzung) bis hin zu den Selbstverpflichtungen der Völker (Deklarationen) zur Forschung am Menschen oder mit biomedizinischen Materialien. In der Konsequenz könnten die Leitlinien dahingehend umformuliert werden, dass vom Mitglied erwartet wird: „Ich als Mitglied verpflichte mich …“. Dies könnte mit einer gemeinschaftlichen Selbstverpflichtung der Fachgesellschaft einhergehen, nur Mitglieder auf- 25 zunehmen, die ihre individuelle Selbstverpflichtung verstanden haben und diese aktiv ausüben wollen. Das würde am Beispiel der GMDS eine Satzungsänderung benötigen.

5 Weitere Ethikkodizes

26 Wie wir bereits gezeigt haben, bildet die nationale und europäische Gesetzgebung mit ihrer großen Vielfalt – vom Gesundheits- und Sozialrecht bis hin zum Strafgesetzbuch – einen komplexen Rahmen. Nicht weniger herausfordernd ist es, die gemeinsamen Nenner bei den Kodizes anderer nationaler und internationaler natur- und lebenswissenschaftlicher Fachgesellschaften so zu aggregieren, wie es sinnvoll und notwendig erscheint. Hier ist z. B. der IMIA Code of Ethics for Health Information Professionals zu nennen.[17] Diese Leitlinien könnten nur schwer als Basis für deutsche Leitlinien verwendet werden, da das angelsächsische Rechtssystem und insbesondere das Arbeitsrecht der USA sich von dem deutschen System unterscheiden. Manche Dinge, die bei uns im Arbeitsrecht geregelt sind, müssen dort in den Leitlinien formuliert werden.

27 Ein Vergleich verschiedener Ethikkodizes (s. Tab. 2) zeigt, dass die Pflichten jedes einzelnen Mitgliedes, die der Mitglieder in Führungspositionen und die der tragenden Gesellschaft ausschlaggebende Kriterien sind. Zur Stärkung des Codes ist dabei die Verbindlichkeit des Codes für die Mitglieder entscheidend.

17 International Medical Informatics Association (IMIA) (2016).

Tab. 2: Vergleich der Ethikkodizes verschiedener informationstechnischer Gesellschaften

Fachgesellschaft	**GMDS zusammen mit BVMI, KH-IT, DVMD**	**ACM (Association for Computing Machinery)**	**IMIA (International Medical Informatics Association)**	**IEEE (Institute of Electrical and Electronics Engineers)**	**GI (Gesellschaft für Informatik)**
Name	Ethische Leitlinien der GMDS, des AL-KRZ, des BVMI, des KH-IT und des DVMD[a)]	Code of ethics and professional conduct[b)]	Code of ethics for Health Information Professionals[c)]	Software engineering code of ethics and professional practice[d)]	Ethische Leitlinien[e)]
Erste Version von	2004	1966	2003	1963	1994
Aktuelle Version von	2008	2018	2016	2020	2018
Jedes Mitglied	Informationen verarbeiten und Informationssysteme im Gesundheitswesen gestalten	Computertechnologie: Das Allgemeinwohl ist vorrangiges Ziel	Umgang mit gesellschaftlichen und individuellen Gesundheitsdaten	Gemeinwohl, Verantwortung übernehmen	Orientierung für alle, die mit IT-Systemen arbeiten
Fachkompetenz	Ja	Ja	Ja	Ja	Ja und Sachkompetenz
Kommunikative Kompetenz	Ja	Ja	Ja, insbesondere mit anderen Gesundheitsberufen		Ja
Ethische Pflichten	Medizinethische Kompetenz: vorrangig Würde des Menschen und Persönlichkeitsrecht, Mitwirkung an der Weiterentwicklung des Kodex	Beachtung fundamentaler ethischer Prinzipien: Schutz der Autonomie, Nicht-Schaden (u. a. Umwelt)	Beachtung fundamentaler ethischer Prinzipien und genereller Prinzipien der Informationsethik	Höchster Standard für ethisches Verhalten	Moralische Forderungen beachten: Grundgesetz der BRD, Charta der Grundrechte (EU)

Tab. 2: *(Fortsetzung)*

Fachgesellschaft	GMDS zusammen mit BVMI, KH-IT, DVMD	ACM (Association for Computing Machinery)	IMIA (International Medical Informatics Association)	IEEE (Institute of Electrical and Electronics Engineers)	GI (Gesellschaft für Informatik)
Juristische Kompetenz	Ja	Ja	Regularien einhalten	Rechtliche Belange beachten	Ja
Soziale Pflichten	Soziale Verantwortung; Gesellschaftliche Auswirkungen berücksichtigen	Bewusstsein für den sozialen Kontext	Professionelles Handeln und Beziehung zu anderen Berufen, Pflichten gegenüber dem Subjekt der Gesundheitsakte, Pflichten gegenüber der Gesellschaft	Öffentliche Sicherheit, Gesundheit und Wohlergehen Umweltbelange, Pflichten gegen Kollegen und andere, auch im Bezug auf intelligente Systeme	Gesellschaftliche Fragestellung
Persönliche Pflichten	Unbestechlichkeit; Urteilsfähigkeit	Überprüfen	Integrität; Pflichten des Mitgliedes sich selbst gegenüber	Integrität; Unbestechlichkeit; Unabhängigkeit; Lebenslanges Lernen	
Pflichten als Arbeitnehmer	Fachbezogen		Gegenüber der Institution: Loyalität	Gegenüber Klienten und Arbeitgebern; keine Diskriminierung; Bemühen um Einhaltung des Codex bei Kollegen und Mitarbeiten	
Pflichten gegen die eigene Profession			Förderung	Förderung	Sozialverträgliche Arbeitsbedingungen

Fachgesellschaft	GMDS zusammen mit BVMI, KH-IT, DVMD	ACM (Association for Computing Machinery)	IMIA (International Medical Informatics Association)	IEEE (Institute of Electrical and Electronics Engineers)	GI (Gesellschaft für Informatik)
Mitglied in Führungsposition	Arbeitsbedingungen gestalten nach Stand der Technik und der Wissenschaft Organisationsstrukturen gestalten	Allgemeinwohl; Soziale Verantwortung Verbesserung der Arbeitsbedingungen aller			Arbeitsbedingungen und Weiterbildung gestalten Organisationsstrukturen gestalten
Bezüglich des Codes	Zur Beteiligung der Betroffenen beitragen	Förderung des Codes Integration der Systeme in die Gesellschaft			Keine Kontroll- oder Überwachungstechniken ohne Beteiligung der Betroffenen
Mitglied in der Lehre	Vorbild	Unterstützung von Mitgliedern bei der Entwicklung		Information, Lehre	Vorbereitung auf individuelle und gemeinschaftliche Verantwortung
Mitglied in der Forschung	Forschung nach guter wissenschaftlicher Praxis				Forschung nach guter wissenschaftlicher Praxis
Tragende Fachgesellschaft	Zivilcourage				Soziale Verantwortung, Zivilcourage
Bei Code-Verletzungen	Mediation	Review von und Entscheidung über Code-Verletzungen, Mediation			Mediation

Tab. 2: *(Fortsetzung)*

Fachgesellschaft	**GMDS zusammen mit BVMI, KH-IT, DVMD**	**ACM (Association for Computing Machinery)**	**IMIA (International Medical Informatics Association)**	**IEEE (Institute of Electrical and Electronics Engineers)**	**GI (Gesellschaft für Informatik)**
Interdisziplinärer Diskurs	Ja				Ja
Verbindlichkeit des Kodex	Geplant für jedes Mitglied	Für jedes Mitglied, schwere Verstöße werden geahndet durch Ausschluss	Nur als Hilfestellung	Für jedes Mitglied, Verstöße sind unvereinbar mit der Profession	Orientierung für Fachgesellschaft und Mitglieder
Umsetzungshilfen für die Mitglieder	Publikationen; Beiträge im Mitarbeitermagazin Workshops auf den Jahrestagungen	Anleitungen; Fallbeispiele; Möglichkeit Fragen zu stellen	Handbuch	Überarbeitung von maßgeblichen Dokumenten	Ethischer Kompass Poster mit Leitlinien

a) Deutsche Gesellschaft für Medizinische Informatik Biometrie und Epidemiologie e. V. (GMDS) (2008).

b) Association for Computing Machinery (ACM) (2018).

c) International Medical Informatics Association (IMIA) (2016).

d) Institute of Electrical and Electronics Engineers (IEEE) (o. D.).

e) Gesellschaft für Informatik (GI) (o. D.).

Quelle: Eigene Darstellung.

6 Fazit

Der Blick in die „Ethischen Leitlinien der GMDS, des AL-KRZ, des BVMI, des KH-IT und des DVMD" lohnt sich. Sie sind nun mehr als 15 Jahre alt und doch immer noch aktuell, auch und gerade im Hinblick auf die aktuellen Herausforderungen durch die KI. Im Jahr 2008 hatten sich die genannten Gesellschaften und Verbände gemeinsam diese Leitlinien gegeben, weil sie die „Mitverantwortung für Gesunde und Kranke nicht nur in Deutschland als wesentlichen Teil ihres institutionellen Handelns und des individuellen beruflichen Handelns ihrer Mitglieder" (Präambel) betrachten. Sie haben damals Erwartungen sowohl an die Mitglieder als auch an sich selbst, also die Gesellschaften und Verbände formuliert, um dieser Verantwortung gerecht zu werden. 28

„Ethische Leitlinien behalten ihre Gültigkeit, auch wenn sich Moralvorstellungen von Mitglied zu Mitglied deutlich unterscheiden können. Folgenabschätzung [ist] kein Luxus, sondern unverzichtbar und betrifft alle unsere Fachdisziplinen. Dies ist aber nicht nur eine individuelle Verantwortung jeder einzelnen Person, sondern auch eine gemeinschaftliche Verantwortung der Fachgesellschaften und Verbände"[18]

7 Ausblick

Erfreulicherweise wurde für ein Universitätsklinikum erstmals eine KI-Leitlinie erstellt. Sie wird – quasi als Ergänzung der hier geschilderten Ethik-Kodex-Elemente der GMDS – im Beitrag 3 dieses Buches vorgestellt. 29

8 Literatur

Association for Computing Machinery (ACM) (2018): ACM Ethics. Online: https://ethics.acm.org/ [abgerufen am 30.11.2019].

Ahrens, W./Bergh, B./Bohrer-Steck, M. et al. (2008): Ethische Leitlinien der Deutschen Gesellschaft für Medizinische Informatik, Biometrie und Epidemiologie e. V. (GMDS), des Arbeitskreises der IT-Leiter/innen der Universitätsklinika (AL-KRZ) des Berufsverbandes Medizinischer Informatiker (BVMI), des Bundesverbandes der Krankenhaus-IT-Leiterinnen/Leiter e. V. (KH-IT) und des Deutschen Verbandes Medizinischer Dokumentare e. V.(DVMD). Online: https://www.gmds.de/fileadmin/user_upload/Publikationen/Empfehlungen_Veroeffentlichungen/Ethische_Leitlinien.pdf [abgerufen am 22.11.2019].

Beauchamp, T. L./Childress, J. F. (2013): Principles of biomedical ethics. 7. Aufl. Oxford: Oxford University Press.

Birnbacher, D. (2003): Analytische Einführung in die Ethik. Berlin: De Gruyter.

Gesellschaft für Informatik (GI) (o. D.): Ethische Leitlinien. Online: https://gi.de/ueber-uns/organisation/unsere-ethischen-leitlinien [abgerufen am 30.11.2019].

Godlee, F. (2018): Why aren't medical devices regulated like drugs? In: BMJ S. 363, k5032. DOI: 10.1136/bmj.k5032.

18 Winter (2023).

Goldschmidt, A. J. W./Händel, A. (2023): Forschung und Forschungsfolgenabschätzung. Editorial. In: Forum der Medizin_Dokumentation und Medizin_Informatik (mdi) 1, S. 3.
Good Clinical Praxis Network (o. D.): Leitlinie zur guten klinischen Praxis. Harmonisierte ICH-Leitlinie für die EU, Japan und die USA. Online: https://ichgcp.net/de/ [abgerufen am 22.11.2019].
Hafeneger, B./Velke, M./Frings, L. (2016): Geschichte der hessischen Ärztekammern 1887–1956. Autonomie, Verantwortung, Interessen. Frankfurt: Wochenschau Verlag.
Institute of electrical and electronics engineers (IEEE) (o. D.): IEEE Code of Ethics. Online: https://www.ieee.org/about/corporate/governance/p7-8.html [abgerufen am 30.11.2019].
International Medical Informatics Association (IMIA) (2016): The IMIA Code of Ethics for Health Information Professionals. Online: https://imia-medinfo.org/wp/wp-content/uploads/2015/07/IMIA-Code-of-Ethics-2016.pdf [abgerufen am 30.11.2019].
Jaworsky, D. (2019): An allied research paradigm for epidemiology research with Indigenous peoples. In: Arch Public Health 77, S. 22. DOI: 10.1186/s13690-019-0353-1.
Landesärztekammer Hessen (2016): 60 Jahre Landesärztekammer Hessen – Wurzeln und Zukunft. Online: https://www.laekh.de/presse/aktionen-projekte/hessischer-aerztetag-2016 [abgerufen am 22.11.2019].
Martini, P./Oberhoffer, G./Welte, E. (1968): Methodenlehre der therapeutisch-klinischen Forschung. 4. Aufl. Berlin/Heidelberg/New York: Springer.
Melchiorre, M. G./Lamura, G./Barbabella, F. (2018): eHealth for people with multimorbidity: Results from the ICARE4EU project and insights from the "10 e's" by Gunther Eysenbach. In: PLoS One 13(11), e0207292. DOI: 10.1371/journal.pone.0207292.
Winter, A. (2023): (Forschungs-)Folgenabschätzung und die Ethischen Leitlinien der GMDS, AL-KRZ, BVMI, KH-IT und des DVMD. In: Forum der Medizin_Dokumentation und Medizin_Informatik (mdi) 1, S. 20–21.
World Medical Association (2024): Genfer Gelöbnis von 2017. Online: https://www.wma.net/policies-post/wma-declaration-of-geneva/ [abgerufen am 13.11.2024].

KI-Governance – Eine der ersten KI-Richtlinien in einem Universitätsklinikum in Deutschland[1]

Prof. Dr. Hans-Ulrich Prokosch/Timo Apfelbacher/Sude Eda Koçman/
Dr. Annika Clarner/Martin Schneider

1 **Danksagung:**
Die Arbeiten zu diesem Kapitel wurden teilweise finanziert durch die Projekte „Perspektiven des Einsatzes und der Akzeptanz Künstlicher Intelligenz" (PEAK, Fkz. 01VSF20017) und „Open Medical Inference" (OMI, Fkz. 01ZZ2315C).

Abstract: KI-Anwendungen sind – insbesondere seit der Veröffentlichung des generativen KI-Systems ChatGPT – weltweit im Vormarsch, verändern viele Arbeitsprozesse und machen auch vor dem Gesundheitswesen nicht halt. Allerdings wird eine unregulierte Einführung und Nutzung von KI-Anwendungen nicht nur positiv gesehen, sondern teilweise sogar von ihren Entwicklern mit Sorge betrachtet. Für das Gesundheitswesen haben medizinische Fachgesellschaften damit begonnen, Empfehlungen und Leitlinien zur vertrauenswürdigen Implementierung und Nutzung von KI-Anwendungen herauszugeben. Einhergehend mit immer größer werdenden Nachfragen zur Nutzung vor allem auch von Anwendungen generativer KI, setzte sich Ende 2023 auch der IT-Lenkungsausschuss des Universitätsklinikums Erlangen mit dieser Problematik auseinander und beauftragte die zentrale IT-Abteilung mit der Erarbeitung einer Richtlinie zur Einführung/Nutzung von KI-Systemen. Unterstützt durch parallel laufende Arbeiten im Rahmen eines Förderprojekts der Medizininformatik-Initiative, entstand in den Folgemonaten eine solche Richtlinie, einschließlich einer zugehörigen KI-Einführungs-Checkliste. Diese wurde im Sommer 2024 vom Vorstand des Universitätsklinikums Erlangen verabschiedet.

1 Hintergrund

Algorithmische Technologien, die heutzutage meist auf einem künstlichen Intelligenz (KI)-Modell basieren, können die Effizienz der Versorgungsprozesse im Gesundheitswesen steigern. Sie werden eingesetzt, um Fehler in der Patientenversorgung zu reduzieren, indem sie evidenzbasierte Entscheidungsunterstützungsfunktionen bereitstellen. Bevorzugte Einsatzbereiche sind Diagnose, Therapieentscheidung, Prognose und Risikostratifizierung. Darüber hinaus können sie in logistischen oder administrativen Prozessen des Gesundheitswesens eingesetzt werden, wie z. B. bei der Zuweisung von Ressourcen, der Optimierung der Materialversorgung und der Verbesserung der Personalplanung. Diese Technologien bergen das Potenzial für beispiellose Interruptionen im Gesundheitssystem mit vielen positiven, aber auch potenziell negativen Folgen (s. Abb. 1). 1

Während beispielsweise der Präsident der Bundesärztekammer eine „wachsende Bedeutung der Künstlichen Intelligenz sieht“[2], fordern Informatiker der Saar-Universität für die aktuellen Entwicklungen der KI neue Normen und einen ethischen Kompass. Sogar die Geschäftsführer großer KI-Entwicklungsunternehmen, wie z. B. OpenAI, warnen vor gesellschaftlichen Fehlentwicklungen, welche KI gefährlich machen könnten. Geoffrey Hinton, von vielen als der Urvater der KI bezeichnet und Gewinner des Nobelpreises für Physik 2023, kündigte gar seinen Job bei Google, bereut sein Lebenswerk und fürchtet die Folgen der KI.[3] 2

2 Ärztepräsident sieht wachsende Bedeutung Künstlicher Intelligenz (2023).
3 Manshold (2023).

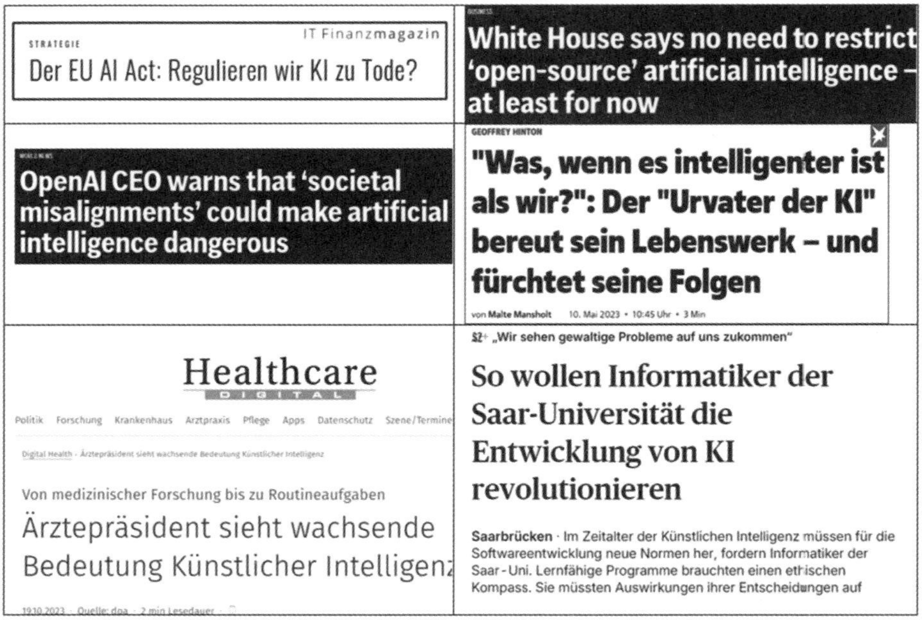

Abb. 1: Schlagzeilen mit divergierenden Sichten auf Vorteile, aber auch Gefahren der KI-Nutzung

Quelle: Eigene Darstellung.

3 Auf der einen Seite sollte man meinen, dass solch eine Aussage geradezu nach einer Regulierung schreit. Doch auf der anderen Seite sehen Industrieverbände und auch Politiker in einer überbordenden Regulierung eine große Gefahr für die Wirtschaft. Nach der Verabschiedung der europäischen KI-Verordnung[4] im Juni 2024 stellten deshalb viele Kommentatoren die Frage „Regulieren wir uns zu Tode?". Im Gegensatz zu dieser europäischen Entwicklung beurteilt das Weiße Haus Entwicklungen zur KI bisher offensichtlich unkritischer und sah bisher noch keinen Grund dafür, den Einsatz von open-source KI-Anwendungen einzuschränken oder zu regulieren.[5]

4 Medizinische Fachgesellschaften rund um den Globus hingegen (z. B. die American Medical Association[6], die wissenschaftlichen radiologischen Fachgesellschaften in den USA, Kanada, Europa, Australien und Neuseeland[7], die Ame-

4 Verordnung (EU) 2024/1689 des Europäischen Parlaments und des Rates vom 13. Juni 2024 zur Festlegung harmonisierter Vorschriften für künstliche Intelligenz und zur Änderung der Verordnungen (EG) Nr. 300/2008, (EU) Nr. 167/2013, (EU) Nr. 168/2013, (EU) 2018/858, (EU) 2018/1139 und (EU) 2019/2144 sowie der Richtlinien 2014/90/EU, (EU) 2016/797 und (EU) 2020/1828 (Verordnung über künstliche Intelligenz).

5 O'Brien (2024).

6 American Medical Association (2023).

7 Brady et al. (2024).

rikanische Gesellschaft für Medizinische Informatik[8] und die Amerikanische Gesellschaft Medizinischer Physiker[9]) haben Empfehlungen und Prinzipien für die Entwicklung, den Kauf, die Implementierung, den Einsatz und das Monitoring von KI-gestützten Tools in der Medizin, aber auch z. B. für die Anwendung ethischer Richtlinien zum Einsatz von KI in der Radiologie[10] veröffentlicht.

Diese wissenschaftlichen Abhandlungen sowie auch das von Reddy und Kollegen 5
entwickelte „Governance Model for the Application of AI in Health Care"[11], welches auf den vier Komponenten Fairness, Transparenz, Vertrauenswürdigkeit und Rechenschaftspflicht basiert, oder das von van der Vegt vorgestellte „AI Implementation Framework"[12] stecken als Hintergrundinformation einen guten Rahmen ab. Aufgrund ihres relativ theoretischen Charakters geben sie dem tatsächlichen Endanwender in einer Klinik oder dem Entscheidungsgremium eines Krankenhauses aber keine wirklich greifbaren Handlungsanweisungen und Checklisten für eine Vielzahl von Entscheidungen, die im Vorfeld der Einführung von KI-Anwendungen im Gesundheitswesen zu treffen sind. Aus diesem Grund haben wir uns im Rahmen eines wissenschaftlichen Förderprojekts (Open Medical Inference) damit auseinandergesetzt, ein pragmatisches Framework zur Einführung von KI-Anwendungen in deutschen Universitätskliniken zu entwickeln. Parallel dazu ergab sich am Universitätsklinikum Erlangen eine steigende Nachfrage zur Implementierung von KI-Anwendungen, sodass in diesem Kontext der Bedarf für eine entsprechende Regulierung hoch war. Beide Stränge ließen sich somit gut miteinander verbinden, um im Sommer 2024 eine der ersten KI-Richtlinien zur Implementierung von KI-Anwendungen an einem deutschen Universitätsklinikum zu etablieren.

2 Methodik

2.1 Forschungsszenario: Das MII OMI-Projekt als Antrieb zur Entwicklung einer KI-Richtlinie

Die Medizininformatik-Initiative (MII) ist ein bundesweites Förderprogramm, 6
das 2016 vom Bundesministerium für Bildung und Forschung ins Leben gerufen wurde. In einer ersten Förderphase (2018–2022) haben vier Konsortien (insgesamt bestehend aus allen deutschen Universitätskrankenhäusern) zusammen mit einer zentralen MII-Koordinierungsstelle eine groß angelegte Datenaustauschinfrastruktur mit harmonisierten Versorgungsdaten aller deutschen Universitätskliniken implementiert. In jedem Universitätsklinikum wurden sog. Datenintegrationszentren (DIZ) eingerichtet. Diese haben zum Ziel, den Schatz an

8 Solomonides et al. (2022).
9 Hadjiiski et al. (2023).
10 Geis et al. (2019).
11 Reddy et al. (2020).
12 van der Vegt et al. (2023).

Real-World-Daten, die in der Vielzahl der klinischen Systeme dokumentiert sind, zu nutzen und für multizentrische Beobachtungsstudien sowie auch die Entwicklung innovativer KI-Methoden in ganz Deutschland verfügbar zu machen.[13] Die DIZ etablierten auch über die vier Konsortien hinweg eine sehr effiziente Zusammenarbeit. Dies führte zu einem harmonisierten Kerndatensatz, der mittels HL7 FHIR Implementation Guides definiert ist. Weiterhin entstand eine deutschlandweit akzeptierte breite Einwilligung[14], sowie eine umfassende Definition des Datenaustauschprozesses, welche durch eine harmonisierte Datennutzungsordnung und Datennutzungsvertragsvorlagen sowie neu eingerichtete Datennutzungs- und -zugangskommissionen an allen Universitätskliniken[15] unterstützt wird. Als zentrales Zugangsportal für medizinisch Forschende wurde das Deutsche Forschungsdatenportal für Gesundheit (FDPG) implementiert, das bundesweite Machbarkeitsabfragen und das Life-Cycle-Management von Datennutzungsprojekten über mehrere Partnerstandorte aus diesem Netzwerk unterstützt.[16] Basierend auf dieser Infrastruktur wurden zahlreiche klinische Anwendungsfälle verfolgt, in denen die Daten der DIZ z. B. für die großflächige Datenanalyse, aber auch für die Entwicklung von KI-Algorithmen[17] genutzt wurden. Im Jahr 2023 startete die zweite (vierjährige) Förderphase mit acht neuen klinischen Anwendungsfällen und drei methodischen Projekten.

7 OMI (Open Medical Inference) ist eines der methodischen Projekte mit dem Ziel, Ergebnisse aus der ersten Förderphase (z. B. KI-Modelle) in die klinische Anwendung zu bringen.[18] Dazu setzt es auf ein Netzwerk verteilt angebotener Remote-KI-Services, die eine „Ferninferenz“ ermöglichen. In der Anfangsphase wurde ein besonderer Fokus auf KI-Services gelegt, die den Zugang zu und die Nutzung von bildbasierten multimodalen KI-Modellen ermöglichen. Unter anderem befasst sich OMI mit einer Vielzahl technischer Herausforderungen, um über offene Protokolle und standardisierte Datenformate den semantisch interoperablen Peer-to-Peer-Austausch von multimodalen Gesundheitsdaten und KI-Ferninferenz zu spezifizieren. Darüber hinaus sahen es die Projektverantwortlichen aber als gleichermaßen wichtig an, sich einen Überblick über international etablierte KI-Implementierungs-Frameworks sowie Leitlinien zur vertrauenswürdigen und ethisch vertretbaren Einführung von KI-Anwendungen zu verschaffen. Darauf aufsetzend soll ein Governance Framework für die Einführung und das Monitoring von KI-Systemen an deutschen Universitätskliniken entwickelt werden.[19]

13 Semler et al. (2018).
14 Zenker et al. (2022).
15 Medizininformatik-Initiative (2024).
16 Prokosch et al. (2023).
17 Zöller et al. (2024); Puladi et al. (2023); Hapfelmeier et al. (2023).
18 Open Medical Inference (o. D.)
19 Open Medical Inference (2023); Apfelbacher et al. (2024).

2.2 DeepL und ChatGPT als Treiber am Universitätsklinikum Erlangen

Die Veröffentlichung des KI-Chatbots ChatGPT-3 Ende 2022 hatte bereits 2023 weltweit für Furore gesorgt. Nachdem ein Jahr später ChatGPT auch die Möglichkeit anbot, eigene Generative Pre-Trained Transformers (GPTs) zu erstellen, nutzten Softwareentwickler aller Disziplinen diese neue Innovation, um maßgeschneiderte KI-Lösungen für die verschiedensten Anwendungsbereiche – und natürlich auch für das Gesundheitswesen – auf den Markt zu bringen. ChatGPT und die vielen ähnlichen und nachfolgend publizierten, auf generativer KI basierenden KI-Chatbots waren in ihren Basisversionen für jedermann kostenlos zugänglich. Überall war zu lesen, dass Studierende sich mit diesen KI-Helfern ihre Bachelor- und Masterarbeiten schreiben ließen und sogar Schüler es für ihre Schulaufgaben verwendeten. Es lag somit nahe, dass irgendwann auch Mitarbeiter des Universitätsklinikums Erlangen auf die Idee kamen, diesen Chatbot zur Unterstützung bei ihren Arbeitstätigkeiten einzusetzen. 8

Am Universitätsklinikum Erlangen beobachtete die zentrale IT-Abteilung (Medizinisches Zentrum für Informations- und Kommunikationstechnik, MIK) Ende des Jahres 2023 eine erhöhte Nachfrage nach IT-Lösungen, um z. B. die Kommunikation mit nicht deutschsprachigen Patienten zu verbessern („Können wir hierzu nicht DeepL verwenden?“), die Arztbriefschreibung zu erleichtern („Kann dies nicht mittlerweile ChatGPT viel besser? Dann muss ich nur noch kurz Korrektur lesen …“) oder auch allgemeine Nachfragen, ob man nicht auch KI-Anwendungen (insbesondere der generativen KI) einsetzen könne, um z. B. im Controlling eine Arbeitseffizienzsteigerung zu erreichen. 9

Dies nahm die IT-Abteilung des Universitätsklinikums Erlangen zum Anlass, diese neuen Anwenderwünsche Anfang 2024 auf die Tagesordnung des IT-Lenkungsausschusses zu setzen, um durch einen regulatorischen Rahmen nutzenstiftende Innovationen zu ermöglichen. Fragen, die hier diskutiert wurden, waren u. a.: 10

- Dürfen Mitarbeiter die frei verfügbaren, kostenfreien KI-Chatbots und auch Übersetzungssoftware wie DeepL für dienstliche Aufgaben nutzen?
- Erwirbt das Universitätsklinikum für alle anfragenden Mitarbeiter eine dienstliche datenschutzrechtlich abgesicherte Lizenz?
- Müssen alle Dokumente, für deren Erstellung in irgendeiner Form ein KI-Chatbot eingesetzt wurde, auch dementsprechend (z. B. in einer Fußnote) gekennzeichnet werden?
- Wie gehen wir damit um, wenn ein solcher Chatbot unmittelbar (und ohne menschliche Interaktion dazwischen) für Patientenkontakte/Patientenkommunikation eingesetzt werden soll?

11 Letztendlich wurden drei der Autoren dieses Beitrags[20] damit beauftragt, für das Universitätsklinikum Erlangen eine KI-Richtlinie zu entwickeln und diese zunächst dem IT-Lenkungsausschuss des Klinikums als auch abschließend zur finalen Beschlussfassung dem Klinikumsvorstand vorzulegen. Unter Rückgriff auf die im Kontext des OMI-Projekts sowie durch eine Bachelorarbeit[21] und eine Masterarbeit[22] bereits erarbeiteten Ergebnisse wurde die erste Rohversion einer KI-Richtlinie im Februar 2024 entwickelt. Diese wurde in insgesamt drei Sitzungen des IT-Lenkungsausschusses diskutiert, schrittweise verbessert und um eine KI-Checkliste ergänzt, bevor Sie im Sommer 2024 dem Klinikumsvorstand zum Beschluss vorgelegt werden konnte.

3 Ergebnisse

3.1 Die KI-Richtlinie der Universität Erlangen

12 In der KI-Richtlinie des Universitätsklinikums Erlangen wird die Definition des Begriffs „Künstliche Intelligenz" aus der europäischen KI-Verordnung[23] zugrunde gelegt.

Definition

„Ein ‚System der künstlichen Intelligenz' (KI-System) beschreibt gemäß EU-Recht (Art. 3 Abs. 1 KI-VO) ein maschinengestütztes System, das für einen in unterschiedlichem Grade autonomen Betrieb ausgelegt ist und das nach seiner Betriebsaufnahme anpassungsfähig sein kann und das aus den erhaltenen Eingaben für explizite oder implizite Ziele ableitet, wie Ausgaben wie etwa Vorhersagen, Inhalte, Empfehlungen oder Entscheidungen erstellt werden, die physische oder virtuelle Umgebungen beeinflussen können."

13 KI-Systeme wurden in der KI-Richtlinie nach Anwendungskontext folgendermaßen differenziert:

1. KI-Systeme mit allgemeinem Verwendungszweck (engl. General Purpose AI),
2. KI-Systeme für den Einsatz in der Klinischen Versorgung (Medizinprodukte) und
3. KI-Systeme für den Einsatz in Forschungsprojekten

20 Annika Clarner, Martin Schneider und Hans-Ulrich Prokosch.
21 Sude Eda Koçman.
22 Timo Apfelbacher.
23 Verordnung (EU) 2024/1689 des Europäischen Parlaments und des Rates vom 13. Juni 2024 zur Festlegung harmonisierter Vorschriften für künstliche Intelligenz und zur Änderung der Verordnungen (EG) Nr. 300/2008, (EU) Nr. 167/2013, (EU) Nr. 168/2013, (EU) 2018/858, (EU) 2018/1139 und (EU) 2019/2144 sowie der Richtlinien 2014/90/EU, (EU) 2016/797 und (EU) 2020/1828 (Verordnung über künstliche Intelligenz).

Bei KI-Systemen mit allgemeinem Verwendungszweck wird weiterhin unterschieden zwischen: 14

1. Generativen KI-Systemen und
2. KI-Systemen zur Optimierung logistischer/administrativer Aufgaben

In diesem Beitrag können wir nicht auf alle Detailaspekte eingehen. Bei Interesse ist die KI-Richtlinie mit zugehöriger KI-Checkliste unter https://www.mik.uk-erlangen.de/aktuelles/nachrichten/detail/regelung-zur-nutzung-von-ki-anwendungen-am-uker/ abrufbar 15

3.1.1 Grundsätzliche Regelungen

Zu Beginn der KI-Richtlinie werden einige grundsätzliche Regelungen festgelegt. 16 So dürfen z. B. aus lizenzrechtlichen, urheberrechtlichen und datenschutzrechtlichen Erwägungen KI-Systeme am Universitätsklinikum Erlangen ausschließlich dienstlich genutzt werden. Weiterhin ist die Nutzung von KI-Systemen zur Überwachung sowie zur Beurteilung der Persönlichkeit, der Arbeitsleistung, der physischen und psychischen Belastbarkeit, der kognitiven oder emotionalen Fähigkeit, der Erstellung von Prognosen von beschäftigten Personen oder beschäftigten Personengruppen des Universitätsklinikums Erlangen ohne Einbindung und Freigabe des Personalrats untersagt. Darüber hinaus sind auch KI-Systeme, die gemäß EU-Recht eine Bedrohung für die Grundrechte von Menschen darstellen, und rechtswidrige Nutzungen grundsätzlich verboten. Dies betrifft analog zu Art. 5 KI-Verordnung[24] die Nutzung von KI-Systemen, die kognitive Verhaltensmanipulation von Personen oder bestimmten gefährdeten Gruppen außerhalb anerkannter therapeutischer Zwecke, die Klassifizierung von Menschen auf der Grundlage von Verhalten, sozioökonomischem Status und persönlichen Merkmalen (soziales Scoring) oder eine biometrische Kategorisierung natürlicher Personen zum Ziel haben. Diese Ausschlüsse gelten unter Berücksichtigung der klinischen Versorgung und den besonderen Belangen von Forschungs- und Entwicklungsaktivitäten am Universitätsklinikum Erlangen.

Für jeden KI-Systemtyp wurden in der Richtlinie eine präzise Definition, Bei- 17 spiele, charakteristische Merkmale sowie daraus resultierende Konsequenzen und Nutzungsregeln beschrieben. So wurde z. B. bei generativen KI-Systemen als Charakteristik besonders darauf hingewiesen, dass solche KI-Chatbots häufig noch halluzinieren und somit die vom Chatbot gegebenen Antworten, auch wenn sie noch so plausibel klingen, völlig falsch sein können. Als Konsequenz darauf wurde in der Nutzungsregel definiert, dass bei der Nutzung von generati-

24 Verordnung (EU) 2024/1689 des Europäischen Parlaments und des Rates vom 13. Juni 2024 zur Festlegung harmonisierter Vorschriften für künstliche Intelligenz und zur Änderung der Verordnungen (EG) Nr. 300/2008, (EU) Nr. 167/2013, (EU) Nr. 168/2013, (EU) 2018/858, (EU) 2018/1139 und (EU) 2019/2144 sowie der Richtlinien 2014/90/EU, (EU) 2016/797 und (EU) 2020/1828 (Verordnung über künstliche Intelligenz).

von KI-Systemen die Überprüfung der von der KI generierten „Ergebnisse" und die Entscheidung über deren Aufarbeitung/Weiterverwendung immer in der Verantwortung des jeweiligen Anwenders verbleibt. Besonders obliegt diesen die Prüfung u. a. bzgl. der Themen Nichtdiskriminierung, Urheberrecht, Kennzeichnungspflicht und Plausibilität. Die Verantwortung für das am Ende weitergegebene Ergebnis trägt immer der jeweilige Anwender.

3.1.2 Kostenlos verfügbare, generative KI-Systeme für dienstliche Zwecke

18 Die Nutzung kostenlos verfügbarer, generativer KI-Systeme für dienstliche Zwecke wurde nicht verboten, u. a. auch, um die Kosten für zu lizenzierende Software nicht in die Höhe zu treiben. Vielmehr wurde für die Nutzung kostenfrei im Internet verfügbarer Anwendungen darauf hingewiesen, dass diese oftmals eingegebene Daten zu eigenen Zwecken, wie dem Training der KI-Systeme, nutzen und dass sich daraus für die Anwender insbesondere Haftungs-, Datenschutz- und Urheberrechtsfragestellungen ergeben können, die diese in der Regel nicht überblicken. Die Regel gibt deshalb vor, dass zwingend durch die Anwender selbst sichergestellt werden muss, dass keinerlei Betriebs- und Geschäftsgeheimnisse sowie keinerlei personenbezogene oder personenbeziehbare Daten offenbart werden. Darüber hinaus ist für den Fall eines unmittelbaren Person-KI-System-Dialogs (z. B. durch Chatbots) zwingend eine entsprechende Kennzeichnungspflicht erforderlich. Als wichtige ergänzende Vorsichtsmaßnahme wurde festgelegt, dass im Rahmen von Schulungsmaßnahmen zur Einführung generativer KI-Systeme explizit auf diese Sachverhalte hinzuweisen ist.

3.1.3 KI-gestützte Übersetzungssoftware

19 Um den Einsatz KI-gestützter Übersetzungssoftware auch in der Patientenversorgung und Verwaltung für personenbezogene oder -beziehbare Gesundheitsdaten zu ermöglichen, wurde am Universitätsklinikum Erlangen zunächst eine begrenzte Anzahl an „Named-User Lizenzen" der Pro-Version der Software DeepL erworben und über eine cloudbasierte Identitäts- und Zugriffsmanagement-Software (Microsoft Entra-ID) mit IP-Filterung bereitgestellt.

20 Der deutsche KI-Hersteller DeepL wurde ausgewählt, nachdem Datenschutz- und IT-sicherheitsrelevante Anforderungen (wie BSI C5) in einem intensiven Prozess vertraglich geregelt werden konnten. Es handelt sich hierbei um eine cloudbasierte KI-Anwendung, bei der die eingegebenen Daten datenschutzkonform auf Servern innerhalb der EU und des europäischen Wirtschaftsraums verarbeitet werden. Entscheidend war, dass bei dieser Lizenz keine Weiterverwendung der Daten zu Trainingszwecken stattfindet und Ein- bzw. Ausgabedaten unmittelbar wieder gelöscht werden.

3.1.4 KI-Anwendungen zur Nutzung in der klinischen Versorgung

Bei KI-Anwendungen, die in der klinischen Versorgung genutzt und deren Einsatz Auswirkung auf die Steuerung und Entscheidungen in der unmittelbaren Patientenversorgung haben, die diagnostische Ergebnisse erzeugen oder die mittels erzeugter Patientenklassifikation/Prognose auf therapeutische Vorgehensweisen einen Einfluss nehmen, handelt es sich um Medizinprodukte. Diese unterliegen dem Medizinproduktegesetz bzw. der EU Medical Device Regulation[25] und daher entsprechenden Schulungs-, Wartungs- und Validierungsvorgaben. Es gibt darin aktuell (noch) keine gesonderten Anforderungen an Software-Medizinprodukte mit KI-Komponenten. In der Beschreibung der Charakteristik eines solchen Systems wurde deshalb darauf hingewiesen, dass, im Gegensatz zu klassischen Software-Medizinprodukten, die z. B. auf Basis eines medizinischen Regelwerks oder Entscheidungsbaums entstanden sind, KI-System-Medizinprodukte auf Daten basieren, welche sich evtl. sogar über die Zeit hinweg verändern (selbstlernende KI-Systeme). Es wurde beschrieben, dass die Daten, mit denen ein KI-System trainiert wurde, oftmals nur aus einem bestimmten Umfeld stammen und nicht unbedingt repräsentativ für das Patientengut am Universitätsklinikum Erlangen sind. Auch auf das Risiko, dass durch die genutzten Daten für die Entscheidungen des KI-Systems ein Bias entstehen kann, der möglicherweise zur Diskriminierung einzelner Patientengruppen führt, wurde hingewiesen. 21

3.1.5 KI-Systeme mit hohem Risiko und Checkliste zur Risikobewertung

Im Sinne eines risikobasierten Ansatzes wurden autonom arbeitende KI-Systeme als Hochrisiko-KI-Systeme mit einem grundsätzlich unannehmbaren Risiko in Bezug auf die Gesundheit und Sicherheit von Patienten in der klinischen Versorgung eingestuft. Im Rahmen einer geplanten Einführung eines KI-Systems muss deshalb der vorgesehene Einsatzzweck und dessen Einbindung in den Versorgungsprozess explizit durch die Beschaffenden geprüft, bewertet und dokumentiert werden. Insbesondere ist zu verifizieren, ob das System in irgendeiner Form autonom agieren könnte. Die Beschaffung eines KI-Medizinprodukts muss am Universitätsklinikum Erlangen entsprechend eines über viele Jahre hinweg bewährten IT-Hardware/Software-Anforderungsprozesses unter Einbeziehung von (1) Datenschutzbeauftragtem, (2) IT-Sicherheitsbeauftragtem, (3) Anforderungs- und Portfoliomanagement des MIK und (4) IT-Lenkungsausschuss des Universitätsklinikums Erlangen geprüft und freigegeben werden. 22

25 Verordnung (EU) 2017/745 des Europäischen Parlaments und des Rates vom 5. April 2017 über Medizinprodukte, zur Änderung der Richtlinie 2001/83/EG, der Verordnung (EG) Nr. 178/2002 und der Verordnung (EG) Nr. 1223/2009 und zur Aufhebung der Richtlinien 90/385/EWG und 93/42/EWG des Rates.

23 Zur Unterstützung der Kunden bei der kritischen Bewertung von KI-Medizinprodukten, deren Anschaffung sie erwägen, wurde eine KI-Checkliste zusätzlich zur KI-Richtlinie bereitgestellt.

3.1.6 KI-Anwendungen in der Forschung und Ethikvotum

24 Für den Fall, dass die Einführung von KI-Systemen zum Einsatz in Forschungsprojekten geplant ist und dass deren Anwendung Auswirkungen auf die Versorgung von Patienten haben kann, gelten die gleichen Einführungs-/Nutzungsregeln wie für in der klinischen Versorgung genutzte KI-System-Medizinprodukte. Es wird jedoch zusätzlich darauf hingewiesen, dass das entsprechende Forschungsprojekt der Ethik-Kommission der Friedrich-Alexander-Universität Erlangen-Nürnberg zur Prüfung vorgelegt werden muss und ein Ethikvotum einzuholen ist.

3.2 KI-Checkliste und Einbindung in IT-Beschaffungsprozesse des Universitätsklinikums Erlangen

25 Bei der Erstellung der KI-Checkliste wurde zwischen theoretischem Anspruch und pragmatisch Möglichem abgewogen. In der internationalen Fachliteratur findet man oftmals Checklisten und Leitlinien, die dem Anwender über viele Seiten hinweg die Prüfung einer großen Zahl an Sachverhalten abverlangen, aber oftmals die Expertise einzelner Personen deutlich übersteigen. Unter anderem von Borkowski und Kollegen[26] wurde dazu auch die Einrichtung eines sog. KI-Komitees an Krankenhäusern empfohlen, welches den Beschaffungsprozess von KI-Systemen sachkundig begleiten und kritisch bewerten soll. In interdisziplinären Fokusgruppendiskussionen, die im Rahmen des OMI-Projekts mit Klinikern, Juristen, Datenschützern u. v. m. durchgeführt wurden, kam dieser Punkt immer wieder auf und wurde kontrovers diskutiert. Insbesondere kam des Öfteren der Hinweis, dass dies ein völlig unnötiger Overhead sei, da die Einführung von KI-Systemen bereits durch das Medizinproduktegesetz umfassend reguliert sei. Andere Teilnehmer waren der Meinung, dass eine entsprechende Bewertung auch durch die Ethikkommission eines Universitätsstandorts vorgenommen werden könnte, während wieder andere auf die im Rahmen der Medizininformatik-Initiative eingerichteten Daten- und Bioproben Use- und Access-Komitees verwiesen.

3.2.1 Entscheidungsinstanz für die KI-Beschaffung

26 Am Universitätsklinikum Erlangen haben wir uns dazu entschlossen, auf unsere bewährten Prozesse des IT-Servicemanagements (Anforderungs- und Portfolio-

26 Borkowski et al. (2022).

management) sowie die finale Entscheidung für die Einführung komplexer IT-Systeme durch den IT-Lenkungsausschuss aufzusetzen. Dieser ist, neben Klinikern verschiedener Disziplinen, mit dem Datenschutzbeauftragten, dem IT-Sicherheitsbeauftragten, dem Chief Information Officer und dem Chief Medical Information Officer sowie Vertretern des Klinikumvorstands besetzt.

Der bisherige IT-Beschaffungsprozess ist bereits seit vielen Jahren im Rahmen des 27
klinikuminternen Qualitätsmanagements mittels einer Verfahrensanweisung zum Anforderungsmanagement geregelt, die von Organisationseinheiten, die eine IT-Beschaffung planen (im Kontext des Anforderungsmanagements im Folgenden als Kunden bezeichnet), beachtet werden muss. Diese Verfahrensanweisung enthielt bisher schon einen eigenen Absatz zum Hinweis auf wichtige Maßnahmen bei der Beschaffungsplanung von Medizinprodukten. Sie wurde im Zuge der Einführung der KI-Richtlinie um einen weiteren Absatz zu weitergehenden Maßnahmen bei der Beschaffungsplanung von KI-Systemen ergänzt. Im Falle von größeren, kostenintensiveren oder besonders komplexen IT-Einführungen wird in diesem Prozess vom Kunden das Ausfüllen eines kleinen Anforderungsformulars gefordert, in dem bisher u. a. eine Kosten-/Nutzenabwägung zu treffen ist. Auch dieses Anforderungsformular wurde um den Hinweis ergänzt, dass im Falle eines KI-Medizinprodukts zusätzlich die gesonderte KI-Checkliste zu beachten und auszufüllen ist.

3.2.2 Schlanke KI-Checkliste mit Erläuterungen für und von Antragstellern

Für ebendiese KI-Checkliste wollten wir die Kunden nicht mit zu großem Umfang 28
abschrecken. Die aktuell eingeführte KI-Checkliste umfasst nur sieben – aus unserer Sicht – wesentliche Kernpunkte auf zwei DIN-A4-Seiten. Zunächst ist eine kurze Beschreibung des geplanten Einsatzszenarios inkl. der betroffenen Anwendergruppe und der evtl. geplanten Integration mit anderen IT-Anwendungen gefordert. In diesem Kontext muss der Kunde auch bestätigen, dass in seinem Nutzungsszenario das KI-System genau gemäß der vom Hersteller beschriebenen Zweckbestimmung genutzt wird. Nachfolgend sind Publikationen/Dokumentationen aufzuführen, die zur Bewertung der Vertrauenswürdigkeit des KI-Systems herangezogen wurden. Weitergehend wird in der Checkliste darauf hingewiesen, dass es in bestimmten Situationen beim Einsatz von KI-Systemen zu einem autonomen oder teilautonomen Eingriff in die Versorgung von Patienten kommen kann. Sollte bei dem vorgesehenen Nutzungsszenario ein gewisses Risiko für eine solche Autonomie bestehen, wird der Kunde gebeten, die potenzielle autonome Handlung zu beschreiben und zu erläutern, warum er der Meinung ist, dass das damit verbundene Risiko für Patientinnen und Patienten akzeptabel sei. In zwei weiteren Punkten werden die Kunden gebeten zu bestätigen, dass sie anhand der vorliegenden Literatur/Dokumentation überprüft haben, dass beim Einsatz des KI-Systems kein Risiko besteht, dass aufgrund der zur Entwicklung des KI-

Systems genutzten Daten für die Entscheidungen des KI-Systems ein Bias entstehen kann, der zur Diskriminierung einzelner Patientengruppen führen könnte. Weiterhin ist zu bestätigen, dass man zusätzlich verifiziert hat, dass der für das Training/die Entwicklung des KI-Systems verwendete Datensatz als repräsentativ für die am Universitätsklinikum Erlangen zu versorgenden Patienten angesehen werden kann. Zudem müssen Schulungsmaßnahmen beschrieben werden, um die zukünftigen Anwender des KI-Systems in der Handhabung, aber auch in Bezug auf die besonderen Risiken, die mit der Nutzung dieses KI-Systems verbunden sein können, zu schulen. Zu guter Letzt wird auf die Anforderungen an die Aufzeichnungspflichten von KI-Systemen (Art. 12 KI-Verordnung)[27] hingewiesen. Die Kunden müssen bestätigen, dass sie diesen nachkommen und die über das KI-System erzeugten Logfiles in regelmäßigen Abständen verifizieren, um die Vertrauenswürdigkeit und Güte des KI-Systems über dessen gesamten Lebenszyklus hinweg sicherzustellen.

4 Ethische Leitlinien der GMDS von 2008

29 Die im vorherigen Beitrag 2 vorgestellten Ethischen Leitlinien der GMDS et al. von 2008 sollen „ihre Mitglieder dabei unterstützen, der Verantwortung für ihr institutionelles und berufliches Handeln gerecht zu werden". Viele Aspekte, die im vorliegenden Beitrag genannt werden, wurden bereits in diesen Leitlinien angesprochen. Durch unsere neue „KI-Governance" für das Universitätsklinikum Erlangen entsteht für diese Leitlinien in einigen Punkten eine gute Ergänzung in Bezug auf die neu entstandenen Herausforderungen.

5 Ausblick und Empfehlungen

30 Der Präsident der Bundesärztekammer betonte 2023, dass der Einsatz von KI eine sorgfältige Abwägung erfordere, insbesondere im Hinblick auf Datenschutz, Sicherheit und Verantwortung. KI dürfe die menschliche, individuelle und persönliche Fürsorge nicht ersetzen. Insbesondere seien klare Leitlinien für einen vertrauenswürdigen Einsatz von KI-Systemen notwendig.[28] Dieser Anforderung sind wir am Universitätsklinikum Erlangen mit der im Sommer 2024 in Kraft getretenen KI-Richtlinie als eines der ersten Universitätskrankenhäuser in Deutschland nachgekommen.

---

27 Verordnung (EU) 2024/1689 des Europäischen Parlaments und des Rates vom 13. Juni 2024 zur Festlegung harmonisierter Vorschriften für künstliche Intelligenz und zur Änderung der Verordnungen (EG) Nr. 300/2008, (EU) Nr. 167/2013, (EU) Nr. 168/2013, (EU) 2018/858, (EU) 2018/1139 und (EU) 2019/2144 sowie der Richtlinien 2014/90/EU, (EU) 2016/797 und (EU) 2020/1828 (Verordnung über künstliche Intelligenz).

28 Ärztepräsident sieht wachsende Bedeutung Künstlicher Intelligenz (2023).

Novak und Kollegen betonen, dass Organisationen im Gesundheitswesen KI-fähig sein müssen (AI-Capable Organizations), um KI-basierte Instrumente zur Verbesserung der Gesundheit einsetzen zu können. Sie fordern den Aufbau interner und externer Strukturen, die zusammenarbeiten müssen, um den sicheren, ethischen und effektiven Einsatz von KI-basierten Werkzeugen zu gewährleisten. Nur durch die Nutzung von Infrastrukturen, die rechtliche und regulatorische Leitlinien für Manager und klinische Kompetenzen für den sicheren und effektiven Einsatz von KI-basierten Tools bieten, sowie mit lernzentrierten Ressourcen, wie einer klaren KI-Dokumentation und einer kontinuierlichen Überprüfung der Auswirkungen auf das lokale Gesundheitsökosystem, seien Einrichtungen des Gesundheitswesens dazu in der Lage, sicherzustellen, dass sie mit dem Einsatz von KI-Anwendungen zur kontinuierlichen Verbesserung des Gesundheitssystems beitragen.[29] Von dem Ziel, uns in diesem Sinne als „AI-Capable Organization" bezeichnen zu können, sind wir am Universitätsklinikum Erlangen sicherlich noch ein paar Schritte entfernt. Mit der Einführung unserer KI-Richtlinie haben wir jedoch einen wichtigen ersten Schritt in diese Richtung vollzogen. Ob wir damit in der Lage sind, alle Fallstricke, die mit der Einführung von KI-Systemen verbunden sind, abzufangen, werden die Erfahrungen der nächsten Monate und Jahre zeigen. 31

5.1 KI-Richtlinie als lernendes System

Unsere KI-Richtlinie sehen wir als ein lernendes System: Wir werden vom Einsatz dieser Richtlinie und dem Feedback unserer Kunden innerhalb des Universitätsklinikums, aber auch vom Einsatz der darauf basierend eingeführten KI-Systeme lernen und die KI-Richtlinie somit kontinuierlich weiterentwickeln. 32

In einem kürzlich veröffentlichten Artikel aus dem Universitätsklinikum der Ludwig-Maximilians-Universität München und dem Universitätsklinikum Augsburg beschreiben Schwarz und Kollegen einen „ML Auditing Kriterienkatalog als Ausgangspunkt für die Entwicklung eines KI-Frameworks"[30]. Dies geht in eine ähnliche Richtung wie unsere KI-Checkliste, betrachtet aber nicht nur den Prozess der Einführung eines KI-Systems, sondern den vollständigen Kreislauf, beginnend bereits bei der Planung und Entwicklung des Systems. Vor diesem Hintergrund ist deren aus 30 Punkten bestehende Checkliste sicherlich ein wertvolles Werkzeug für KI-Entwickler, die bereits den späteren Einführungsprozess mit im Blick haben (was leider viel zu selten geschieht). Als Werkzeug im Kontext der Beschaffung eines KI-Systems und zur Unterstützung des Einführungsprozesses empfanden wir diese Checkliste jedoch als zu theoretisch und umfangreich. Ob sich unsere Begrenzung auf lediglich sieben Punkte bewährt, wird aber ebenfalls einer kontinuierlichen Beobachtung unterworfen. 33

29 Novak et al. (2023).
30 Schwarz et al. (2024).

34 Wir sind uns bewusst, dass insbesondere in Bezug auf das dauerhafte Monitoring der Güte von KI-Anwendungen sicherlich noch große Herausforderungen vor uns liegen. Boag und Kollegen beschrieben hierzu kürzlich eine „Algorithmus Journey Map", die in vier KI-Entwicklungs- und Implementierungsstufen organisiert ist, wobei „Lifecycle Management" eine wichtige vierte Stufe darstellt.[31] Davis und Kollegen sprechen in diesem Kontext von einem „360° Approach to Model Maintenance"[32] und betonen, dass die Arbeit einer Institution nicht enden darf, wenn ein KI-Modell in Betrieb genommen wird. Stattdessen muss damit eine neue Phase beginnen: die kontinuierliche Überwachung und Wartung des darauf basierenden KI-Systems. Gemäß Embi bezeichnen sie dies als die Schlüsselkomponente der „algorithmovigilance"[33]. In gleicher Weise zeigen Ratwani und Kollegen auf, dass sich KI-Systeme mit ihrer dynamischen Natur grundlegend anders verhalten als regelbasierte Entscheidungsunterstützungssysteme. Deshalb sollten Gesundheitsorganisationen über Prozesse verfügen, um KI-bezogene Patientensicherheitsvorfälle kontinuierlich zu überwachen.[34]

35 Im Rahmen des OMI-Projekts, aber auch darüber hinaus, wird der Erfahrungsaustausch mit anderen deutschen Universitätskliniken über die Etablierung von KI-Richtlinien und den praktischen Einsatz von KI-Systemen ein wichtiger Aspekt zur Weiterentwicklung unserer KI-Richtlinie sein. Der Aufbau eines dauerhaften Monitoringsystems für KI-Anwendungen in Verbindung mit einem formalen Meldesystem für KI-bezogene Patientensicherheitsvorfälle muss dies mittelfristig als weiteren Schritt auf dem Weg zur „AI-Capable Organization" ergänzen.

6 Literatur

Ärztepräsident sieht wachsende Bedeutung Künstlicher Intelligenz (2023). In: Healthcare DIGITAL v. 19.10.2023. Online: https://www.healthcare-digital.de/aerztepraesident-sieht-wachsende-bedeutung-kuenstlicher-intelligenz-a-a4fdfbe3bc2747799ed13c61279af60a/?cmp=nl-443&uuid=e5af22584274f647d3aeb54b0590fb63 [abgerufen am 29.10.2024].

American Medical Association (2023): American Medical Association Principles for Augmented Intelligence Development, Deployment, and Use. Online: https://www.ama-assn.org/system/files/ama-ai-principles.pdf [abgerufen am 29.10.2024].

Apfelbacher, T. et al. (2024): A Governance Framework for the Implementation and Operation of AI Applications in a University Hospital. In: Stud Health Technol Inform 316, S. 776–780. DOI: 10.3233/SHTI240527.

Boag, W. et al. (2024): The algorithm journey map: a tangible approach to implementing AI solutions in healthcare. In: npj Digit. Med. 7, 87. DOI: 10.1038/s41746-024-01061-4.

Borkowski, A. A. et al. (2022): Establishing a Hospital Artificial Intelligence Committee to Improve Patient Care. In: Fed Pract 39(8), S. 334–336. DOI: 10.12788/fp.0299.

31 Boag et al. (2024).
32 Davis et al. (2024).
33 Embi (2021).
34 Ratwani et al. (2024).

Brady, A. P. et al. (2024): Developing, purchasing, implementing and monitoring AI tools in radiology: practical considerations. A multi-society statement from the ACR, CAR, ESR, RANZCR & RSNA. In: Insights into Imaging 15:16. DOI: 10.1186/s13244-023-01541-3.
Davis, S. E. et al. (2024): Sustainable deployment of clinical prediction tools – a 360° approach to model maintenance. In: J Am Med Inform Assoc 31(5), S. 1195–1198. DOI: 10.1093/jamia/ocae036.
Embi, P. J. (2021): Algorithmovigilance-advancing methods to analyze and monitor artificial intelligence-driven health care for effectiveness and equity. In: JAMA Netw Open. 4(4), S. 1–3. DOI: 10.1001/jamanetworkopen.2021.4622.
Geis, J. R. et al. (2019): Ethics of Artificial Intelligence in Radiology: Summary of the Joint European and North American Multisociety Statement. In: Can Assoc Radiol J 70(4), S. 329–334. DOI: 10.1016/j.carj.2019.08.010.
Hadjiiski, L. et al. (2023): AAPM task group report 273: Recommendations on best practices for AI and machine learning for computer-aided diagnosis in medical imaging. Med Phys 50(2), S. 1–24. DOI: 10.1002/mp.16188.
Hapfelmeier, A. et al. (2023): Retrospective cohort study to devise a treatment decision score predicting adverse 24-month radiological activity in early multiple sclerosis. In: Ther Adv Neurol Disord 16, S. 1–25. DOI: 10.1177/17562864231161892.
Manshold, M. (2023): Geoffrey Hinton: „Was, wenn es intelligenter ist als wir?“: Der „Urvater der KI“ bereut sein Lebenswerk – und fürchtet seine Folgen. In: Stern Online v. 10.5.2023. Online: https://www.stern.de/digital/online/geoffrey-hinton–der–urvater-der-ki—bereut-sein-lebenswerk–33429668.html [abgerufen am 20.11.2024].
Medizininformatik-Initiative (2024): Nutzungsordnung. Online: https://www.medizininformatik-initiative.de/de/nutzungsordnung [abgerufen am 6.11.2024].
Novak, L. L. et al. (2023): Clinical use of artificial intelligence requires AI-capable organizations. In: JAMIA Open 6(2), DOI: 10.1093/jamiaopen/ooad028.
O’Brien, M. (2024): White House says no need to restrict ‘open-source’ artificial intelligence — at least for now. 2024. In AP v. 30.7.2024. Online: https://apnews.com/article/ai-open-source-white-house-f62009172c46c5003ddd9481aa49f7c3 [abgerufen am 6.11.2024].
Open Medical Inference (o. D.). Online: https://omi.ikim.nrw/ [abgerufen am 13.11.2024].
Open Medical Inference (2023): AI Governance and Ethics Framework. Online: https://omi.ikim.nrw/work-package/wp07/ [abgerufen am 6.11.2024].
Prokosch, H.-U. et al. (2023): Towards a National Portal for Medical Research Data (FDPG): Vision, Status, and Lessons Learned. In: Stud Health Technol Inform 302, S. 307–311. DOI: 10.3233/SHTI230124.
Puladi, B. et al. (2023): Development of machine learning and multivariable models for predicting blood transfusion in head and neck microvascular reconstruction for risk-stratified patient blood management. In: Head Neck 45(6), S. 1389–1405. DOI: 10.1002/hed.27353.
Ratwani, R. M. et al. (2024): Patient Safety and Artificial Intelligence in Clinical Care. In: JAMA Health Forum 5(2), S. 1–3. DOI: 10.1001/jamahealthforum.2023.5514.
Reddy, S. et al. (2020): A governance model for the application of AI in health care. In: J Am Med Inform Assoc 27(3), S. 491–497. DOI: 10.1093/jamia/ocz192.
Schwarz, M. et al. (2024): Designing an ML Auditing Criteria Catalog as Starting Point for the Development of a Framework. In: IEEE Access 12, S. 39953-39967. DOI: 10.1109/ACCESS. 2024.3375763.
Semler, S. C. et al. (2018): German Medical Informatics Initiative. In: Methods Inform Med 57 (S 01), S. e50–e56. DOI: 10.3414/ME18-03-0003.
Solomonides, A. E. et al. (2022): Defining AMIA’s artificial intelligence principles. In: J Am Med Inform Assoc 29(4), S. 585–591. DOI: 10.1093/jamia/ocac006.
van der Vegt, A. H. et al (2023).: Implementation frameworks for end-to-end clinical AI: derivation of the SALIENT framework. In: J Am Med Inform Assoc 30(9), S. 1503–1515. DOI: 10.1093/jamia/ocad088.

Zenker, S. et al. (2022): Data protection-compliant broad consent for secondary use of health care data and human biosamples for (bio)medical research: Towards a new German national standard. In: J Biomed Inform 131, 104096. DOI: 10.1016/j.jbi.2022.104096.
Zöller, D. et al. (2024): Alpha-1-antitrypsin-deficiency is associated with lower cardiovascular risk: an approach based on federated learning. In: Respir Res 25(1), S. 38. DOI: 10.1186/s12931-023-02607-y.

Beitrag 4

Meine Spurensuche zum Wirken unseres Großvaters Siegfried Koller (1908–1998)

Dr. Peter Walcher

Abstract: Unser Großvater Siegfried Koller war „Rassenhygieniker“ im Nationalsozialismus, nach dem Krieg führender Medizinstatistiker. Erst in den 1980er-Jahren wurde sein früheres Wirken publik. Die Spurensuche eines Enkels wird hier beschrieben.

1 Kindheitserfahrung

1 Als Enkel von zwei Großvätern, die als medizinische Professoren tief ins NS-Regime verstrickt waren, wollte ich mich spätestens in meinem eigenen Medizinstudium mit deren Werk vornehmlich im Faschismus beschäftigen. Hier nun meine Auseinandersetzung mit unserem Großvater mütterlicherseits, Prof. Dr. Dr. Siegfried Koller.

2 Dieser Großvater (s. Abb. 1, 3. von links) erschien mir als Kind (ganz rechts) auf eine leicht entrückte Weise liebevoll und zugewandt. Er war intellektuell, geduldig, aber wenig körperlich und emotional spürbar.

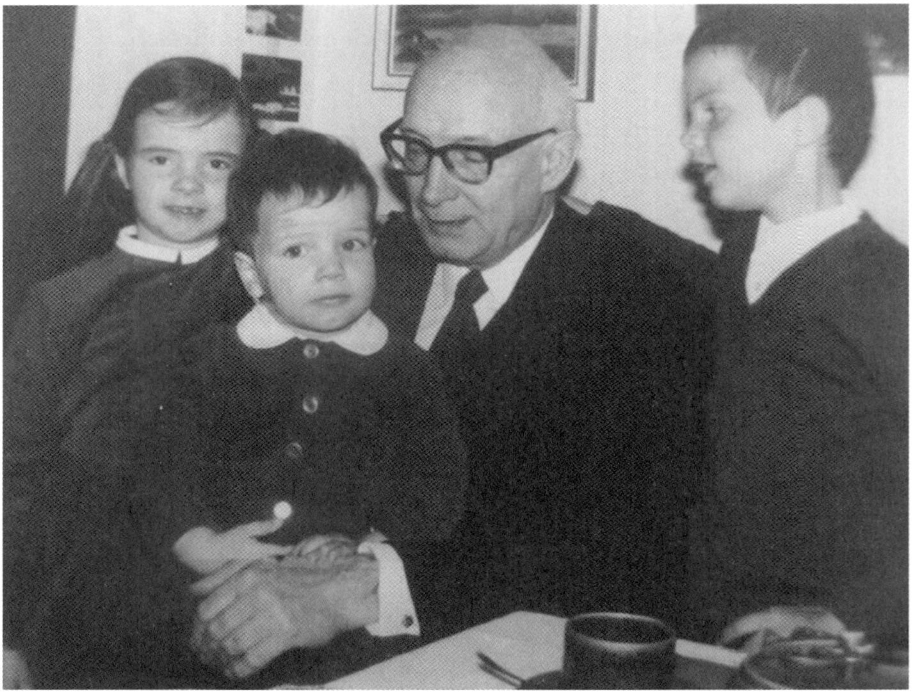

Abb. 1: Der Großvater Siegfried Koller mit seinen Enkelkindern
Quelle: privat.

2 Erste Berührungen mit der Vergangenheit meines Großvaters

Während meines Medizinstudiums beschäftigte ich mich mit den Nürnberger 3
Prozessen und der individuellen Verantwortung von Ärzten (s. Abb. 2, links). Mein
Großvater, emeritierter Universitätsprofessor, hingegen mit der Faszination Hitler
(s. Abb. 2, rechts). Wir schenkten uns gegenseitig diese Bücher und hatten eine rege,
doch eher theoretische Korrespondenz darüber. Ich betonte die Verantwortung der
einzelnen Ärzte, er den Zeitgeist und die Hauptverantwortung des „Führers".

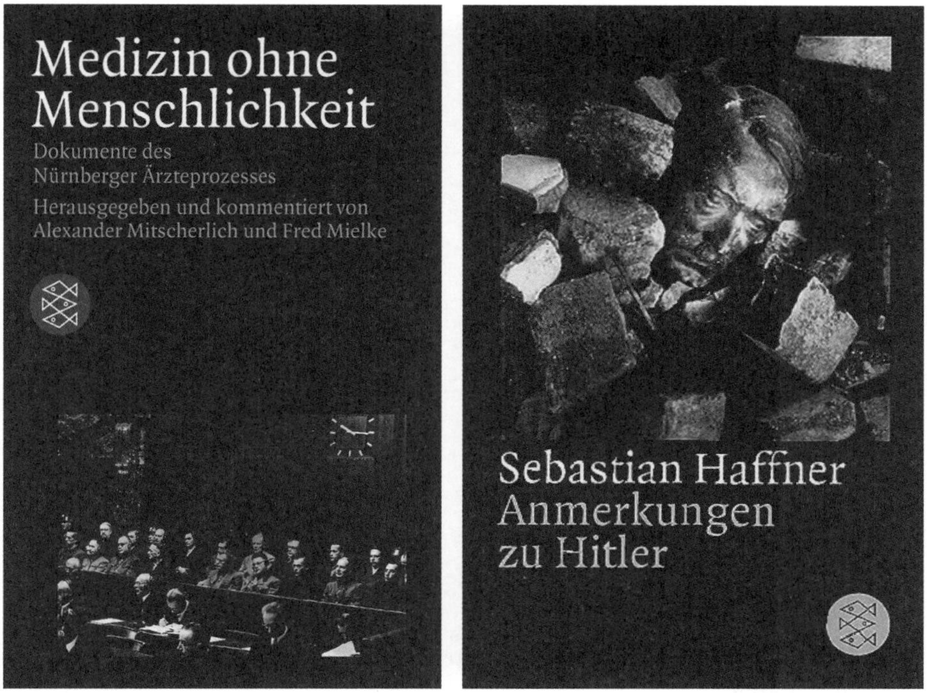

Abb. 2: Titelblätter von „Medizin ohne Menschlichkeit" (links) und „Anmerkungen zu Hitler" (rechts)

Quelle: S. Fischer Verlage.

Erst nach dem Tod unseres Großvaters las ich diesen Briefwechsel erneut. Wir 4
beide vermieden im Nachhinein gesehen die für mich nun als Psychotherapeut
wichtigen Themen Scham, Schuld, Verdrängung und Kontext.

3 Das Buch von Aly und Roth

1984 kam dann das Buch von Aly und Roth anlässlich der damals umstrittenen 5
Volkszählung heraus (s. Abb. 3, links). Ein ganzes Kapitel (s. Abb. 3, rechts) war

unserem Großvater gewidmet und ich las das erste Mal entsetzt von seiner NS-Tätigkeit als „Rassenhygieniker“. Seine zweite Karriere nach 1945 wurde von den Autoren als logische konsequente Fortsetzung der Selektionspolitik der Nazis gesehen.

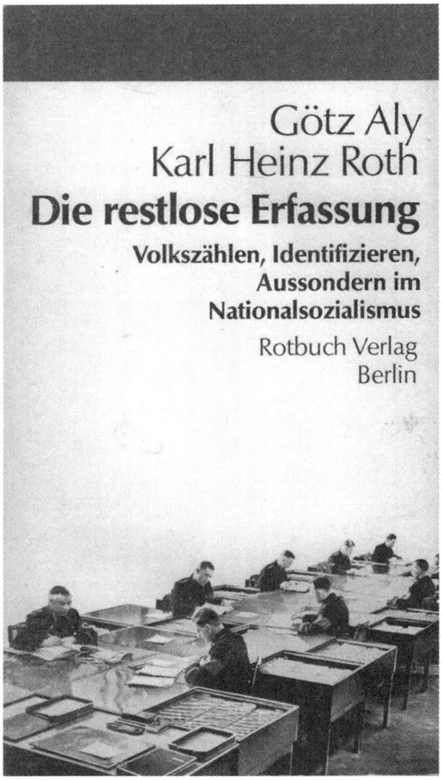

Inhalt

Abb. 3: Titelblatt und Inhaltsverzeichnis von „Die restlose Erfassung“
Quelle: Rotbuch Verlag.

6 Unser Großvater fertigte daraufhin eine schriftliche Stellungnahme[1] an, in der er schrieb, er sei „zum Teil in infamer Weise unberechtigt angegriffen“ worden. „Das Ziel des sehr aggressiv geschriebenen Buches ist es, in Vorbereitung der nächsten Diskussion über die Volkszählung, das eigene System der Zählungen und aller Arten von Personalregistern, sogar von Krankenhausinformationssystemen in Verruf zu bringen. Das lässt sich am einfachsten und wirkungsvollsten so durchführen, dass alles als Ausgeburt des Nationalsozialismus dargestellt und verteufelt wird. […] Dass autoritäre aggressive Staatsführungen Statistiken für ihre Zwecke – auch verbrecherische Zwecke – ausnutzen, haben diese zu verantworten; schuldig sind nicht die Prinzipien der statistischen Erfassung.“

1 Koller (o. J.).

In dieser Stellungnahme schrieb er aber weiterhin von „Asozialen" (auch „asozialen Großfamilien") als damals „wichtiges eugenisches Problem". Begriffe wie „asoziale Persönlichkeiten" oder „asoziale Verwandte" hat er ohne Distanzierung verwendet. Zum Schluss aber zum zentralen Vorwurf, der auch in späteren Artikeln aus dem SPIEGEL und der ZEIT übernommen wurde: „Das Recht auf Leben ist für diesen Personenkreis ausdrücklich betont worden." 7

Am Ende schrieb er: „III. Mein heutiger Rückblick: Meine damaligen statistischen Analysen sind unvermeidlicherweise auf damaligen Begriffen und Definitionen aufgebaut. Auf diese bezogen sind sie richtig: Durch Ändern und Ungültigwerden der Begriffe fallen sie in sich zusammen. Durch die NS-Verbrechen ist die damalige ideologische Vorstellungswelt zusammengebrochen. Nach den jetzigen Erkenntnissen sind die damaligen wissenschaftlichen Ansätze unhaltbar und nicht verwertbar." 8

Aus meiner Sicht ergibt sich daraus keine Distanzierung und keine Reue. 9

4 Das Interview mit Klaus Scherer

1987 führte Klaus Scherer, wie ich Jahrgang 1961 und damals auch noch Student, jetzt freier Journalist, im Rahmen seiner Magisterarbeit ein Interview mit meinem Großvater in dessen Institutszimmer in Mainz[2]. Auf die Frage von Scherer: „Sie würden nicht sagen, dass Statistiken anonym sind und ihnen das Menschliche verloren geht?" antwortete er: „Ob das Menschliche in den Zahlen verloren geht, hängt von der Gliederung der Zahlen ab. Man kann das Menschliche in Zahlen sehr gut zum Ausdruck bringen." Und etwas später auf die Frage „Würden Sie heute sagen, dass Sie Fehler gemacht haben?" antwortete Prof. Koller: „Die Frage ist schwer zu beantworten. Fehler natürlich in dem Sinne, dass die Kriterien, nach denen wir damals vorgegangen sind, nicht gelten. Keine Fehler in dem Sinne, dass das, was uns zur Verfügung stand, in der statistischen Bearbeitung einwandfrei war." 10

Auf die Frage „Können Sie sich vorstellen, dass die Maßnahme von damals heute auf andere Gruppen übertragbar wären?" „So nicht." „Sondern?" „Auf Gruppen als Problemgruppen durchaus. Nur könnte ich heute die Problemgruppen gar nicht mehr definieren. Aber ich bin einfach überzeugt davon, dass aus dem Zusammenfluss von Erbanlagen und ungünstigen Umweltbedingungen sich – das ist wieder ein wertender Terminus – ein „Bodensatz" bilden könnte, gegen den man durchaus vorgehen könnte." 11

Wie passen nun diese Urkunden von der ersten Karriere (s. Abb. 4, links) und der zweiten Karriere (s. Abb. 4, rechts) zusammen? Galten sie zwei unterschiedlichen Persönlichkeiten? 12

2 Scherer (1988).

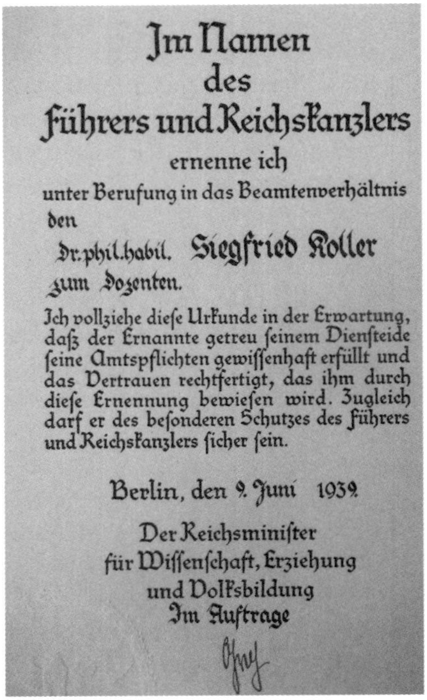
Im Namen
des
Führers und Reichskanzlers
ernenne ich
unter Berufung in das Beamtenverhältnis
den
Dr. phil. habil. Siegfried Koller
zum Dozenten.
Ich vollziehe diese Urkunde in der Erwartung, daß der Ernannte getreu seinem Diensteide seine Amtspflichten gewissenhaft erfüllt und das Vertrauen rechtfertigt, das ihm durch diese Ernennung bewiesen wird. Zugleich darf er des besonderen Schutzes des Führers und Reichskanzlers sicher sein.

Berlin, den 9. Juni 1939

Der Reichsminister
für Wissenschaft, Erziehung
und Volksbildung
Im Auftrage

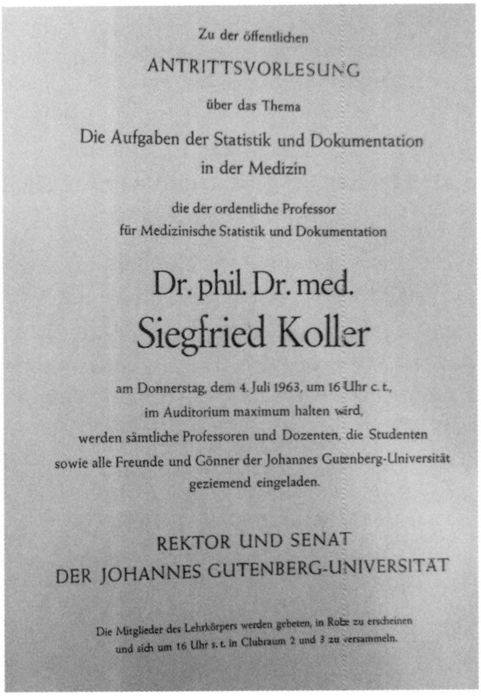
Zu der öffentlichen
ANTRITTSVORLESUNG
über das Thema
Die Aufgaben der Statistik und Dokumentation
in der Medizin
die der ordentliche Professor
für Medizinische Statistik und Dokumentation
Dr. phil. Dr. med.
Siegfried Koller
am Donnerstag, dem 4. Juli 1963, um 16 Uhr c. t.,
im Auditorium maximum halten wird,
werden sämtliche Professoren und Dozenten, die Studenten
sowie alle Freunde und Gönner der Johannes Gutenberg-Universität
geziemend eingeladen.

REKTOR UND SENAT
DER JOHANNES GUTENBERG-UNIVERSITÄT

Die Mitglieder des Lehrkörpers werden gebeten, in Robe zu erscheinen
und sich um 16 Uhr s. t. in Clubraum 2 und 3 zu versammeln.

Abb. 4: Ernennungsurkunde von Siegfried Koller zum Dozenten (links) und Ankündigung der Antrittsvorlesung von Siegfried Koller (rechts)

Quelle: Eigene Darstellung.

13 Je mehr ich mich mit der Person meines Großvaters im Laufe seines Lebens beschäftigte, desto mehr Fragen tauchten auf.

5 Die Publikation von Rolf Lorenz

14 Mit einer Publikation über unseren Großvater, die in einem Sonderheft der GMDS 1990 erschien[3], wurden meine wesentlichen Fragen zu Siegfried Koller beantwortet. Dieser Zusammenfassung von Lorenz konnte ich mich anschließen:

15 „Aufgrund der hier verwendeten Quellen ergibt sich, dass S. Koller sicher ein überzeugter Rassenhygieniker gewesen ist. Seine wissenschaftlichen Arbeiten auf dem Gebiet der Erbstatistik haben stets einen direkten Bezug zu den aktuellen rassenpolitischen Absichten und Maßnahmen der Nationalsozialisten gesucht. Die Wirkung der Arbeiten können nicht als das Ergebnis von Missverständnissen oder als Missbräuche rein theoretischer Untersuchungen verstanden werden. Mit der Gemeinschaftsarbeit von Kranz und Koller über die „Gemeinschaftsunfähi-

3 Lorenz (1990).

gen" wurde der Versuch gemacht, mithilfe statistischer Familien- und Sippenanalysen eine Erblichkeitskomponente für „Asozialität" nachzuweisen. Gleichwohl hat die Arbeit praktisch bewirkt, dass in der NS-Parteipublizistik die Erblichkeit von „Asozialität" als „wissenschaftlich erwiesen" hingestellt werden konnte. Inwieweit Wissenschaftler auch für ihre Begriffe, Definitionen und Modelle einzutreten haben, wird in den Stellungnahmen nicht thematisiert. Es ist jedoch zu vermuten, dass S. Koller eine Verantwortung für die wissenschaftlichen Ansätze, die er seinerzeit entschieden vertreten hat, ablehnen würde, da er sich nur für die statistische Analyse zuständig fühlte."

Mein Großvater verbüßte in der sowjetischen Besatzungszone von 1946–1952 seine Haftzeit. Direkt nach seiner Freilassung verfasste er einen sehr persönlichen Bericht[4]. Darin schreibt er über seine Arbeiten im NS-Staat: Es habe sich „nur um sachlich wissenschaftliche Untersuchungen" gehandelt. Er selbst bezeichnete sich als „Vertreter der bei totalitären Politikern so wenig beliebten objektiven Wissenschaftler". 16

Nach Hannah Arendt gibt es bei allen Menschen eine individuelle Verantwortung, der unser Großvater nicht gerecht wurde. An meinem Großvater konnte ich die Phänomene von Ideologie, Anpassung und Karrierewillen eingehend studieren. Auch aus aktuellem Anlass schließe ich mit: Nie wieder ist jetzt. 17

6 Fazit

Leider hat auch bei uns wie so oft die Auseinandersetzung zwischen Tätern und Täter-Enkeln nicht in einem fruchtbaren Diskus gemündet. Ich habe das Gespräch mit unserem Großvater mit zunehmender Information über seine Vergangenheit nicht mehr wohlwollend gesucht, muss ich heute selbstkritisch sagen. Leider hat auch der oben erwähnte Autor Aly („Die restlose Erfassung", 1984) die Einladung zu einem Gespräch mit meinem Großvater ausgeschlagen. 18

7 Literatur

Koller, S. (o. J.): Stellungnahme zum Buch Götz Aly und Karl Heinz Roth: „Die restlose Erfassung". Undatiert, 4 Seiten auf Schreibmaschine (liegen dem Autor vor).

Koller, S. (1952): Erinnerungen an die Haftzeit 1946-52. 19 Seiten auf Schreibmaschine (liegen dem Autor vor).

Lorenz, R. J. (1990): Die Arbeiten Siegfried Kollers zur Rassenhygiene in der Zeit von 1933-1945. In: Biometrie und Informatik in Medizin und Biologie 21/1990, S. 196–230.

Scherer, K. (1988): „Ob das Menschliche in den Zahlen verlorengeht, hängt von der Gliederung der Zahlen ab ..." (Ein Interview mit Siegfried Koller). In: Feinderklärung und Prävention, S. 153–164.

4 Koller (1952).

Beitrag 5

Von der Volksgesundheit zu Public Health – Eine persönliche Reflexion über die Entwicklung und die Verantwortung der Versorgungsforschung im Spiegel der Zeit[1]

Prof. Dr. Felix Walcher

1 Ich danke der GMDS für die Möglichkeit, diese persönliche Reflexion hier darstellen zu können.

Abstract: Seit mehr als 35 Jahren treibt mich die Biografie meines Großvaters Siegfried Koller um. Die Parallelität unserer wissenschaftlichen Themenfelder – Volksgesundheit und Public Health sowie Standardisierung von Daten – bewegte mich dazu, Verbindendes und Trennendes unserer Arbeit im Spiegel der jeweiligen Zeit herauszuarbeiten, die Bedeutung individueller Verantwortung zu thematisieren und daraus zu lernen.

1 Mein Großvater

1 Als mein Großvater, Universitätsprofessor Dr. phil. Dr. med. Siegfried Koller, Mathematiker und Arzt, 1978 im Alter von 70 Jahren emeritiert wurde, war ich 11 Jahre alt und ahnte nicht, wie sehr mich sein akademisches Wirken noch über seinen Tod 1998 hinaus beschäftigen würde. Ich erinnere mich an ihn als geduldigen Zuhörer und interessierten Fragensteller, von dem ich mich als Kind ernst genommen und verstanden fühlte. Er konnte mir Zusammenhänge sachorientiert und dennoch kindgerecht erklären. Erst mit der Zeit habe ich verstanden, dass Vernunft und Logik zentrale Elemente seines Denkens und Handelns waren, gepaart mit einer zielstrebigen Suche nach Zusammenhängen als intrinsische Motivation für seine Arbeit. Dass er als Person auch außerhalb der Familie sehr geschätzt wurde und im akademischen Umfeld hohes Ansehen genoss, hat mich schon als Kind sehr beeindruckt. Als Jugendlicher sah ich ihn, den Emeritus, nächtelang über mir endlos erscheinenden Zahlenreihen brüten. Sein über die Berufstätigkeit hinausgehendes Engagement war für mich der Inbegriff eines aufopfernden Einsatzes für die Wissenschaft. Daher erschien mir die Verleihung des Bundesverdienstkreuzes 1982 an ihn für seine wissenschaftliche Arbeit nur folgerichtig. 30 Jahre zuvor, im Jahr 1952, war meinem Großvater das DRK-Ehrenzeichen verliehen worden. „Mit dieser Ehrung wurde das menschliche Verhalten und die uneigennützige Hilfe gewürdigt, mit denen der Arzt während seiner Inhaftierung in sowjetzonalen Haftanstalten das schwere Schicksal seiner Mitgefangenen linderte“, kommentierte der Wiesbadener Kurier damals die Auszeichnung.

2 Diese kindlich-bewundernde Sicht auf meinen Großvater war angesichts der Meilensteine seines akademischen Wirkens und der Ehrungen für mich in sich logisch und nachvollziehbar – was sich im Rückblick jedoch als einseitig idealisierend herausstellte. Die von ihm 1940 herausgegebenen *Graphischen Tafeln zur Beurteilung statistischer Zahlen*[2] (s. Abb. 1), dienten mehr als zwei Jahrzehnte lang als Grundlage der Statistik in verschiedensten Bereichen der Wissenschaft.

2 Koller (1940).

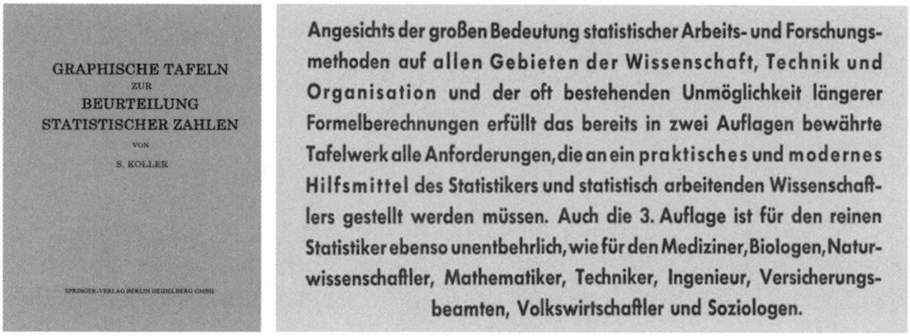

GRAPHISCHE TAFELN
ZUR
BEURTEILUNG
STATISTISCHER ZAHLEN
VON
S. KOLLER
SPRINGER-VERLAG BERLIN HEIDELBERG GMBH

Angesichts der großen Bedeutung statistischer Arbeits- und Forschungsmethoden auf allen Gebieten der Wissenschaft, Technik und Organisation und der oft bestehenden Unmöglichkeit längerer Formelberechnungen erfüllt das bereits in zwei Auflagen bewährte Tafelwerk alle Anforderungen, die an ein praktisches und modernes Hilfsmittel des Statistikers und statistisch arbeitenden Wissenschaftlers gestellt werden müssen. Auch die 3. Auflage ist für den reinen Statistiker ebenso unentbehrlich, wie für den Mediziner, Biologen, Naturwissenschaftler, Mathematiker, Techniker, Ingenieur, Versicherungsbeamten, Volkswirtschaftler und Soziologen.

Abb. 1: Graphische Tafeln zur Beurteilung statistischer Zahlen von S. Koller, Titelblatt der 1. Auflage von 1940 (links) und Vorwort zur 3. Auflage (rechts)

Quelle: https://link.springer.com/book/10.1007/978-3-662-43187-0 und https://link.springer.com/book/10.1007/978-3-642-53385-3.

In der Nachkriegszeit war Siegfried Koller 1953 einer der Gründer der Deutschen 3
Gesellschaft für Medizinische Dokumentation und Statistik (GMDS e. V.) – heute Deutsche Gesellschaft für Medizinische Informatik, Biometrie und Epidemiologie – und schuf 1963 mit dem Institut für Medizinische Statistik und Dokumentation der Universität Mainz – heute Institut für Medizinische Biometrie, Epidemiologie und Informatik (IMBEI) – ein wegweisendes Vorbild für die heute etablierten universitären Institute für medizinische Statistik und deren angrenzende Fachgebiete (s. Abb. 2). Das 1975 von ihm und Gustav Wagner herausgegebene *Handbuch der medizinischen Dokumentation und Datenverarbeitung*[3] galt über mehrere Dekaden in Fachkreisen als Standardwerk in den enthaltenen Fachgebieten (s. Abb. 3). Die darin auf 1.485 Seiten enthaltenen Artikel vieler namhafter Autoren gelten z. T. bis heute inhaltlich als zukunftsweisend. Auch nach seiner Emeritierung war mein Großvater weiter als Autor tätig und veröffentlichte u. a. *Risikofaktoren der Schwangerschaft* (1983)[4] und *Vom Wesen der Erfahrung* (1989)[5].

3 Koller/Wagner (1975).
4 Koller (1983).
5 Koller (1989).

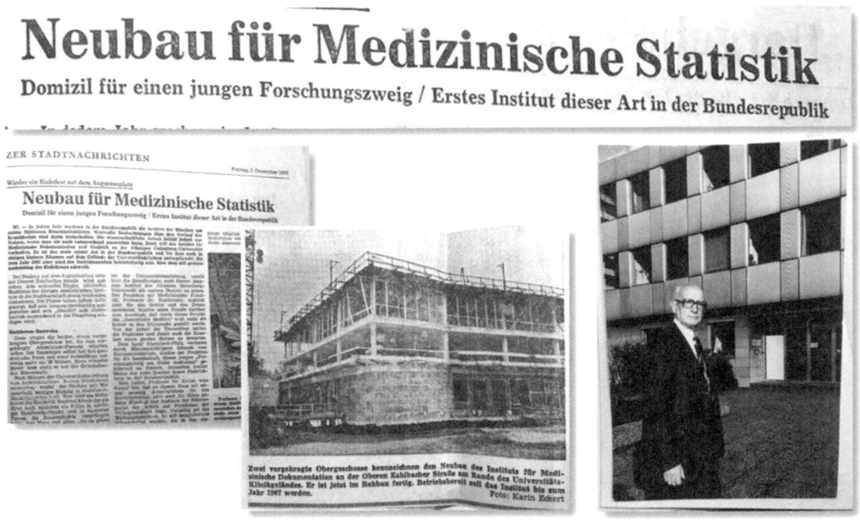

Abb. 2: Zeitungsmeldungen zum Neubau des Institutes für Medizinische Statistik und Dokumentation der Universität Mainz 1965

Quelle: Eigene Darstellung.

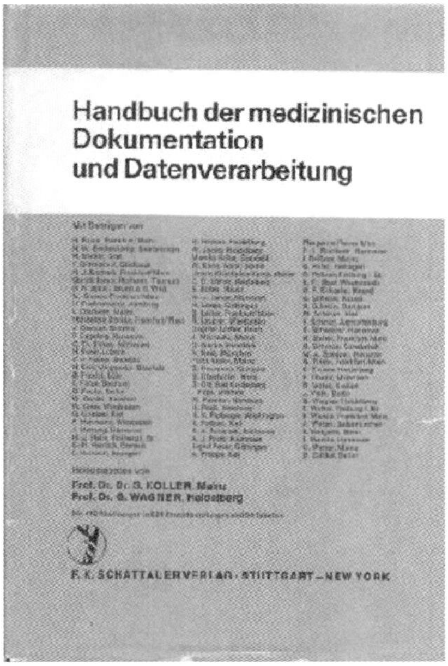

Abb. 3: Deckblatt von Koller S, Wagner G (Hrsg): Handbuch der medizinischen Dokumentation und Datenverarbeitung von 1975

Quelle: BVMI (o. D.).

Nachdem ich 1986 selbst das Medizinstudium aufgenommen hatte, begegnete mir 4
der Name meines Großvaters immer wieder im akademischen Kontext der Medizinischen Statistik. Siegfried Koller wurde im Zusammenhang mit o. g. Publikationen durchweg positiv konnotiert und in Fachkreisen als visionärer „Vater der medizinischen Statistik“ gewürdigt. In so mancher Fakultät wurden mir die maßgeblichen Werke meines Großvaters – die Graphischen Tafeln und das Standardwerk der 70er-Jahre – anerkennend als „der Koller“ vorgelegt. Sein Ansehen war weithin unumstritten.

2 Kritisches Hinterfragen

Ein Artikel des Nachrichtenmagazins DER SPIEGEL aus dem Jahr 1988[6], der sich 5
kritisch mit der Arbeit von Siegfried Koller im Nationalsozialismus auseinandersetzte, erschütterte meinen bisherigen Blick auf meinen Großvater. Erstmals wurde ich mit konkreten Inhalten seiner Schriften zur Vererbungslehre und Rassenhygiene aus den 30er- und 40er-Jahre konfrontiert. Das mir vermittelte und wahrgenommene Narrativ des hoch angesehenen Wissenschaftlers bekam Risse – was jedoch meinen in der Kindheit erworbenen positiven Blick auf meinen Großvater und sein Lebenswerk noch nicht nachhaltig trüben konnte. Anders als mein älterer Bruder Dr. Peter Walcher (s. Beitrag 4) habe ich weder an diesem einschneidenden Punkt noch in den folgenden Jahren bis zu seinem Tod 1998 den Dialog mit meinem Großvater gesucht, um über die im Raum stehenden Vorwürfe zu sprechen. Meine Gründe für dieses Versäumnis kann ich bis heute nicht nachvollziehen. Vielleicht fürchtete ich, dass es von seiner Seite keine einfachen Antworten geben würde oder dass unser gutes Verhältnis dadurch Schaden nehmen könnte.

Jahre später musste ich feststellen, dass eine kritische und differenzierte Aufarbei- 6
tung eines so komplexen Lebenswerks wie das meines Großvaters nicht ohne Weiteres möglich ist. Mit meiner Initiative, Siegfried Koller als Gründer und langjährigen Leiter des Instituts für Medizinische Statistik und Dokumentation in Mainz einen Platz in einer üblichen „Ahnengalerie“ zu gewähren, stieß ich auf Ablehnung bei der Institutsleitung. Auch ein kritischer Dialog mit mir als Enkel eines „Täters“ wurde mehr als 70 Jahre nach dem Ende der NS-Herrschaft abgelehnt mit dem nachvollziehbaren Hinweis auf die Opfer dieses Regimes. Das Fortwirken einer Einteilung in Täter- und Opferfamilien bis in die übernächste Generation überraschte mich dennoch.

6 Halter (1988).

7 Etwa zur gleichen Zeit kam ich über einige in der Bibliothek des Instituts für Medizinische Statistik in Göttingen ausliegende Werke meines Großvaters mit dem damaligen Direktor, Herrn Professor Otto Rienhoff, ins Gespräch. Er hatte intensive Gespräche mit meinem Großvater geführt und konnte mein Bild von ihm um zahlreiche Facetten erweitern, wofür ich ihm bis heute sehr dankbar bin.

8 2021 folgte als späte Konsequenz der mit dem SPIEGEL-Artikel begonnenen kritischen Auseinandersetzung die Aberkennung der Ehrenmitgliedschaft meines Großvaters durch die Deutsche Gesellschaft für Innere Medizin[7]. Bis auf einen Beitrag im Deutschen Ärzteblatt[8] verhallte jedoch dieser Ausschluss in meiner Wahrnehmung ohne jeglichen differenzierten und nachvollziehbaren Dialog, was ich bedauere. Umso mehr ermutigten mich die unterschiedlichen Meinungen, Äußerungen und Stellungnahmen innerhalb der wissenschaftlichen Community schließlich zur weiteren Beschäftigung mit der Vita meines Großvaters.

9 Auf eine vergleichsweise offene Auseinandersetzung der GMDS mit ihrem Gründungsmitglied S. Koller machte mich Prof. Rainer Röhrig, Freund, Kollege und Partner im gemeinsamen AKTIN-Projekt, aufmerksam und vermittelte mir den Kontakt zum Sprecher der Präsidiumskommission Ethik, Prof. Andreas J. W. Goldschmidt. Die Fachgesellschaft nennt den prägenden Einfluss von Siegfried Koller als Mitbegründer der Fachgesellschaft und Präsident (1953–55) auf ihrer Homepage.[9] Eine detaillierte und kritische Auseinandersetzung mit seiner Vita ist in der Rubrik Ehrenmitglieder der Homepage zu finden[10]. Auf Einladung der Präsidiumskommission Ethik der GMDS waren mein Bruder Dr. Peter Walcher und ich als Enkel 2023 zu einem Workshop während der Jahrestagung in Heilbronn eingeladen, um unsere Sicht auf die in der GMDS umstrittene Person Siegfried Koller darzulegen. Dieser konstruktiv-kritische Diskurs hat die Reflexion meiner eigenen Arbeit als Kliniker und Wissenschaftler in der Versorgungsforschung nochmals deutlich vertieft.

10 Meine Beschäftigung mit dem Leben, Arbeiten und Wirken meines Großvaters hat eine weitere Generation der Familie auf den Plan gerufen. Mein Sohn Patrick Walcher, Urenkel Kollers, hat sich gleichermaßen mit seiner Biografie beschäftigt und kommt über die Frage nach der Verantwortung des eigenen Handelns zu wichtigen Erkenntnissen und Impulsen. Der Diskurs in der Familie ist sehr offen, die Suche nach Zeugnissen in der Hoffnung, weitere Details zu erfahren und Antworten auf zentrale Fragen zu finden, wird in jeder Richtung unterstützt. Auch meine Mutter Dr. Karin Walcher (geb. Koller) unterstützt das Vorhaben als Tochter von Siegfried Koller noch im Alter von 90 Jahren nach Kräften und versucht die Zusammenhänge zu rekonstruieren. In einem regen Austausch

7 DGIM (o. D.).
8 Haserück (2021).
9 GMDS (o. D.a).
10 GMDS (o. D.b).

versuchen wir gemeinsam, die zutiefst gegensätzlichen Puzzleteile eines Lebens zu einem stimmigen Bild zusammenzusetzen.

3 Biografische Spurensuche

Von den Stationen in Siegfried Kollers Leben und seiner beruflichen Laufbahn 11
berichten zahlreiche Veröffentlichungen; ich verweise exemplarisch auf die hervorragenden Darstellungen von R. Lorenz[11] sowie N. Schappacher und S. Oehler-Klein[12]. Doch die wirklich relevanten Fragen, die sich aus den Brüchen in der Nacherzählung seines Lebens ergeben, sind nach wie vor unbeantwortet und ein anhaltender Antrieb für meine Spurensuche.

Koller erhielt 1930, dem Jahr seiner Promotion über „Statistische Untersuchungen 12
zur Theorie der Blutgruppen und zu ihrer Anwendung vor Gericht", auf Betreiben seines Doktorvaters F. Bernstein ein fünfmonatiges Stipendium der Rockefeller Foundation (Stiftung für wissenschaftliche, kulturelle und humanitäre Projekte), das ihn nach New York zu Karl Landsteiner führte, dem Entdecker der Blutgruppen. Womit Koller sich damals in den USA jenseits von Blutgruppen wissenschaftlich – möglicherweise im Kontext der Vererbungslehre – beschäftigt hat, ist leider nicht genauer überliefert. Es finden sich Hinweise, dass er beauftragt wurde, nach amerikanischem Vorbild einen Fachbereich Statistik als neuen Wissenschaftszweig in Deutschland aufzubauen.[13] Es ist jedoch anzunehmen, dass Koller in der von tief verwurzelter Rassendiskriminierung geprägten amerikanischen Gesellschaft auch mit den damals verbreiteten Lehren von Eugenik und „Rassenhygiene" konfrontiert wurde. Wäre es möglich, dass ein Austausch Kollers mit amerikanischen Eugenikern gleichermaßen geplant war, um Impulse für die Forschung in Deutschland zu bekommen – oder wollte er damit seiner noch jungen wissenschaftlichen Karriere und dem aufstrebenden Fachgebiet mit einem damals populären Thema Auftrieb geben? Wir können den Auftrag und die Arbeit in den USA von S. Koller nicht mehr genau nachvollziehen.

Was Koller tatsächlich dazu veranlasst hat, sich einer fehlgeleiteten „Pflege der 13
Volksgesundheit" zu widmen, lässt sich nicht zweifelsfrei rekonstruieren. Ob er dies als überzeugter Rassenhygieniker im Dienste der nationalsozialistischen Ideologie getan hat, wie es einige biografische Abhandlungen aus den 1990er-Jahren nahelegen, oder ob Opportunismus, wissenschaftlicher „Zeitgeist" oder fehlender Handlungsspielraum in einem totalitären System den Ausschlag für sein Handeln gaben, wissen wir nicht. Die intensive Beschäftigung mit der Biografie meines Großvaters wirft mehr Fragen auf als das Antworten gefunden werden.

11 Lorenz (1990).
12 Schappacher/Oehler-Klein (2007).
13 Spranger (1993).

14 Nach der Zäsur seiner sowjetischen Kriegsgefangenschaft (1946–52) war Koller ab 1953 als leitender Beamter beim Statistischen Bundesamt in Wiesbaden am Mikrozensus (1957) und an der Volkszählung (1961) beteiligt. Neben seiner Rolle als Institutsdirektor beschäftigte er sich u. a. im Auftrag der DFG mit einer Langzeitnachuntersuchung von fast 8.000 Schwangeren infolge der Contergan-Katastrophe und erfasste in diesem Zusammenhang weitere Risikofaktoren der Schwangerschaft.[14] Seine wissenschaftliche Arbeit widmete er auch hier einer damals aktuellen Fragestellung.

4 Zwei biografische Zugänge zu Volksgesundheit und Public Health

15 Mein eigener Zugang zur Versorgungsforschung, insbesondere zu Public Health, verlief völlig anders als der meines Großvaters. Aus meiner intensiven Beschäftigung mit dem TraumaRegister DGU® der Deutschen Gesellschaft für Unfallchirurgie[15] erwuchs der Wunsch nach einer Weiterentwicklung der standardisierten Dokumentation der Schwerverletztenversorgung, insbesondere mit automatisierter Ausleitung der Daten in das TraumaRegister DGU®. 2007 nahm die neu gegründete DIVI-Sektion „Notaufnahmedokumentation" ihre Arbeit auf. Um das Potenzial der Datenerfassung auszuschöpfen, wurde die Dokumentation von Notfällen standardisiert und – auf Anregung von Herrn Prof. Röhrig – die unerlässliche Zusammenarbeit mit der Medizininformatik sinnstiftend ausgebaut, um die Daten interoperabel aufzuarbeiten (siehe hierzu Kapitel 6). Je mehr ich mich mit der Geschichte der Standardisierung beschäftigte, desto offenkundiger wurden die Parallelen zwischen meiner Arbeit im Themenfeld Public Health und der Vision meines Großvaters in den 60er-Jahren. Ich bin Prof. Röhrig und anderen für diverse Hinweise sehr dankbar, die mir den Zugang zu der Arbeit in und mit der GMDS eröffnet haben.

16 1966 stellte mein Großvater Siegfried Koller in einer Publikation folgende Forderung auf: „Deshalb ist es zweckmäßig und notwendig, mit der Dokumentation auch eine Systematisierung und Standardisierung anzustreben [...] Das Ziel dabei ist es, möglichst viele Informationsübertragungen vom Entstehungsort zum Gebrauchsort innerhalb der Klinik elektronisch durchzuführen und zentral zu steuern."[16] (s. Abb. 4). Vor dem Hintergrund der schleppenden Digitalisierung im Gesundheitswesen in Deutschland und den Erfahrungen mit dem BMBF-geförderten AKTIN-Notaufnahmeregister[17] bezog ich mich 2021 auf seine Publikation und pflichtete ihm in meinen Worten bei: „Die Vision von gestern ist die Anforderung von heute für morgen."

14 Koller (1983).
15 AUC (o. D.).
16 Koller/Überla (1966).
17 https://aktin.org/.

Fortschr. Med. 84. Jg. (1966), Nr. 7

Aus dem Institut für Medizinische Statistik und Dokumentation der Universität Mainz
(Direktor: Prof. Dr. phil. Dr. med. S. *Koller*)

Die Verwendung elektronischer Rechenanlagen in der Medizin II

Von Prof. Dr. phil. Dr. med. S. Koller und Dr. med. Dipl.-Psych. K. Überla

Vergleichsgruppen fehlen). Deshalb ist es zweckmäßig und notwendig, mit der Dokumentation auch eine Systematisierung und Standardisierung der Untersuchungsverfahren anzustreben. So ist z. B. in der Pathologie in stärkerem Maße

steht. Das Ziel dabei ist, möglichst viele Informationsübertragungen vom Entstehungsort zum Gebrauchsort innerhalb der Klinik elektronisch durchzuführen und zentral zu steuern. Alle Informationen über einen Patienten

Abb. 4: Originalpublikation von 1966 in der Zeitschrift Fortschritte der Medizin
Quelle: Koller/Überla (1966).

Ich betrachte meine Bemühungen als Fortführung der Vision meines Großvaters 17
auf dem gleichen Themenfeld und staune über diese Parallelität, die einen familienhistorischen Bogen über fast 100 Jahre Betätigung auf dem Gebiet der Versorgungsforschung spannt. Wo liegt das Verbindende, wo das Trennende zwischen meiner wissenschaftlichen Arbeit und der meines Großvaters? Die Faszination für die Strukturierung und Standardisierung von Daten im Kontext wissenschaftlicher Arbeit teilen wir offensichtlich. Die Vision, die Koller für die Datenerfassung in einem Krankenhaus formuliert hat, wird von unserer Arbeitsgruppe in einem anderen Kontext mit automatisierter Datenerfassung und modernster IT-Architektur seit mehr als zwei Dekaden weitergeführt.[18] Anders als bei meinem auch in der Mathematik promovierten Großvater sind meine technischen Kenntnisse nur marginal, was unseren unterschiedlichen Zugang unterstreicht.

Die Arbeitsgruppen von Röhrig und mir setzen mit einem komplett neuen Ansatz 18
der automatisierten Datenerhebung und föderalen Datenhaltung unter strenger Einhaltung des Datenschutzes auf eine globalisierte Erhebung von Daten zur Weiterentwicklung von Public Health. 2011 formulierte ich im Rahmen eines Antrages beim BMBF den Wunsch nach einer „tagesaktuellen Wetterkarte der Gesundheit der Bevölkerung“. Wir möchten die Datenerfassung in dem rechtlichen und ethischen Rahmen unserer Zeit durchführen, der sich gegenüber der Datenerfassung in den Anfängen der medizinischen Dokumentation und Statistik

18 Kulla et al. (2014); Kulla et al. (2016); Greiner et al. (2018); Brammen et al. (2022); Drynda et al. (2020); Bienszeisler et al. (2024).

substantiell geändert hat. Der Mikrozensus der 50er-Jahre sowie Ansatz und Inhalt der Volkszählung sind aus heutiger Sicht undenkbar, u. a. weil ein Missbrauch solch hochsensibler Daten auch durch noch so gut geschützte Infrastruktur nie komplett ausgeschlossen werden kann.

19 Das ganzheitliche Durchdenken einer Fragestellung, der globale Blick auf ein System ist mir grundsätzlich und in allem wichtig – und das nicht allein im eigenen wissenschaftlichen Kämmerlein, sondern immer mit einem interprofessionellen Ansatz. Das weite Feld der Volksgesundheit bzw. Public Health entspricht meinem Wunsch, das „große Ganze" in den Blick zu nehmen und Datenzusammenhänge sichtbar und nutzbar zu machen. Eine ähnliche Vision könnte auch meinen Großvater zu seiner enormen wissenschaftlichen Lebensleistung angetrieben haben, die mir dadurch vielleicht tatsächlich „in die Wiege gelegt" wurde – und von der ich mich aber auch dezidiert dort abgrenze, wo er seine Arbeit in den Dienst einer inhumanen Ideologie gestellt hat. Ich lehne das Konzept der Eugenik, in deren Dienst mein Großvater während der NS-Herrschaft seine wissenschaftliche Arbeit stellte, vollumfänglich und kategorisch ab. Oberstes Ziel meiner Aktivitäten ist die Verbesserung der Gesundheit jedes einzelnen Individuums ohne Unterschied. Um dieses Ziel zu erreichen, kann der globale Blick auf die Gesamtheit der Bevölkerung als Grundlage sinnvoll sein.

20 Die Sichtweise von Siegfried Koller auf das Thema Verantwortung legt u. a. mein Bruder in seinem Beitrag dar. Mir persönlich bleibt bei der retrospektiven Beurteilung seiner Arbeit im Kontext seiner mir bekannten Persönlichkeit unklar, ob er sich der möglichen bzw. tatsächlichen u. U. dramatischen Folgen seiner Datenerhebungen, Statistiken und Interpretationen bewusst war. Der wiederholte Hinweis, nur die Statistik geliefert zu haben, ist zur Erklärung der Arbeit im Kontext der Problematik unzureichend.

5 Individuelle Verantwortung

21 Wir haben als Gesellschaft das Privileg, aus der Vergangenheit lernen zu dürfen. Unsere freiheitlich demokratische Grundordnung garantiert einen vollumfänglichen Zugang zu relevanten Informationen. Dies erlaubt uns einen differenzierten Umgang mit unserer Vergangenheit, wie dieser in der GMDS ausdrücklich erwünscht ist. Auch eine kritische Analyse des wechselseitigen Einflusses von Wissenschaft und Gesellschaft ist dadurch möglich und nötig. Gerade wenn es um Public Health geht, um Gesundheitsfürsorge und Versorgungsforschung, müssen initiale Fragestellungen von einem offenen wissenschaftlichen Diskurs und einer kontinuierlichen kritischen Reflexion begleitet werden.

22 Im Sinne einer ständigen introspektiven Überprüfung des eigenen Antriebs und der persönlichen Ziele im Kontext wissenschaftlicher Arbeit sind wir aufgerufen, einen Wertekompass zu entwickeln, diesen immer wieder zu hinterfragen und dann aufrichtig zu bilanzieren, ob wir tatsächlich danach handeln. Leider kann ich

meinen Großvater nicht mehr nach seinem Wertekompass fragen und diesen auch nicht valide rekonstruieren. Als sein Enkel sehe ich mich aber umso mehr in der Pflicht, ein stärkeres Bewusstsein für diese so entscheidende individuelle Verantwortung zu wecken und als Leiter eines größeren Infrastrukturprojektes in der Versorgungsforschung möglichst konstruktive Impulse zu generieren.

In der Umsetzung dieses Ansatzes stehen (selbst-)kritische Fragen im Zentrum. 23
Welche Motivatoren haben wir als Wissenschaftler? Welche Sinnstiftung liegt in unserer Arbeit zur Versorgungsforschung? Welche individuelle Verantwortung trägt jeder einzelne wissenschaftlich tätige Mensch unabhängig von Zeitgeist und jeweiligem System?

Wir müssen unsere wissenschaftliche Aktivität zu jeder Zeit kritisch reflektieren 24
und jeweils im Kontext der Zeit verorten. Wir sollten regelmäßig bilanzieren, ob der eingeschlagene Weg, der gewählte strukturelle oder technische Ansatz auch weiterhin der richtige ist. Wir müssen uns stets darüber im Klaren sein, dass unsere Forschung und unsere Interpretation von Daten einen Einfluss auf gesellschaftliche und politische Prozesse haben können. Ergebnisse und Intentionen unserer wissenschaftlichen Arbeit können politisch fehlinterpretiert oder missbraucht werden. Mit dem Erstarken populistischer Parteien ist das Risiko deutlich gestiegen, dass Forschungsergebnisse aus ihrem komplexen Kontext gerissen werden, um einer zweifelhaften Agenda zu dienen. Dies war bereits in der Pandemie und in deren Aufarbeitung wiederholt zu beobachten. Dadurch ist heute die differenzierte Interpretation von Ergebnissen zunächst innerhalb der wissenschaftlichen Gemeinschaft wichtiger als je zuvor, bevor Daten vor Abschluss des Peer Reviews an die Öffentlichkeit gelangen.

Vor diesem Hintergrund ist die Kommunikation wissenschaftlicher Ergebnisse 25
eine essentielle und verantwortungsvolle Aufgabe jedes einzelnen Wissenschaftlers. Der Wissenschaftskommunikation kommt eine zentrale Bedeutung zu. Wir fordern einen freien Zugang zu den Ergebnissen der Wissenschaft, müssen jedoch die Folgen im Blick behalten und sicherstellen, dass Daten korrekt interpretiert werden. Aber was verstehen wir unter korrekter Interpretation? Haben wir den Weitblick, unsere Daten stets im spezifischen Kontext der Problematik richtig zu interpretieren? Wie gehen wir damit um, wenn wir getroffene Aussagen zu Ergebnissen korrigieren oder gar zurücknehmen müssen?

Als Wissenschaftler sollten wir einen auf unseren Bereich zugeschnittenen überge- 26
ordneten ethischen Wertekanon entwickeln, der diese Fragen entweder klar beantwortet oder zumindest Handlungsanweisungen enthält, um im interprofessionellen Kontext ethisch begründete Antworten entwickeln zu können. Exemplarisch hat die GMDS einen solchen Wertekanon[19] erstellt, quasi als Leitbild, als ständiger Begleiter, als Leitplanke für unser Handeln. Unseren individuellen

19 GMDS (o. D.c).

Wertekompass müssen wir darüber hinaus wiederholt überprüfen, mit dem übergeordneten Wertekanon abgleichen und ggf. (nach)justieren.

6 Freiheit der Wissenschaft

27 Die Freiheit von Wissenschaft, Forschung und Lehre ist in Art. 5 unseres Grundgesetzes als Grundrecht geschützt. Doch wie frei sind Wissenschaft und Forschung wirklich, wenn deren Förderung maßgeblich von der Finanzierung durch Dritte abhängig ist oder durch politische Institutionen, Einrichtungen der Selbstverwaltung oder die Industrie erfolgt? Nicht nur in der Vergangenheit, sondern auch heute finden sich mitunter wissenschaftliche Themen, Veröffentlichungen und Ausschreibungen, die einer politischen Agenda dienen oder der Profilierung von Machtinhabern nützen. Objektive und unabhängige Forschung, die eigenständig Fragen formuliert und aus der Versorgungspraxis heraus Themen generiert, ist dann nicht mehr selbstverständlich. Mit der Möglichkeit, dort Themen vorzuschlagen, geht der Innovationsausschuss des G-BA daher in die richtige Richtung.[20] In diesem Sinne brauchen wir innerhalb der Community eine noch breitere Basis aus Wissenschaftlern, Arbeitsgruppen und Fachgesellschaften, die sich diesen elementaren Fragen und Herausforderungen mit Verantwortung, Integrität und Weitblick stellen.

7 Resümee

28 Wir können keine rückwirkende Verantwortung für das Handeln unserer Vorfahren übernehmen. Mit dem lückenhaften Wissen, das uns zur Verfügung steht, können wir die gegensätzlichen Aspekte eines vergangenen Lebens nicht mehr zu einem umfassenden, begreifbaren Bild zusammensetzen, was ich sehr bedauere. Aber es liegt in unserer individuellen und gesellschaftlichen Verantwortung, aus der Schuld, die frühere Generationen durch falsche Entscheidungen auf sich geladen haben, die richtigen Lehren zu ziehen, diese Erkenntnisse transparent darzustellen und, sofern möglich, auf aktuelle und zukünftige Prozesse positiv einzuwirken.

29 Der Beitrag meines Großvaters „Problemwandel in 6 Jahrzehnten biostatistischer Forschung“ (1990), in dem er sich mit der Kritik an seiner Person befasst, schließt mit folgender Aussage: „Der einzelne Statistiker wird dabei zeitgebunden und gemäß seiner eigenen Verflechtung mit den jeweiligen Situationen forschen und dabei Wege oder Irrwege gehen und zeigen. Auch dann soll man Irrtümer nicht verdrängen, sondern aus ihnen lernen.“[21]

20 G-BA (2024).
21 Koller (1990).

Als Enkel von Siegfried Koller antworte ich: Ja, wir haben gelernt, aus Irrtümern zu lernen und uns sowie unsere Arbeit kritisch zu hinterfragen.

8 Literatur

AUC – Akademie der Unfallchirurgie (o. D.): TraumaRegister DGU®. Online: https://www.auc-online.de/unsere-angebote/medizinische-register/traumaregister-dgu/ [abgerufen am 18.11.2024].

Bienszeisler, J. et al. (2024): Die digitale Rettungskette. In: Deutsches Ärzteblatt 121(12), S. 828–832.

Brammen, D. et al. (2022): Das AKTIN-Notaufnahmeregister – kontinuierlich aktuelle Daten aus der Akutmedizin Ergebnisse des Registeraufbaus und erste Datenauswertungen aus 15 Notaufnahmen unter besonderer Berücksichtigung der Vorgaben des Gemeinsamen Bundesausschusses zur Ersteinschätzung. In: Med Klin Intensivmed Notfmed 117(1), S. 24–33. DOI: 10.1007/s00063-020-00764-2.

BVMI – Berufsverband medizinischer Informatiker e. V. (o. D.): Handbuch der medizinischen Dokumentation und Datenverarbeitung. Online: https://www.bvmi.de/med-informatik/historie/18-med-informatik/historie/149-handbuch-der-medizinischen-dokumentation-und-datenverarbeitung [abgerufen am 18.11.2024].

DGIM – Deutsche Gesellschaft für Innere Medizin (o. D.): Ehrenmitgliedschaften der DGIM. Online: https://www.dgim.de/mitglieder/ehrenmitglieder/distanzierung/ [abgerufen am 18.11.2024].

Drynda, S. et al. (2020): Evaluation of outcome relevance of quality indicators in the emergency department (ENQuIRE): study protocol for a prospective multicentre cohort study. In: BMJ Open 10, e038776. DOI: 10.1136/bmjopen-2020-038776.

GMDS – Deutsche Gesellschaft für Medizinische Informatik, Biometrie und Epidemiologie e. V. (o. D.a): Geschichte. Online: https://www.gmds.de/ueber-uns/geschichte/ [abgerufen am 18.11.2024].

GMDS – Deutsche Gesellschaft für Medizinische Informatik, Biometrie und Epidemiologie e. V. (o. D.b): Mitglieder & Kooperationen. Online: https://www.gmds.de/ueber-uns/mitglieder-kooperationen/ [abgerufen am 18.11.2024].

GMDS – Deutsche Gesellschaft für Medizinische Informatik, Biometrie und Epidemiologie e. V. (o. D.c): Ethische Leitlinien. Online: https://www.gmds.de/fileadmin/user_upload/Aktivitaeten_Themen/praesidiumskommissionen/Ethische_Leitlinien.pdf [abgerufen am 18.11.2024].

G-BA – Gemeinsamer Bundesausschuss (2024): Innovationsausschuss sucht Themenvorschläge für das Förderjahr 2025. Online: https://www.g-ba.de/presse/pressemitteilungen-meldungen/1182/ [abgerufen am 18.11.2024].

Greiner, F. et al. (2018): Standardisierte Erhebung von Vorstellungsgründen in der Notaufnahme – Implementierung von codierten Vorstellungsgründen in das elektronische Notaufnahmeinformationssystem eines Schwerpunktversorgers und deren Potenzial für die Versorgungsforschung. In: Medizinische Klinik, Intensivmedizin und Notfallmedizin 113, S. 115–123. DOI: 10.1007/s00063-017-0286-9.

Halter, H. (1988): „Die Mörder sind noch unter uns“ Ns-Ärzte: Von der Euthanasie. In: Der Spiegel vom 19.6.1988. Online: https://www.spiegel.de/politik/die-moerder-sind-noch-unter-uns-ns-aerzte-von-der-euthanasie-a-9c82c3f3-0002-0001-0000-000013529152 [abgerufen am 5.12.2024].

Haserück, A. (2021): NS-belastete Ehrenmitglieder – Internisten ziehen Konsequenzen. In: Deutsches Ärzteblatt 118(41), A-1864 / B-1538. Online: https://www.aerzteblatt.de/archiv/221608/NS-belastete-Ehrenmitglieder-Internisten-ziehen-Konsequenzen [abgerufen am 18.11.2024].

Koller, S. (1940): Graphische Tafeln zur Beurteilung statistischer Zahlen. Dresden: Theodor Steinkopff Verlag.

Koller, S./Überla, K. (1966): Die Verwendung elektronischer Rechenanlagen in der Medizin II. In: Fortschritte der Medizin 84, S. 209–210.
Koller, S./Wagner G. (Hrsg.) (1975): Handbuch der medizinischen Dokumentation und Datenverarbeitung. Stuttgart: Schattauer.
Koller, S. (1983): Risikofaktoren der Schwangerschaft. Berlin: Springer Verlag.
Koller, S. (1989): Vom Wesen der Erfahrung. Stuttgart: Thieme Verlag.
Koller, S. (1990): Problemwandel in 6 Jahrzehnten biostatistischer Forschung in Biometrie und Informatik in der Medizin und Biologie 4/1990.
Kulla, M. et al. (2014): Nationaler Datensatz „Notaufnahme“: Entwicklung, Struktur und Konsentierung durch die Deutsche Interdisziplinäre Vereinigung für Intensivmedizin und Notfallmedizin. In: Der Anaesthesist 63, S. 243–252. DOI:10.1007/s00101-014-2295-x.
Kulla, M. et al. (2016): Vom Protokoll zum Register – Entwicklungen für ein bundesweites Qualitätsmanagement in deutschen Notaufnahmen. In: DIVI 7, S. 12–19.
Lorenz, R. (1990): Die Arbeiten Siegfried Kollers zur Rassenhygiene in der Zeit von 1933 bis 1945. In: Biometrie und Informatik in der Medizin und Biologie 4., S. 196–231.
Schappacher, N./Oehler-Klein, S. (2007): Siegfried Koller und die neuen Herausforderungen der Statistik im Nationalsozialismus. In: Oehler-Klein, S. (Hrsg.): Die Medizinische Fakultät der Universität Gießen im Nationalsozialismus und in der Nachkriegszeit: Personen und Institutionen, Umbrüche und Kontinuitäten, S. 247–262. Stuttgart: Franz Steiner Verlag.
Spanger, B. (1993): Das William G. Kerckhoff-Institut Bad Nauheim: Seine Stifter und seine Baugeschichte. Darmstadt: Hessische Historische Kommission Darmstadt.

Beitrag 6

Die Verantwortung im Umgang mit Gesundheitsdaten in der Versorgungsforschung – Herausforderungen und Lösungen des AKTIN-Notaufnahmeregisters

Prof. Dr. Felix Walcher/Dr. Susanne Drynda/Ronny Otto/Jonas Bienzeisler/
Nils Bienzeisler/Dr. Wiebke Schirrmeister/Dr. Alexandra Ramshorn-Zimmer/
Prof. Dr. Rainer Röhrig

Abstract: Durch fortschreitende Standardisierung und elektronische Dokumentation lassen sich Gesundheitsdaten aus ärztlicher Versorgung und Behandlung zunehmend einfacher digital erheben. Die Erschließung dieser Daten erweitert die Forschungsmöglichkeiten und eröffnet völlig neue Perspektiven in der Versorgungsforschung, Qualitätssicherung, Surveillance und Gesundheitsberichterstattung. Dies umfasst auch das Training von KI-Systemen.
Dem erwartbaren gesellschaftlichen Nutzen steht das individuelle Risiko einer Verletzung des Schutzes persönlicher Daten entgegen. Angesichts der besonders sensiblen Daten in der Arzt-Patienten-Beziehung würden eine systematische Verletzung der Vertraulichkeit oder ein Datenschutzvorfall mit einer Vielzahl von verletzten Patientengeheimnissen zu einem generellen Vertrauensverlust gegenüber der Ärzteschaft und den Gesundheitsversorgungen führen.
Die Auswertung der erhobenen und analysierten Daten generiert neue Informationen und Erkenntnisse, die zu Entscheidungen mit z. T. weitreichenden individuellen, gruppenspezifischen und gesellschaftlichen Konsequenzen führen. Entwickler, Betreiber und Nutzer von Infrastrukturen auf der Grundlage von Patientendaten tragen daher eine große Verantwortung gegenüber Patienten und Gesellschaft: Sie müssen die Vertraulichkeit der Daten, die Verlässlichkeit der Forschungsergebnisse und Schlussfolgerungen sowie die moralische Integrität der Nutzungszwecke sicherstellen. Daher erfordert der Zugang zu solch sensiblen Informationen nicht nur den sicheren Schutz der Daten, sondern auch eine sorgfältige Interpretation und eine verantwortungsvolle Nutzung der Ergebnisse. Wissenschaftler sind gefordert, die gewonnenen Erkenntnisse klinisch und methodisch fundiert in einem ethischen Rahmen anzuwenden.
Infrastrukturen wie die Datenintegrationszentren und die zentralen Strukturen der Medizininformatik-Initiative, der European Health Data Space oder TriNetX stehen vor der Herausforderung, diese Anforderungen mit angemessenen technischen und organisatorischen Maßnahmen sicherzustellen. In dem Beitrag stellen wir die Entwicklung des AKTIN-Notaufnahmeregisters dar und zeigen auf, mit welchen Konzepten und Lösungsansätzen die Anforderungen dort erfüllt werden.

1 Gesundheitsdaten in der Forschung

1 In der Gesundheitsversorgung werden immer mehr Daten systematisch erfasst. Die Hoffnung ist groß, dass diese Daten einen wesentlichen Beitrag zur digitalen Transformation des Gesundheitssystems leisten und so ein kontinuierlich lernendes Gesundheitssystem entsteht, das sich zum Wohle aller Menschen ständig verbessert und an neue Erkenntnisse anpasst.[1] Insbesondere von den im Zusammenhang mit medizinischen Behandlungen dokumentierten Daten erhofft man sich, dass sie maßgeblich zur Nutzenbewertung, Versorgungssteuerung und Ressourcenallokation beitragen sowie als Basis für die Entwicklung von Anwendungen der künstlichen Intelligenz (KI) im Gesundheitswesen dienen können. Durch die fortschreitende Standardisierung und elektronische Dokumentation lässt sich dieser wertvolle Datenschatz zunehmend einfacher erschließen und nutzen.

2 Diese primär für die Dokumentation der medizinischen Versorgung im klinischen Kontext erhobenen Daten, sogenannte Electronic Health Records (EHR), umfassen personenbezogene Daten, Daten zur Anamnese (Vorerkrankungen, Operatio-

1 Friedmann (2010).

nen, Medikamente, genetische Prädispositionen, Risikofaktoren), Diagnosen (klinische Untersuchung, Labor, Bildgebung) und Behandlungsdaten. Neben der ärztlichen Schweigepflicht stellen das Datenschutzrecht auf Landes- und Bundesebene und die europäische Datenschutz-Grundverordnung (DSGVO) sicher, dass sensible Patientendaten vertraulich bleiben.

Diese Routinedaten werden häufig als umfassende Quelle für die Versorgung und Forschung betrachtet, da sie zeitnah und strukturiert digital verfügbar sind. Durch ihre fortlaufende Erfassung und Standardisierung eignen sie sich als potenzielle Grundlage, um die medizinische Versorgung zu optimieren und kontinuierlich weiterzuentwickeln. Die „Real-World-Daten" sind insbesondere deshalb so wertvoll, weil sie echte, im Versorgungsalltag gesammelte Informationen von allen Patienten repräsentieren und damit eine hohe Nachvollziehbarkeit der medizinischen Prozesse und Ergebnisse erlauben. 3

1.1 Nutzung von Gesundheitsdaten in Registern

Ende des 19. Jahrhunderts entstanden erste medizinische Register wie das 1856 gegründete norwegische Lepra-Register, um Krankheitsfälle systematisch zu erfassen und das Auftreten und die Verbreitung von Krankheiten besser zu verstehen.[2] Grundsätzlich sind Register organisierte Systeme, in denen prospektiv und standardisiert Daten von Beobachtungseinheiten zu festgelegten Fragestellungen erhoben werden[3]. Medizinische Register erfassen systematisch Informationen zu bestimmten Patientengruppen und deren Behandlung, um Gesundheitszustände, Behandlungsverfahren und deren Ergebnisse zu dokumentieren. Abhängig vom primären Ziel eines Registers kann die Datenerhebung aus verschiedenen Quellen und in unterschiedlichem Umfang erfolgen. Register unterscheiden sich darüber hinaus, ob Krankheitsverläufe longitudinal abgebildet werden (z. B. in Krebsregistern) oder ob sie den longitudinalen Verlauf einer Gesundheitseinrichtung durch die Erfassung von Patientenepisoden (z. B. Notaufnahmeregister) erfassen. Die longitudinale, möglichst lückenlose Erfassung von Patientenepisoden ermöglicht bzw. unterstützt eine (externe) Qualitätssicherung, die Public Health Surveillance oder die Beantwortung von Fragestellungen aus dem Bereich der Versorgungsforschung. Dies stellt besonders hohe Anforderungen an die Vollständigkeit der Daten einer Einrichtung oder Region, um Verzerrungen durch einen selection bias zu vermeiden. Daher bietet sich die automatisierte Erschließung der Daten aus der Routinedokumentation an. 4

2 Irgens (2012).
3 Dreyer et al. (2008); EMA (2021); Stausberg et al. (2020).

2 Das AKTIN-Notaufnahmeregister

2.1 Entwicklung AKTIN

Im Jahr 2010 wurde AKTIN (Aktionsbündnis zur Verbesserung der Kommunikations- und Informationstechnologie in der Intensiv- und Notfallmedizin) gegründet. Ziel des Bündnisses ist es, elektronische Daten aus der Routinedokumentation in den Notaufnahmen und Intensivstationen für die Sekundärnutzung ohne zusätzlichen Dokumentationsaufwand verfügbar zu machen. Zwischen 2013 und 2019 wurde die AKTIN-Infrastruktur zusammen mit dem Notaufnahmeregister durch Mittel des BMBF an den Standorten Magdeburg, Oldenburg (bis 2018) und Aachen (ab 2018) entwickelt. Seit 2020 ist AKTIN Teil des Netzwerks Universitätsmedizin (NUM) und wird aktuell als eine Forschungsinfrastruktur innerhalb des NUM gefördert. 2017 mit 16 teilnehmenden Notaufnahmen und einer jährlichen Fallzahl von ca. 430.000 Fällen gestartet, wächst die Anzahl der teilnehmenden Notaufnahmen seither kontinuierlich, sodass 2024 bereits mehr als 5 % aller Notaufnahmebehandlungsfälle in Deutschland (ca. 1,7 Mio. Datensätze/Jahr) erfasst werden können (s. Abb. 1). Ab 2025 werden mehr als 80 Notaufnahmen mit einer Erfassung der Behandlungsdaten von über 10 % der Notaufnahmepatienten bundesweit daran beteiligt sein.

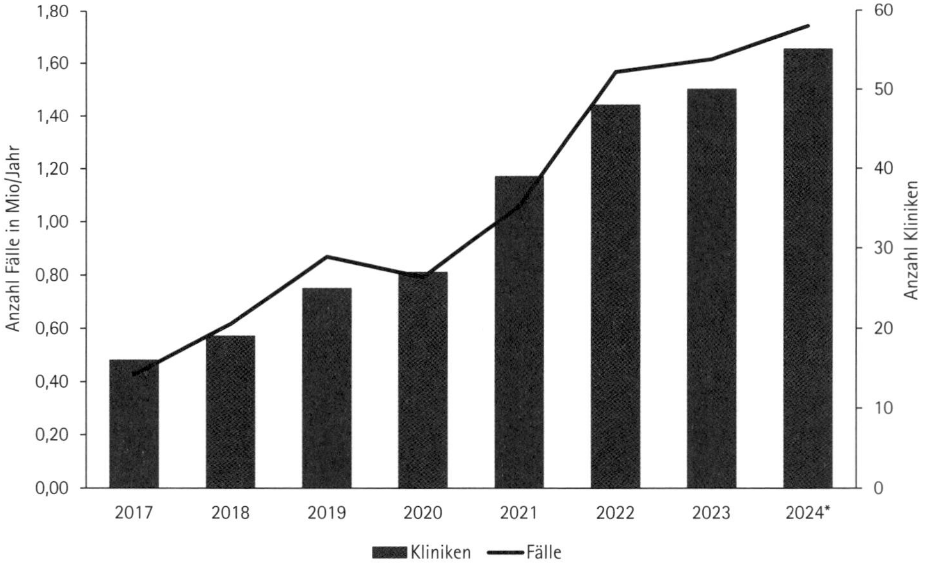

Abb. 1: Entwicklung der Anzahl der am AKTIN-Notaufnahmeregister beteiligten Notaufnahmen und jährliche Fallzahlen (*Hochrechnung der jährlichen Fallzahlen auf der Basis der Zahlen vom 30.9.2024)

Quelle: Eigene Darstellung.

2.2 Struktur von AKTIN

Durch AKTIN wurde eine föderierte, technische und organisatorische Plattform etabliert, die es ermöglicht, klinische Daten automatisiert, tagesaktuell, standortübergreifend und unabhängig von primären elektronischen Dokumentationssystemen datenschutzkonform zu erfassen und zu nutzen. 6

Das AKTIN-Notaufnahmeregister basiert auf einer verteilten und föderierten Architektur einer Registerinfrastruktur, in der die teilnehmenden Standorte ihre Gesundheitsdaten eigenständig und digital erfassen und standardisiert speichern. Dazu werden die routinemäßig im jeweiligen Notaufnahme-Informationssystem erfassten Behandlungsdaten über eine Health Level 7 Clinical Document Architecture-Schnittstelle extrahiert[4] und anschließend in einem auf i2b2 basierenden AKTIN-Data-Warehouse (DWH) integriert und gespeichert. 7

Grundlage der Datenerhebung im AKTIN-Notaufnahmeregister ist der „Datensatz Notaufnahme", der sich nach den Empfehlungen der Sektion Notfalldokumentation der DIVI (Deutschen Interdisziplinären Vereinigung für Intensiv- und Notfallmedizin e. V.) richtet. Die Datenerhebung und -verarbeitung folgt unter Anwendung der HL7-Technologie konsequent den internationalen Standards für Interoperabilität. Dank der Nutzung dieses Industriestandards können die lokalen Standorte ihre im AKTIN-Netzwerk verarbeiteten Daten flexibel weiterverwenden, wobei die jeweiligen Richtlinien zu Informationssicherheit und Datenschutz einzuhalten sind. Zudem sind die Daten kompatibel mit der elektronischen Gesundheitsakte. 8

Interoperable Daten ermöglichen außerdem ihre umfassende Weiterverwendung über verschiedene Quellsystemgrenzen und Standorte hinweg. So können Notaufnahmedaten mit weiteren Datenquellen, z. B. aus dem Rettungsdienst, sinnvoll ergänzt werden.[5] 9

Die föderierte Architektur des AKTIN-Notaufnahmeregisters vermeidet einen zentralen Datenspeicherort und ermöglicht eine lokale Datengovernance mit hohen Standards für Informationssicherheit und Datenschutz. Während dies die Informationssicherheit stärkt und einen umfassenden Datenschutz garantiert, erhöht diese dezentrale Datenhaltung allerdings auch die Komplexität der Datennutzung. Im AKTIN-Notaufnahmeregister können alle Forschenden über einen etablierten Antragsprozess Zugriff auf anonymisierte Daten beantragen. Ein Data Use and Access Committee prüft diese Anfragen und stellt sicher, dass ethische und wissenschaftliche Standards eingehalten werden. Die beantragten Daten können dann über einen technischen Dienst, den AKTIN Broker, bei den teilnehmenden Kliniken angefragt werden. An den teilnehmenden Standorten erfolgt dann über die Benutzeroberfläche des AKTIN Datawarehouse eine Evaluation der 10

4 Brammen et al. (2022).
5 Volmerg (2022); Bienzeisler (2024).

einzelnen Datenanfragen. Die Standorte entscheiden so selbstständig, ob sie die jeweiligen Forschungsprojekte mit Daten unterstützen können oder wollen.

2.3 Sekundärnutzung der im Behandlungskontext erhobenen Primärdaten im AKTIN-Notaufnahmeregister

11 Durch die Erhebung der Daten im Rahmen der routinemäßigen Patientenversorgung und unter weitgehender Vermeidung von Redundanzen entsteht ein umfassender, aktueller und flächendeckender Datensatz. Dieser ermöglicht vielfältige Anwendungen (Secondary Use) u. a. zu Fragestellungen des Qualitätsmanagements, der Versorgungsforschung, der Gesundheitsberichterstattung sowie der Surveillance infektiöser und nicht-infektiöser Krankheitsgeschehen.

12 Daten aus dem Notaufnahmeregister werden für die Bearbeitung von Forschungsfragen genutzt, um etwa die Nutzung und Auslastung von Notaufnahmen umfassend zu analysieren. Forschende können mithilfe der Registerdaten Erkenntnisse zu Patientenströmen[6], Versorgungsprozessen[7] und zur Charakterisierung von Patientengruppen[8] gewinnen. So untersucht z. B. das Projekt KlimaNot, gefördert vom Innovationsausschuss des G-BA, die Einflüsse des durch den Klimawandel bedingten Wetters auf die Inanspruchnahme von Notaufnahmen mittels fallbezogener Patientendaten, um zukünftigen Ressourcenbedarf erfassen und Versorgung planen zu können.

13 Die Daten des Notaufnahmeregisters können zur Qualitätssicherung genutzt werden, indem den teilnehmenden Kliniken monatliche zum standortübergreifenden Vergleich wichtiger Kennzahlen bereitgestellt werden. Darüber hinaus ermöglichen die Registerdaten auch Analysen zur Beeinflussbarkeit von Qualitätskennzahlen wie der Length of Stay[9] sowie zur Bewertung der Relevanz von Qualitätsindikatoren für patientenbezogene Ergebnisse[10].

14 Auch für die Surveillance können Daten des Registers nutzbar gemacht werden: Wichtige Aspekte sind die Früherkennung und Kontrolle von Gesundheitsrisiken, die Überwachung von Krankheitsausbrüchen, Infektionsgeschehen oder anderen akuten Gesundheitsgefahren, die Erfassung von Veränderungen in Echtzeit und die zeitnahe Intervention und Verhinderung einer weiteren Verbreitung oder Eskalation von Gesundheitsproblemen[11].

15 Die Gesundheitsberichterstattung beschreibt den Gesundheitszustand der Bevölkerung, die Qualität der medizinischen Versorgung und die damit verbundenen

6 Slagman et al. (2020).
7 Otto et al. (2022).
8 Langhoop et al. (2022).
9 Otto et al. (2022).
10 Drynda et al. (2020).
11 RKI (2024).

Kosten ebenfalls auf der Grundlage von Daten. Für die langfristige Überwachung und Früherkennung von Gesundheitstrends und Krankheitsausbrüchen sowie die Entwicklung evidenzbasierter Modelle spielen die Daten aus Notaufnahmen eine entscheidende Rolle, da sie das gesamte Gesundheitsgeschehen widerspiegeln und damit Missstände oder Fehlentwicklungen im Gesundheitssystem anzeigen können. Durch die systematische Analyse dieser Daten lassen sich gezielte, evidenzbasierte Maßnahmen zur Verbesserung der Gesundheitsversorgung und für eine effektive Ressourcenallokation ableiten.

2.4 Strukturen zur Sicherstellung von Ethik und Datenschutz im AKTIN-Notaufnahmeregister

Den vielfältigen Möglichkeiten der Nutzung von Gesundheitsdaten stehen immer 16
Risiken für die Patienten gegenüber. Technisch-organisatorische Maßnahmen wie eingeschränkte Zugriffsrechte, Verschlüsselung und regelmäßige Datensicherungen dienen allgemein dem Schutz von Daten und der Minimierung von Risiken. Sie verhindern einen unberechtigten Zugriff auf Daten und Manipulation oder Verlust von Informationen und sind damit eine Grundvoraussetzung für einen wirksamen Datenschutz. Der Datenschutz hat das Ziel, die Privatsphäre von Personen zu schützen und sicherzustellen, dass personenbezogene Daten – also Informationen, die einer Person zugeordnet werden können – nur für zulässige Zwecke und in transparenter, gesetzeskonformer Weise verwendet werden. Dabei geht es nicht nur per se um den Schutz vor Risiken durch Datenverarbeitung, sondern auch darum, die individuelle Freiheit und die Kontrolle über persönliche Informationen zu bewahren.

Anonymisierte Daten haben keinen Personenbezug – sie können keiner Person 17
zugeordnet werden und fallen daher nicht unter den Datenschutz. Ob Daten tatsächlich keiner Person mehr zugeordnet werden können, lässt sich jedoch nicht immer eindeutig feststellen. Es besteht stets das Risiko, dass durch zusätzliches Wissen oder Ausschlussverfahren doch ein Personenbezug hergestellt werden kann. Wenn in einem Datensatz mindestens zehn Datensätze in Merkmalen übereinstimmen, die Betroffene identifizieren könnten, wie Geburtsdatum und Geschlecht, können sie auch durch Ausschlussverfahren keiner bestimmten Person mehr zugeordnet werden. Man spricht dann von einer k-Anonymität von zehn ($k = 10$). Um jedoch sicherzustellen, dass nicht alle Personen in dieser Gruppe ein anderes sensibles Merkmal teilen, z. B. eine Schwangerschaft, wird zusätzlich i-Diversität angewendet. Das bedeutet, dass innerhalb der Gruppe eine ausreichende Variation auch bei diesem Merkmal vorhanden sein muss. So kann aus dem Geburtsdatum weder geschlossen werden, dass eine Betroffene schwanger ist, noch können Einzelpersonen identifiziert werden.

Notaufnahmen dürfen selbstverständlich Gesundheitsdaten ihrer Patienten ver- 18
arbeiten. Im AKTIN-Notaufnahmeregister werden diese Daten jedoch mit Dritten

geteilt. Um die Risiken bei der Nutzung zu minimieren und den Datenschutz zu gewährleisten, erfolgt die Übermittlung an die zentrale Infrastruktur des Registers in Form anonymisierter Teildatensätze, die nur für den jeweiligen Anwendungszweck individuell zusammengestellt werden. Dabei wird die k-Anonymität der Daten in einer mehrstufigen Verarbeitungskette kontinuierlich erhöht. Das Grundprinzip basiert auf Datensparsamkeit und Vergröberung. Es werden nur die für die Zwecke erforderlichen Informationen abgefragt. Diese werden so verallgemeinert, dass eine aussagekräftige Analyse noch möglich ist, ohne dass Betroffene identifiziert werden können. Die teilnehmenden Standorte prüfen dann individuell, ob eine Übermittlung für die festgelegten Anwendungszwecke tatsächlich gerechtfertigt ist. Sie bewerten, ob die Anonymität ausreicht und der Anwendungszweck im Verhältnis zu den Risiken steht, die mit der Übermittlung verbunden sind.

19 Zur weiteren Erhöhung der Anonymität werden die Datensätze aus verschiedenen Standorten abschließend gepoolt. Ein Restrisiko bleibt allerdings bestehen, da Fallzahlen und die i-Diversität letztlich nicht a priori bestimmt werden können. Die Datenanalyse erfolgt deshalb in einer geschützten Umgebung, dem AKTIN Trusted Data Analytics Centre (TDAC). Dort wird durch technische und organisatorische Maßnahmen sichergestellt, dass die Daten nicht mit anderen Datenquellen verknüpft werden können. Die Übermittlung an Dritte erfolgt ausschließlich in Form von aggregierten Daten. Im AKTIN-Notaufnahmeregister werden seit 2018 Routinedaten der klinischen Notfallversorgung erhoben und für eine externe Qualitätssicherung (Benchmarking), Public Health Surveillance und spezifische Forschungsfragen zur Verfügung gestellt.

2.5 Datengovernance

20 Die Sammlung umfassender Gesundheitsdaten stellt auch eine Ressource für politische Entscheidungen dar. In politischen Entscheidungsprozessen geht es darum, kollektiv bindende Entscheidungen zu treffen.[12] Das Erkennen von Gesundheitstrends kann die Relevanz gesundheitspolitischer Maßnahmen untermauern. Politische Akteure beziehen in ihre Entscheidungsfindung allerdings nicht nur wissenschaftliche Evidenz, sondern auch eigene Interessen und Werte mit ein.[13] So lässt sich etwa darüber streiten, welche politischen Maßnahmen die richtigen sind, um auf einen erkannten Gesundheitstrend zu reagieren. Außerdem kann das AKTIN-Notaufnahmeregister selbst von politischen Maßnahmen betroffen sein, und aus komplexen Gesundheitsdaten lassen sich mitunter widersprüchliche Befunde ableiten.[14] Das AKTIN-Notaufnahmeregister muss sich dessen bewusst sein, dass sein Beitrag zu politischen Entscheidungen von eigener

12 Weber (1904).
13 Dietz (2013).
14 Vgl. Scheufele (2014).

Betroffenheit oder wissenschaftlichen Unsicherheiten beeinflusst oder limitiert sein kann. Dieses Wissen erfordert ein hohes Maß an Verantwortung und Transparenz.

Die Architektur des AKTIN-Notaufnahmeregisters berücksichtigt dieses hohe Maß an Verantwortung im Umgang mit sensiblen Gesundheitsdaten, denn es basiert auf einer dezentralen Infrastruktur. Die in den Notaufnahmen erhobenen Routinedaten aus der Primärdokumentation verbleiben in lokalen Datawarehouses und werden nur für einen spezifischen Zweck und fallbasiert zur Auswertung bereitgestellt. Die Ausleitung und Verarbeitung der Daten erfolgt in einer datenschutzkonformen geschützten Forschungsinfrastruktur. 21

Die ethische Bewertung der Ziele und der Struktur des Registers erfolgte durch die Ethikkommission am Standort der Betreiber. Anpassungen am Register sowie spezifische Forschungsanfragen werden ebenfalls einer ethischen Prüfung unterzogen. 22

Die primäre Verantwortung für den Datenzugriff und die Datennutzung innerhalb des AKTIN-Netzwerks obliegt spezifischen Governance-Strukturen und technischen Infrastrukturen. Grundlegende strategische Entscheidungen zur Ausrichtung des AKTIN-Notaufnahmeregisters werden gemeinschaftlich durch die Mitglieder des Vereins AKTIN e. V. unter Leitung des Vorstands getroffen. 23

Das Aktionsbündnis zur Verbesserung der Kommunikations- und Informationstechnologie in der Intensiv- und Notfallmedizin (AKTIN) hat sich 2022 als eigenständiger Verein etabliert. Zu den aktuell 29 Mitgliedsinstitutionen zählen Krankenhäuser, Universitäten, Hersteller von Klinikinformationssystemen sowie die Fachgesellschaften DIVI e. V. und DGINA e. V. Der gemeinnützige Verein gibt dem Aktionsbündnis einen formellen Rahmen, um langfristig die klinische Notfall-, Akut- und Intensivmedizinische Versorgung durch den Einsatz leicht zugänglicher, valider und standardisierter Patientendaten zu verbessern. 24

Innerhalb der geschützten Forschungsinfrastruktur (Trusted Research Environment) übernehmen das Data Use and Access Committee (DUAC) und das Trusted Data Analytics Centre (TDAC) als „ausführende Organe“ zentrale Aufgaben. Das DUAC ist primär für die Begutachtung der Anträge auf Datenbereitstellung im Hinblick auf Wissenschaftlichkeit, Datenschutz und Ethik zuständig. Das TDAC verantwortet die Sicherstellung der Datenqualität und führt die Datenverarbeitung in einer geschützten Umgebung entsprechend den Datenanfragen/Analyseplänen der Antragsteller durch (s. Abb. 2). 25

Die lokale Verantwortung verbleibt bei den Dateneignern: Prüfung der Datenanfrage hinsichtlich Einhaltung lokaler Anforderungen an Datenschutz, Freigabe der Anfrage für Datennutzung im Register sowie die Sicherstellung, dass die Softwarekomponenten in einem sicheren Rechenzentrum betrieben werden. 26

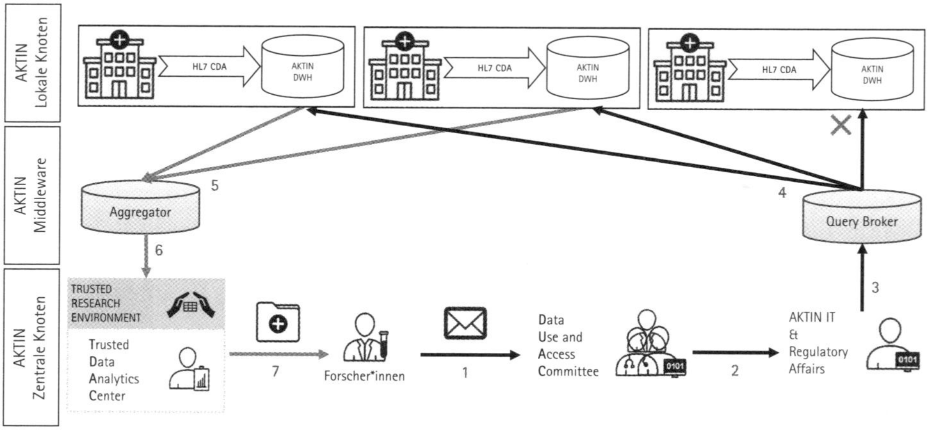

Abb. 2: Darstellung der AKTIN-Infrastruktur

Betrieb und Datenfluss des Notaufnahmeregisters auf der AKTIN Plattform. Für das Notaufnahmeregister werden Daten gemäß dem Notaufnahme-Datensatz der DIVI e. V. sowie stationäre Behandlungsdaten nach § 21 KHEntgG erfasst und in den lokalen Datawarehouses bereitgestellt. Die Entscheidung über die Genehmigung einer Forschungsfrage auf Basis des Registerdatensatzes trifft das Data Use and Access Committee (DUAC) des ED-Registers (Schritte 1-3). Anschließend werden die Daten zweckgebunden bei den Krankenhäusern angefragt (Schritte 4–5) und die Datenanalyse erfolgt im Trusted Data Analytics Center (TDAC, Schritte 6–7).

Quelle: Eigene Darstellung.

27 Eine zentrale Rolle für die Regulierung und verantwortungsvolle Nutzung der Registerdaten und die Vermeidung ethischer Probleme spielt in der Infrastruktur des AKTIN-Notaufnahmeregisters das DUAC. Zusammengesetzt aus Vertretern der datenbereitstellenden Kliniken, Epidemiologen, Beauftragten für Datenschutz und Vertretern der Fachgesellschaften ist das DUAC für die kritische Überprüfung der Anträge auf Datenbereitstellung für Forschungsfragen zuständig. Hierfür prüft das DUAC, ob die wissenschaftlichen Fragestellungen und Methoden legitim und ethisch vertretbar sind. Weiterhin wird geprüft, ob der Datenschutz gewährleistet wird, im Speziellen, ob sichergestellt ist, dass keine Rückschlüsse auf Einzelpersonen gezogen werden können.

28 Die Analyse ethischer Implikationen beinhaltet in Bezug auf das Notaufnahmeregister immer auch das kritische Hinterfragen dessen, wie die Ergebnisse potenziell genutzt werden könnten und welche Verantwortung die Forschenden bei der Interpretation und Veröffentlichung tragen. Das DUAC hat das Recht, bei Verdacht auf missbräuchliche Nutzung der Forschungsergebnisse den Zugang einzuschränken und Forschungsfragen abzulehnen.

29 Die föderale Dateninfrastruktur gewährt einen hohen Schutz der Daten und Ergebnisse vor Missbrauch. Dies wird gewährleistet, indem die Datensouveränität bei den einzelnen Notaufnahmen verbleibt, die als primäre Dateneigner die

Verantwortung für die Bereitstellung der Daten tragen. Ein Zugriff auf die Daten durch die Betreiber des Registers ist in gleicher Weise durch die Dateneigner zu autorisieren wie bei Datenanfragen durch Dritte.

3 Erfahrungen und Erkenntnisse aus dem Infrastruktur- und Registerbetrieb

3.1 Wissenschaftliche Integrität und Kommunikation

Gesundheitsdaten ermöglichen es, komplexe gesellschaftliche Probleme wie die 30
COVID-19-Pandemie auf der Grundlage wissenschaftlicher Erkenntnisse zu bearbeiten. Laien und Politiker, Journalisten und Bürger verfügen weder über das für eine Einordnung nötige Sachwissen noch über Organisationswissen darüber, welche Konventionen für wissenschaftliche Diskurse gelten.[15] Stattdessen müssen sie darauf vertrauen, dass Wissenschaftler objektiv, sachorientiert, neutral und transparent wissenschaftliche Befunde für sie einordnen.[16] Die jüngste Vergangenheit hat aber auch gezeigt, dass Wissenschaftler auf Misstrauen und Ablehnung stoßen können[17], wenn sie in politischen Debatten eine eindeutige Position beziehen.[18] Durch einen verantwortungsbewussten Umgang mit Gesundheitsdaten und eine transparente Kommunikation können Wissenschaftler dazu beitragen, dieses Vertrauen zurückzugewinnen. In der besonders sensiblen Interpretation und Kommunikation von Gesundheitsdaten müssten sie z. B. offen zwischen wissenschaftlichen Befunden und politischen Implikationen differenzieren[19]. Damit Laien Wissenschaftlern weiterhin ihr Vertrauen schenken, sollten diese ihr Wissen teilen, keine persönlichen Interessen verfolgen, altruistisch handeln und ihre Theorien vor dem Hintergrund der geltenden gesellschaftlichen Normen kritisch überprüfen[20]. Sie sollten sicherstellen, dass ihre Ergebnisse auf intersubjektiv-nachvollziehbaren und systematischen Methoden basieren. Dazu gehört die Anwendung etablierter, validierter Verfahren sowie eine sorgfältige und transparente Dokumentation. Einerseits die notwendige Transparenz bei der unmittelbaren Patientenversorgung vs. der Transparenz bei der Anwendung der für die Forschung notwendigen Pseudonymisierung, dem Schutz der sonstigen Daten wie Versichertennummer, Religion etc.:

„Datentransparenz bei Gesundheitsdaten [...] Die Nutzung der Daten ist nur für bestimmte, am Allgemeinwohl orientierte Zwecke möglich ... Das Ziel ist, auf Basis von Datenanalysen und der dabei gewonnenen Erkenntnisse die gesundheitliche Versorgung [...] zu verbessern.“[21]

---

15 Bromme/Goldman (2014).
16 Hendriks et al. (2015).
17 Iyengar & Massey (2019).
18 Zhang (2023).
19 Post/Bienzeisler (2024).
20 Merton (1968); Popper (1935).
21 GKV-Spitzenverband (2024).

31 Die sachliche und kontextualisierte Interpretation von Ergebnissen erlaubt eine realistische Einordung wissenschaftlicher Erkenntnisse. Wo Wissenschaftler Interpretationsleistungen erbringen, sollten diese transparent und kenntlich gemacht werden. Interpretationen sind (z. T. mit Unsicherheiten behaftete) Urteile über die Zulässigkeit von Rückschlüssen und Deutungen[22], keine empirisch überprüfbaren Aussagen.

32 Die Offenlegung von Interessenskonflikten bei Publikationen und Präsentationen sowie der Eintrag des Vereins AKTIN e. V. in das Lobbyregister beim Deutschen Bundestag stellen die Interessen des Registers transparent dar.[23]

33 Das Peer-Review-Verfahren durch unabhängige Experten vor Veröffentlichungen in wissenschaftlichen Zeitschriften kann dazu beitragen, dass Standards eingehalten und ungeprüfte oder verzerrte Informationen vermieden werden. Solche Review-Prozesse ermöglichen eine kritische Prüfung der Dateninterpretation und die Wahrung ethischer Standards, was besonders bei Publikationen, die auf dem großen Datensatz des Notaufnahmeregisters basieren, relevant ist und dabei hilft, die Qualität und Vertrauenswürdigkeit der veröffentlichten Ergebnisse sicherzustellen.

34 Entscheidend ist auch die Etablierung einer Fehlerkultur im AKTIN-Notaufnahmeregister. Wissenschaftler sollten ihre eigene Arbeit regelmäßig reflektieren und mit Fehlern transparent umgehen. Wenn fehlerhafte Interpretationen oder methodische Mängel auftreten, sollten diese im Sinne der wissenschaftlichen Integrität offen kommuniziert und korrigiert werden, um das Vertrauen in die Forschung zu stärken.

35 In der Forschungsarbeit mit dem Notaufnahmeregister müssen wir kontinuierlich hinterfragen, warum bestimmten Fragestellungen nachgegangen wird und welchen Einfluss diese auf politische Entscheidungen nehmen könnten. Es muss uns stets bewusst sein, dass die Gewährung des Zugangs zu den Daten und ihre Nutzung mit einer großen Verantwortung verbunden ist.

3.2 Analyseverhalten (Zeitpunkt der Analyse, Dateninterpretation)

36 Datenanfragen an das AKTIN-Notaufnahmeregister müssen stets eine klare Beschreibung der Fragestellung enthalten, einschließlich Hintergrund und wissenschaftlicher Rationale. Idealerweise wird dabei eine konkrete Hypothese formuliert. Die Bereitstellung der Daten folgt konsequent dem Prinzip der Datensparsamkeit: Jede angefragte Variable muss fundiert begründet werden. Diese hohen Anforderungen gelten sowohl für externe Antragsteller als auch für die Betreiber des Registers selbst.

22 Popper (1935).
23 Siehe https://www.lobbyregister.bundestag.de/suche/R005767 [abgerufen am 11.11.2024].

3.3 Stärkung der Interdisziplinarität und Interprofessionalität

Das AKTIN-Notaufnahmeregister fördert die interdisziplinäre Zusammenarbeit und den Dialog mit verschiedenen Fachgesellschaften und Wissenschaftlern, um eine ausgewogene, unabhängige Forschung zu gewährleisten. Transparenz bei der Darstellung potenzieller Interessenkonflikte und die stringente Einhaltung konsentierter Prozeduren sind essenziell, um Vertrauen zu schaffen und eine fehlerhafte oder missbräuchliche Nutzung der Forschungsergebnisse zu verhindern. 37

In der Arbeit mit sensiblen Gesundheitsdaten im AKTIN-Notaufnahmeregister ist eine kontinuierliche Introspektion unerlässlich. Forscher und Verantwortliche sind nicht nur dafür zuständig, Fragestellungen eigenständig zu generieren, sondern auch, diese stets im Einklang mit dem gemeinschaftlich festgelegten Vorgehen zu entwickeln und umzusetzen. Damit einher geht eine stetige, kritische Überprüfung, ob alle Prozesse und Schritte den vereinbarten Standards entsprechen. Kontrollinstanzen wie das Data Use and Access Committee (DUAC) und das Trusted Data Analytics Center (TDAC) sind dabei entscheidende Elemente, die gewährleisten, dass die Datennutzung im Register nur unter Wahrung von Datenschutz- und Ethikstandards möglich ist. 38

4 Ausblick

AKTIN hat die Vision der Systematisierung und Standardisierung von Daten in die Praxis umgesetzt. Mit dem AKTIN-Notaufnahmeregister wurde über die lokale Verfügbarkeit in den Kliniken hinaus die Möglichkeit eines überregionalen, strukturübergreifenden Zugriffs geschaffen, um ein ganzheitliches Bild der Versorgungssituation zu gewinnen und ggf. auch regionale Besonderheiten herauszuarbeiten. Mit der Verfügbarmachung der Daten für Dritte ist eine enorme Verantwortung verbunden. 39

Durch die föderale IT-Architektur und den Netzwerkgedanken schaffen wir eine Forschungsinfrastruktur, die es verschiedensten Akteuren der Wissenschaftscommunity ermöglicht, relevante Fragestellungen zu bearbeiten. 40

Die kontinuierliche Weiterentwicklung der Digitalisierung im Gesundheitswesen unter Einbeziehung neuer Methoden wie der KI eröffnet auch für das AKTIN-Register neue Möglichkeiten der Datennutzung. Damit einher gehen neue Herausforderungen, denen es auf Basis der hohen informationstechnologischen Standards der Registerinfrastruktur zu begegnen gilt. Neben der kontinuierlichen Fortentwicklung informationstechnologischer Aspekte unter Sicherstellung von Qualitäts- und Integritätskriterien sowie konsequenter Berücksichtigung von Datenschutz und Informationssicherheit gilt es, auch eigene Prüfprozesse und Kontrollinstanzen stets kritisch zu evaluieren und transparent zu kommunizieren. 41

42 Gerade im Hinblick auf den politischen und gesellschaftlichen Wandel gilt es, der besonderen Verantwortung im Umgang mit sensiblen Daten weiterhin gerecht zu werden und somit unseren Beitrag zur Weiterentwicklung einer nachhaltigen, patientenzentrierten und auf das Wohlergehen aller ausgerichteten Gesundheitsversorgung zu leisten.

5 Persönliche Reflektionen der ethischen Verantwortung als Registerbetreiber

43 Im März 2020 standen wir als Verantwortliche für das Notaufnahmeregister vor der Frage, ob wir unsere eigenen Datenschutzrichtlinien bei der Bereitstellung von Daten an das RKI unterlaufen, wenn wir die Abstände der Datenbereitstellung und damit den Aggregationsgrad verringern. Dem zweifelsfrei vorhandenen öffentlichen Interesse stand hier das informationelle Selbstbestimmungsrecht des Einzelnen entgegen. Die Prinzipien der Datensparsamkeit und der Anonymität der Daten dürfen nur dann gelockert werden, wenn sichergestellt ist, dass der (staatliche) Datenempfänger selbst nicht nur die bestmöglichen technischen und organisatorischen Schutzmaßnahmen ergreift, sondern darüber hinaus die Daten ausschließlich zu dem Zweck verwendet, die eine Reduzierung der Datensparsamkeit begründet.

44 Dieses Vorgehen setzt ein starkes Vertrauen in die Kompetenzen, die Integrität und Stabilität des Empfängers voraus, da der Registerbetreiber die Datenverarbeitung nach der Übermittlung nicht mehr kontrollieren kann. Bei der Konzeption des Registers Ende der 2000er- und Anfang der 2010er-Jahre waren wir davon überzeugt, dass demokratische Staaten Garanten für eine ethisch integre Datenverarbeitung sind. Die politischen Werteverschiebungen und das Erstarken extremer Kräfte in den letzten zehn Jahre haben uns nachdenklich gemacht und uns gezeigt, dass der Betrieb einer Infrastruktur wie AKTIN nur in einer stabilen Demokratie zu verantworten ist, in der die Privatheit und die informationelle Selbstbestimmung des Einzelnen durch Legislative, Judikative und Exekutive wirksam geschützt sind.

45 Ein weiterer Anlass, das eigene Handeln zu hinterfragen, war die Diskussion über die Anfrage einer Datenanalyse zur Identifikation von Risikogruppen bei einer bestimmten Infektionskrankheit. Das Ergebnis könnte in einem positiven Sinne dazu genutzt werden, die betroffene Gruppe zielgerichtet zu informieren, aufzuklären und bei Maßnahmen wie Screening, Impfungen oder anderweitiger Prävention zu priorisieren. Die gleichen Daten und die gleichen Analyseergebnisse können aber auch zu sozialer Ausgrenzung und Diskriminierung bis hin zu Verfolgung der betroffenen Menschen führen. In einem solchen Fall sind Daten wie ein Messer, das in der Hand eines Chirurgen dem Guten und in der Hand eines Mörders dem denkbar Schlechtesten dienen kann. Als Betreiber eines Registers, das Daten zur Verfügung stellt, tragen wir die Verantwortung für die

Art und Weise, wie Ergebnisse kommuniziert werden. Über die Interpretation und mögliche Instrumentalisierung der Daten und Analyseergebnisse in der Öffentlichkeit und in der Presse haben wir keine Kontrolle mehr

„Was einmal gedacht wurde, kann nicht mehr zurückgenommen werden." (Friedrich Dürrenmatt, 1962, Die Physiker)

Als Wissenschaftlerinnen und Wissenschaftler streben wir nach Erkenntnis, 46
unsere Werte sind Objektivität, Neutralität und Transparenz. Diese zwei Beispiele zeigen, dass wir uns aber auch nicht naiv hinter normativen Regeln oder technischen und organisatorischen Maßnahmen verstecken dürfen. Wir müssen uns unserer ethischen Verantwortung für die Folgen unseres wissenschaftlichen Handelns bewusst sein (frei nach Hans Jonas; vgl. auch Beitrag 2 dieses Buches).

6 Literatur

Bienzeisler, J./Bax, S. N./Schunk, D. et al. (2024): Notfallversorgung: Die digitale Rettungskette. In: Dtsch Arztebl 121(12), S. A-828/B-712.

Brammen, D./Greiner, F./Kulla, M. et al. (2020): Das AKTIN-Notaufnahmeregister – kontinuierlich aktuelle Daten aus der Akutmedizin: Ergebnisse des Registeraufbaus und erste Datenauswertungen aus 15 Notaufnahmen unter besonderer Berücksichtigung der Vorgaben des Gemeinsamen Bundesausschusses zur Ersteinschätzung. In: Medizinische Klinik – Intensivmedizin und Notfallmedizin 01/2022, S. 24–33. DOI: 10.1007/s00063-020-00764-2.

Bromme, R./Goldman, S. R. (2014): The public's bounded understanding of science. In: Educational Psychologist 49(2), S. 59–69. DOI: 10.1080/00461520.2014.921572.

Dietz, T. (2013): Bringing values and deliberation to science communication. In: Proceedings of the National Academy of Sciences of the United States of America 110 Suppl 3, S. 14081–14087. DOI: 10.1073/pnas.1212740110.

Dreyer, N. A./Sheth, N./Trontell, A./Gliklich, R. E. (2008): Good practices for handling adverse events detected through patient registries. In: Drug Information Journal 42(5), S. 421–428. DOI: 10.1177/009286150804200502.

Drynda, S./Schindler, W./Slagman, A. et al. (2020): Evaluation of outcome relevance of quality indicators in the emergency department (ENQuIRE): study protocol for a prospective multicentre cohort study. In: BMJ Open 10(9), e038776. DOI: 10.1136/bmjopen-2020-038776.

EMA (2021): Patient registries | European Medicines Agency. Online: https://www.ema.europa.eu/en/human-regulatory/post-authorisation/patient-registries [abgerufen am 17.11.2024].

Friedman, C./Wong, A./Blumenthal, D (2010): Achieving a nationwide learning health system. In: Science translational medicine 2.57, 57cm29–57cm29.

GKV-Spitzenverband (2024): Datentransparenz bei Gesundheitsdaten. Online: https://www.gkv-spitzenverband.de/krankenversicherung/forschung_modellvorhaben/gesundheitsdaten/f_gesundheitsdaten.jsp [abgerufen am 19.11.2024]

Hendriks, F./Kienhues, D./Bromme, R. (2015): Measuring laypeople's trust in experts in a digital age: The Muenster Epistemic Trustworthiness Inventory (METI). In: PloS one 10(10), e0139309. DOI: 10.1371/journal.pone.0139309.

Irgens, L.M. (2012): The origin of registry-based medical research and care. In: Acta Neurol Scand Suppl. 2012(195), S. 4–6. DOI: 10.1111/ane.12021.

Iyengar, S./Massey, D. S. (2019): Scientific communication in a post-truth society. In: Proceedings of the National Academy of Sciences of the United States of America 116(16), S. 7656–7661. DOI: 10.1073/pnas.1805868115.

Langhoop, K./Habbinga, K./Greiner, F. et al. (2022): Characteristics of older versus younger emergency patients: Analysis of over 356,000 visits from the AKTIN German emergency

department data registry. In: Med Klin Intensivmed Notfallmed November 04. DOI: 10.1007/s00063-022-00968-8.
Merton, R. K. (1968): Social Theory and Social Structure. New York: The Free Press.
Otto, R./Blaschke, S./Schirrmeister, W. et al. (2022): Length of stay as quality indicator in emergency departments: analysis of determinants in the German Emergency Department Data Registry (AKTIN registry). In: Intern Emerg Med. January 06;17, S. 1199–1209. DOI: 10.1007/s11739-021-02919-1.
Popper, K. R. (1935): Logik der Forschung. Wien: Springer.
Post, S./Bienzeisler, N. (2024): The honest broker versus the epistocrat. Attenuating science skepticism by disentangling science from policy claims. In: Political Communication 41(3), S. 1–23. DOI: 10.1080/10584609.2024.2317274.
RKI (2024): Notaufnahmesurveillance. Online: https://public.data.rki.de/t/public/views/Notaufnahmesurveillance/DashboardSyndrome [abgerufen am 19.12.2024].
Scheufele, D. A. (2014): Science communication as political communication. In: Proceedings of the National Academy of Sciences of the United States of America 111, S. 13585–13592. DOI: 10.1073/pnas.1317516111.
Slagman A./Behringer, W./Greiner, F. et al. (2020): Medical Emergencies During the COVID-19 Pandemic. In: Dtsch Arztebl Int. Aug 17;117(33–34), S. 545–552. DOI: 10.3238/arztebl.2020.0545.
Stausberg, J./Maier, B./Bestehorn, K. et al. (2020): Memorandum Register für die Versorgungsforschung: Update 2019. In: Das Gesundheitswesen 82, S. 1–5. DOI: 10.1055/a-1083-6417.
Volmerg J.S./Bienzeisler, J./Klausen, A.D. et al. (2022): ILEG – A Case of Recording Patient Journeys. In: Stud Health Technol Inform May 25; 294, S. 713–714. DOI: 10.3233/SHTI220566.
Weber, M. (1904): Die Objektivität sozialwissenschaftlicher und sozialpolitischer Erkenntnis. In: Archiv für Sozialwissenschaft und Sozialpolitik 19(1), S. 22–87.
Zhang, F. J. (2023): Political endorsement by Nature and trust in scientific expertise during COVID-19. In: Nature Human Behaviour 7(5), S. 696–706. DOI: 10.1038/s41562-023-01537-5.

Einsatz von KI in der Medizin: Was rechtlich zu beachten ist

Karolina Lange-Kulmann/Dr. Marina Schulte/Thanos Rammos/Majula Jaiteh/Julian Pusch

Abstract: Es ist ein großes Versprechen: Die Integration von KI in die Medizin wird schnellere und präzisere Diagnosen und eine patientenindividuelle Therapie ermöglichen. Sie wird den medizinischen Fortschritt durch intelligente Datenauswertung revolutionieren und nicht zuletzt dem Personalmangel im Gesundheitswesen spürbar entgegenwirken. Unbestritten – der Einsatz von KI eröffnet spannende Möglichkeiten, bringt jedoch auch eine Reihe komplexer regulatorischer Herausforderungen und Haftungsfragen mit sich. Die Schnittstelle zwischen KI und Medizin wird maßgeblich durch Regularien wie die MDR und den AI-Act geprägt, die eine präzise Klassifizierung von KI-basierten Medizinprodukten verlangen. Gleichzeitig sind auch datenschutzrechtliche sowie berufsrechtliche Aspekte zu beachten, die teilweise aus einer Zeit weit vor dem ersten Einsatz von KI stammen. Wie man durch dieses regulatorische Dickicht manövriert und was es im Blick zu behalten gilt, das beleuchtet dieser Beitrag.

1 Definition KI unter Verweis auf EU AI Act

1 Eine generelle Definition von KI war bzw. ist noch Gegenstand einer umfassenden rechtswissenschaftlichen Debatte. Diese hat jedoch mit der Legaldefinition von KI-Systemen in Art. 3 Nr. 1 KI-VO[1] einen vorläufigen Abschluss gefunden. Die gesetzliche Definition der KI-Systeme ist zwar inhaltlich nicht unumstritten.[2] Der Ausdruck findet aber als Bezeichnung weitgehende Anerkennung und hat frühere Vorschläge aus der Rechtswissenschaft verdrängt.[3]

2 Nach Art. 3 Nr. 1 KI-VO weist ein KI-System fünf Merkmale auf: i) maschinengestütztes System, ii) autonomer Betrieb, iii) Anpassungsfähigkeit, iv) Ableiten von Ausgaben für Ziele und v) Beeinflussung der Umwelt. Die einzelnen Merkmale sind weitgehend unbestimmt. Deshalb werden Stellungnahmen von Behörden und Marktteilnehmern von besonderer Bedeutung sein. Maßgeblich wird v. a. sein, wie die Europäische Kommission den Begriff versteht.[4] Sie ist dazu ermächtigt, eine Leitlinie bezüglich der Definition von KI-Systemen herauszugeben, die die praktische Umsetzung der KI-VO erleichtert (Art. 94 Abs. 1 S. 1 lit. f KI-VO). Allerdings ist für diese Leitlinie keine zwingende Frist vorgesehen. Daher ist nicht sichergestellt, dass sie vorliegt, wenn 2026 die ersten Pflichten für KI-Systeme anwendbar werden. Um die Anforderungen rechtzeitig umzusetzen, bedarf es daher einer näheren Begriffsbestimmung, solange keine Leitlinien der Europäischen Kommission vorliegen.

---

1 Amtlich: Verordnung (EU) 2024/1689 des Europäischen Parlaments und des Rates vom 13. Juni 2024 zur Festlegung harmonisierter Vorschriften für künstliche Intelligenz und zur Änderung der Verordnungen (EG) Nr. 300/2008, (EU) Nr. 167/2013, (EU) Nr. 168/2013, (EU) 2018/858, (EU) 2018/1139 und (EU) 2019/2144 sowie der Richtlinien 2014/90/EU, (EU) 2016/797 und (EU) 2020/1828 (Verordnung über künstliche Intelligenz). Englische Übersetzung: Artificial Intelligence Act.

2 Kritisch dazu beispielsweise: Wendehorst et al. (2024).

3 Borges (2023).

4 Kritisch dazu: Wendehorst (2024).

Das Merkmal „maschinengestütztes System" impliziert lediglich, dass KI-Systeme auf Computern laufen. Ungeklärt ist, ob ein KI-System nur die Software bezeichnet[5] oder ob ein Gerät mit einer KI-Software auch insgesamt ein KI-System sein kann. Wenn beispielsweise ein KI-basierter Roboter in der Chirurgie eingesetzt wird, könnte entweder der gesamte Roboter als KI-System anzusehen sein oder nur die im Roboter eingebettete KI-Software. Auf eine exakte Abgrenzung dürfte es allerdings nur in seltenen Fällen ankommen. Denn in jedem Fall liegt ein KI-System vor, wenn eine Software KI-Funktionen hat. Wichtiger sind daher die anderen vier Merkmale, die KI-Systeme von konventioneller Software abgrenzen sollen.[6] 3

Das Merkmal „autonomer Betrieb" soll KI-Systeme von solcher Software unterscheiden, die ausschließlich automatisch Regeln ausführen, die Menschen vordefiniert haben.[7] Diese Abgrenzung ist kaum möglich, da Autonomie aus technischer Sicht nur ein subjektiver Eindruck ist, der daraus resultiert, wie gut der Betrachter versteht, wie sich ein System in bestimmten Situationen verhalten wird.[8] Daher können mithilfe dieses Merkmals KI-Systeme nicht eindeutig von sonstiger Software abgegrenzt werden. 4

Das Merkmal der Anpassungsfähigkeit ist schon nach dem Wortlaut der KI-VO nur optional („anpassungsfähig sein kann"). Es ist für die Abgrenzung von KI zu anderer Software somit ungeeignet. Ähnliches gilt für die Beeinflussung der Umwelt. Denn selbst einfache Textdokumente können dieses Merkmal erfüllen, wenn ihr Inhalt von ausreichender Bedeutung ist. 5

Als letztes Merkmal bleibt somit die Fähigkeit, Ausgaben für implizite oder explizite Ziele abzuleiten. Diese Fähigkeit soll durch bestimmte Techniken ermöglicht werden, zu denen maschinelles Lernen ebenso wie logik- und wissensgestützte Konzepte gehören.[9] Damit könnten grundsätzlich auch Expertensysteme als logik- und wissensgestützte Konzepte erfasst sein. Nach verbreiteter Auffassung sind Expertensysteme allerdings nicht autonom, da sie nur vordefinierte Regeln ausführen und dadurch insgesamt transparent bleiben.[10] 6

Vorerst stellt der unklare Begriff der KI-Systeme für die Praxis eine bedeutende Hürde in der Compliance mit der KI-VO dar. Während Systeme auf Basis von maschinellem Lernen grundsätzlich als KI-Systeme gelten dürften, bewegen sich die in der Medizin bedeutenden Expertensysteme in einer Grauzone und können derzeit nicht zuverlässig eingeordnet werden. Die Europäische Kommission sollte mit ihrer Leitlinie möglichst schnell Klarheit für die Anbieter und Betreiber medizinischer Expertensysteme schaffen. 7

---

5 Wendehorst et al. (2024).
6 Erwägungsgrund 12 KI-VO.
7 Erwägungsgrund 12 KI-VO.
8 Stiemerling (2024).
9 Erwägungsgrund 12 KI-VO.
10 Keber et al. (2024); Voigt/Hullen (2024).

2 Regulatorische Fragen

8 Die Integration von KI in die Medizin bietet große Chancen für die Diagnose, Behandlung und Patientenversorgung. Gleichzeitig stellt sie Regulierungsbehörden, Hersteller und Anwender vor komplexe Herausforderungen. Die Schnittstelle zwischen KI und Medizin wird durch ein Geflecht aus bestehenden und neuen Regularien geprägt. Im Folgenden wird ein Überblick über die wichtigsten regulatorischen Fragen gegeben und die Komplexität aufgezeigt, die sich aus der Überschneidung verschiedener Rechtsrahmen ergibt.

2.1 Klassifizierung nach MDR

9 Maßgebliche Vorschrift für Medizinprodukte ist die Medical Devices Regulation (MDR) (EU) 2017/745. Gemäß Art. 2 Abs. 1 MDR kann auch eine Software ein Medizinprodukt darstellen, wenn sie für den Menschen bestimmt ist und einen spezifischen medizinischen Zweck erfüllt.

10 Der medizinische Zweck darf dabei nicht lediglich ein Nebeneffekt sein. Maßgeblich ist hierbei die vom Hersteller vergebene Zweckbestimmung.[11] Auf die Verkehrsanschauung kommt es – anders als in anderen Rechtsbereichen – grundsätzlich nicht an.[12]

11 Die MDR klassifiziert Medizinprodukte nach Art. 51 Abs. 1 MDR in vier Risikoklassen (I, IIa, IIb und III), basierend auf Zweckbestimmung und Risikopotenzial des Produkts. Die Klassifizierung wiederum bestimmt die regulatorischen Anforderungen für das Produkt.[13] Maßgeblich für die Einstufung der Risikoklasse bei einer Software ist die Regel 11 des Anhangs VIII der MDR.

Regel 11

Software, die dazu bestimmt ist, Informationen zu liefern, die zu Entscheidungen für diagnostische oder therapeutische Zwecke herangezogen werden, gehört zur Klasse IIa, es sei denn, diese Entscheidungen haben Auswirkungen, die Folgendes verursachen können:

- den Tod oder eine irreversible Verschlechterung des Gesundheitszustands einer Person; in diesem Fall wird sie der Klasse III zugeordnet, oder
- eine schwerwiegende Verschlechterung des Gesundheitszustands einer Person oder einen chirurgischen Eingriff; in diesem Fall wird sie der Klasse IIb zugeordnet.

11 Friedrich (2020); so auch EuGH 22.11.2012 – C-219/11, GRUR 2013, 82 (84), Rn. 33 – Brain Products. Lediglich bei Produkten zur menschlichen Empfängnisverhütung komme es auf die medizinische Zweckbestimmung des Herstellers nicht an, vgl. EuGH aaO Rn. 20.

12 OLG Frankfurt a. M., Urt. v. 21.1.1999 – 6 U 71/98, PharmR 2000, 17, 20.; Schickert et al. (2020); Eickbusch (2021).

13 Botta (2024).

Software, die für die Kontrolle von physiologischen Prozessen bestimmt ist, gehört zur Klasse IIa, es sei denn, sie ist für die Kontrolle von vitalen physiologischen Parametern bestimmt, wobei die Art der Änderung dieser Parameter zu einer unmittelbaren Gefahr für den Patienten führen könnte; in diesem Fall wird sie der Klasse IIb zugeordnet.

Sämtliche andere Software wird der Klasse I zugeordnet.

Die jüngste Entscheidung des Hanseatischen Oberlandesgerichts[14] legt eine restriktive Auslegung der Regel 11 des Anhangs VIII der MDR nahe, womit Software als Medizinprodukt (SaMD) regelhaft mindestens in Klasse IIa fallen könnte, wenn sie für diagnostische oder therapeutische Entscheidungen genutzt wird und hierzu Informationen bereitstellt.[15] 12

Wesentliche Erkenntnisse: 13

- Da Konformitätsbewertungsverfahren bei Benannten Stellen für Software der Risikoklassen IIa, IIb und III obligatorisch, aber die Kapazitäten Benannter Stellen begrenzt sind, führt eine höhere Klassifizierung nicht nur zu höheren Kosten, sondern auch zu längeren Wartezeiten für Hersteller. Dies verzögert Produkteinführungen und kann deren Verfügbarkeit und Absatz am Markt beeinträchtigen.[16]
- Die Zertifizierung kontinuierlich lernender KI-Systeme als Medizinprodukte ist derzeit nicht realisierbar, da die von der MDR geforderte Wiederholbarkeit und Zuverlässigkeit im Widerspruch zur ständigen Weiterentwicklung dieser Systeme steht.[17] Solche KI-Systeme können somit aktuell nicht im Einklang mit der MDR in den Verkehr gebracht werden.

2.2 Klassifizierung nach KI-Verordnung

Am 1.1.2024 ist die europäische Verordnung über künstliche Intelligenz (KI-VO) in Kraft getreten. Die KI-VO soll ein hohes Schutzniveau in Bezug auf Gesundheit, Sicherheit und die (in der Charta verankerten) Grundrechte bieten und das Vertrauen der Menschen in die KI fördern, weswegen das Inverkehrbringen von KI reguliert und die Nichtbeachtung der Vorschriften bußgeldbewährt ist. Die KI-Verordnung verfolgt einen risikobasierten Klassifizierungsansatz, wonach die Compliance-Anforderungen an KI umso stärker sind, je stärkere Grundrechtseingriffe drohen.[18] Deshalb werden KI-Systeme nach der KI-Verordnung eben- 14

14 OLG Hamburg, Urt. v. 20.6.2024 – 3 U 3/24 416 HKO 64/23.

15 Vgl. auch EuGH Urt. v. 7. 12. 2017 – C-329/16, ECLI:EU:C:2017:947 – Snitem; Altmiks (2024); Rammos et al. (2020); Dettling/Krüger (2018); Munstermann-Senff/Schulte (2024).

16 Altmiks (2024); Ströbel/Grau (2022); VDE (2024); Hoos 2024.

17 IG NB (2023); Thiermann/Böck (2022); vgl. zur Black-Box: Eberbach (2024).

18 Chibanguza/Steege (2024).

falls in verschiedene Risikoklassen unterteilt: (i) KI-Systeme mit geringem Risiko, (ii) KI-Systeme mit Transparenzrisiken, (iii) Hochrisiko-KI-Systeme und (iv) verbotene KI-Systeme. Unter verbotenen KI-Systemen versteht man gemäß Art. 5 der KI-Verordnung solche, die beispielsweiße manipulierend oder täuschend sind. Die Europäische Kommission hat Leitlinien veröffentlicht, die den Umgang mit den seit Februar 2025 geltenden KI-Verboten erleichtern sollen.[19] Als Hochrisiko-System werden gemäß Art. 6 Abs. 1 i. V. m. Anhang I Abschnitt A Nr. 10 diejenigen Medizinprodukte erfasst, die nach der MDR der Risikoklasse IIa oder höher unterfallen.[20] Für die Zulassung beziehungsweise die Durchführung des Konformitätsbewertungsverfahrens, welches dazu dient ein hohes Maß an Vertrauenswürdigkeit von Hochrisiko-KI-Systemen zu gewährleisten,[21] ist ebenfalls ein Dritter (hier: Notifizierende Stelle) einzubeziehen.

15 Sofern sowohl nach MDR als auch nach der KI-Verordnung ein Konformitätsbewertungsverfahren durchzuführen ist, entsteht ein erheblicher Aufwand für den Hersteller. Eine gewisse Erleichterung schafft Art. 43 Abs. 3 KI-VO, der es erlaubt, dass die Hochrisiko-Anforderungen der KI-Verordnung im Rahmen des Konformitätsbewertungsverfahrens der MDR mitgeprüft werden.

2.3 Grenzen der Berufsausübung und strafrechtliche Aspekte

16 Die Ausübung von Heilkunde unterliegt strengen regulatorischen Vorgaben, insbesondere aus den Bereichen des Heilkunde-, Berufs-, Straf- und Datenschutzrechts.[22] Der Einsatz von KI-gestützten Diagnosen und Therapieempfehlungen kann die ärztliche Therapiehoheit und Rechtmäßigkeit der Abrechnung ärztlicher Leistungen gefährden und zu rechtlichen Konsequenzen führen.[23] Verlassen sich Ärzte ausschließlich auf KI-gestützte Empfehlungen oder lassen Befundungen ohne eigenes Zutun durch KI-Software erstellen, besteht zum einen das Risiko eines Abrechnungsbetrugs gem. § 263 StGB.[24] Zum anderen kann ein Verstoß gegen den Arztvorbehalt vorliegen, der bestimmte heilberufliche Tätigkeiten nur einem ordnungsgemäß ausgebildeten und approbierten Arzt vorbehält.[25]

17 Rechtsverstöße beim Umgang mit Patientendaten können nicht nur hohe Geldbußen nach sich ziehen, sondern auch strafrechtliche Konsequenzen. Angehörige der Heilberufe sind als „Berufsgeheimnisträger" zur Verschwiegenheit verpflichtet. Eine nicht autorisierte Weitergabe von Patientendaten – z. B. beim Einsatz von KI zu medizinischen Forschungszwecken und der damit einhergehenden Verarbeitung von Gesundheitsdaten – kann für sie schwerwiegende rechtliche Folgen haben. Sie

19 Vgl. Europäische Kommission (2025b).
20 Vgl. Jorzig/Kemter (2024); vgl. Erwägungsgrund 50 KI-VO; vgl. Hoos (2024).
21 Erwägungsgrund 123 KI-VO.
22 Vgl. §§ 299a, 299b StGB, § 7 HWG, §§ 32, 33 MBO-Ä, § 128 Abs. 2 SGB V.
23 Vgl. Rammos et al. (2020).
24 Vgl. Rammos et al. (2020).
25 Frost (2019); vgl. Handorn/Juknat (2022).

riskieren dabei nicht nur Verstöße gegen Datenschutzgesetze und Verletzungen der Behandlungsverträge mit ihren Patienten, sondern setzen sich auch der Gefahr einer strafrechtlichen Verfolgung wegen Geheimnisverrats nach § 203 StGB aus.[26]

Persönliche Leistungserbringung

Die persönliche Leistungserbringung (vgl. §§ 19 Abs. 1 MBO, 32 Abs. 1 Ärzte-ZV, 15 Abs. 1 BMV-Ä) ist ein Kernprinzip der ärztlichen Tätigkeit und ein wesentliches Merkmal freiberuflicher Arbeit. Sie definiert das Berufsbild des Arztes maßgeblich und basiert auf einer besonderen Vertrauensbeziehung zwischen Arzt und Patient. Dieses Prinzip besagt, dass der Arzt grundsätzlich alle Leistungen selbst durchzuführen hat und bei einer (zulässigen) Delegation von Aufgaben an Mitarbeiter die leitende und eigenverantwortliche Rolle behalten muss. Im Gegensatz zu gewerblichen Unternehmern kann er den Umfang seiner Praxisleistungen nicht unbegrenzt durch den Einsatz von Mitarbeitern erweitern, was die persönliche Verantwortung und den individuellen Charakter der ärztlichen Leistungserbringung unterstreicht. Der umfassende Einsatz von KI in der Medizin dürfte dem Grundsatz der persönlichen Leistungserbringung – so wie er derzeit ausgestaltet und definiert ist – widersprechen. KI kann somit unterstützend eingesetzt werden, darf aber die zentrale Rolle und Verantwortung des Arztes bei medizinischen Entscheidungen und Eingriffen nicht ersetzen.

3 Zivil- und strafrechtliche Haftungsfragen

Die Anwendung von KI in der Medizin wirft komplexe Haftungsfragen auf. Zentral 18
ist die Verantwortlichkeit bei KI-gestützten Fehldiagnosen oder -behandlungen: Wer haftet – Arzt, Hersteller oder System? Der rechtliche Rahmen wird durch zahlreiche Vorschriften bestimmt, wobei jüngste EU-Richtlinien(-Entwürfe) zur KI-Haftung Beweiserleichterungen für Geschädigte vorsehen.[27] Für alle Beteiligten ist es entscheidend, diese rechtlichen Entwicklungen zu verstehen, um Haftungsrisiken zu minimieren und KI in der Medizin verantwortungsvoll zu nutzen.

3.1 Aktuelle Rechtslage

3.1.1 Haftung des KI-Systems

Eine Haftung des Systems selbst ist aktuell nicht gegeben. Eine KI kann nach 19
derzeitigem Rechtsstand kein Träger von Rechten und Pflichten sein und daher kann sie keine Haftung treffen.

26 Vgl. Rammos et al. (2020); Sachs (2018).
27 Europäische Kommission (2022a).

3.1.2 Haftung des Herstellers

20 Die Haftung bei Medizinprodukten basiert für den Hersteller auf vertraglichen (§§ 630a, 280 BGB) und deliktischen (§§ 823 ff. BGB) Grundlagen. Zusätzlich greift die Gefährdungshaftung nach dem Produkthaftungsgesetz.[28] Dabei ist zu beachten, dass die Durchführung von Konformitätsbewertungsverfahren den Hersteller oder Inverkehrbringer nicht von zivil- und strafrechtlicher Verantwortung entbindet.[29]

21 KI-Systeme zeichnen sich oft durch hohe Komplexität und Undurchsichtigkeit ihrer Entscheidungsprozesse (= Opazität) aus, was die Zuordnung von Verantwortung bei Schäden erschwert.[30] Diese Opazität wirft neue rechtliche Herausforderungen auf, insbesondere bei der Beweisführung und der Frage, wer für autonome Entscheidungen von KI-Systemen haftbar gemacht werden kann.[31]

3.1.3 Haftung des Arztes

22 Der Einsatz von KI durch Ärzte ist im Rahmen der Therapiefreiheit möglich und nicht automatisch haftungsbegründend. Die zentrale Verantwortung bleibt beim Arzt, der für eigene Fehler oder schuldhaftes Nichterkennen von KI-Fehlern haftet.[32] Entscheidend ist die Einhaltung des Facharztstandards.[33] Solange der Einsatz von KI bei bestimmten Indikationen oder in bestimmten Fachbereichen sich nicht etabliert hat und insbesondere nicht zum Facharztstandard gehört, gelten diese als Neulandmethoden. Ärzte haben bei Einsatz von Neulandmethoden erhöhte Sorgfaltspflichten.[34] Eine Haftung der Ärzte für KI-Systeme als „digitale Erfüllungsgehilfen" (§ 278 BGB analog) oder „maschinelle Verrichtungsgehilfen" (§ 831 BGB analog) scheidet aufgrund fehlender Rechtspersönlichkeit und Exkulpationsmöglichkeiten aus.[35]

23 Um eine Haftung des Arztes zu vermeiden, muss die Behandlung auf einer umfassenden Aufklärung und Einwilligung des Patienten basieren. Die Aufklärung soll dem Patienten eine fundierte Entscheidung ermöglichen.[36] Bei neuen Methoden wie dem KI-Einsatz besteht eine erweiterte Aufklärungspflicht über unbekannte Risiken und Alternativen.[37]

28 Vgl. Schickert et al. (2020).
29 Vgl. Schickert et al. (2020).
30 Burchardi (2022); Thöne (2024); vgl. Helle (2020).
31 Burchardi (2022).
32 Burchardi (2022); Eberbach (2024).
33 Eberbach (2024).
34 Vgl. Eichelberger (2024).
35 Katzenmeier (2021); Helle (2020); Eichelberger (2023).
36 Vgl. Eichelberger (2024).
37 Vgl. Eichelberger (2024); Rammos et al. (2020).

3.2 Neue rechtliche Entwicklungen

Das Haftungsrecht für KI in der Medizin erfährt einige Anpassungen durch neue rechtliche Entwicklungen. So schreibt z. B. die am 8.12.2024 in Kraft getretene Produkthaftungsrichtlinie[38] neue Regelungen vor. 24

Dabei sieht die EU-Richtlinie zur Produkthaftung nunmehr eine verschuldensunabhängige Haftung des Herstellers auch für Software vor. Zuvor war umstritten, ob Software ein Produkt ist. Anders als nach Artikel 2 Nr. 1 MDR kommt es bei der neuen Produkthaftungsrichtlinie nicht auf die subjektive Zweckbestimmung des Herstellers an. Vielmehr gilt eine objektive Sicht auf den Einsatzzweck und auch die vorhersehbare Anwendung des Produkts muss beachtet werden (vgl. Art. 4 Abs. 1 Produkthaftungs-RL). Neu ist auch die Haftung des Herstellers für Veränderungen an Produkten durch Software-Updates oder KI-Systeme.[39] Zudem wurden die Beweisanforderungen für Geschädigte in komplexen Fällen erleichtert.[40] 25

Neben der neuen Produkthaftungsrichtlinie schlug die Europäische Kommission zunächst eine KI-Haftungsrichtlinie vor.[41] Diese wurde jedoch wieder zurückgezogen, weshalb weitere Entwicklungen abzuwarten bleiben.[42] 26

Die neuen Regelungen zielen darauf ab, ein ausgewogenes Verhältnis zwischen Verbraucherschutz und Innovationsförderung zu schaffen. Sie sollen die Rechtssicherheit erhöhen und gleichzeitig die Entwicklung vertrauenswürdiger KI in Europa unterstützen.[43] Sie sollen sicherstellen, dass sowohl für Produktfehler als auch für Schäden durch KI-Systeme angemessene Haftungsregelungen existieren. Dadurch wird ein breites Spektrum möglicher Schadensfälle abgedeckt und gleichzeitig die Rechtssicherheit für alle Beteiligten erhöht. 27

4 Datenschutz

Das Datenschutzrecht hat in praktischer Hinsicht sowohl für die Entwicklung als auch den Einsatz von KI eine zentrale Bedeutung. Denn KI wird mit Datensätzen trainiert, die häufig personenbezogen sind, und sowohl Eingaben als auch Ausgaben von KI-Anwendungen können sich auf natürliche Personen beziehen. Das gilt erst recht im medizinischen Kontext, wo für die Entwicklung ggf. Gesundheitsdaten benötigt werden und wo KI dann in Bezug auf konkrete Personen eingesetzt wird. Es gibt daher im Kontext von medizinischer KI eine Vielzahl von datenschutzrechtlich relevanten Verarbeitungen personenbezogener Daten, bei- 28

38 Europäische Kommission (2024).
39 Vgl. Erwägungsgrund 50 ProdHaft-RL
40 Art. 9 f. Produkthaftungs-RL; Niehoff/Hilger (2024); vgl. Piovano/Hess (2024).
41 Europäische Kommission (2022).
42 Europäische Kommission (2025a), Anhang IV Nr. 32.
43 Vgl. Frost et al. (2024); vgl. Europäische Kommission (2022b).

spielsweise dadurch, dass ein KI-Modell zur Erkennung von vererbbaren Erkrankungen mit den Daten von erkrankten und nicht erkrankten Familienmitgliedern trainiert wird. Als Verarbeitung gilt es auch, wenn beispielsweise ein Hautkrebs-Screening mit einer KI-basierten Software unterstützt wird.[44]

29 Die Verarbeitung personenbezogener Daten, d. h. Informationen, die sich auf eine identifizierte oder identifizierbare Person beziehen (Art. 4 Nr. 1 DSGVO), ist – mit zahlreichen Ausnahmen – grundsätzlich verboten.[45] Damit personenbezogene Daten rechtmäßig verarbeitet werden können, bedarf es stets einer Rechtsgrundlage. Eine relevante Rechtsgrundlage für den Einsatz von KI in der medizinischen Versorgung ist die Einwilligung (Art. 6 Abs: 1 Satz 1 lit. a DSGVO) des Patienten.[46] Nach dem Zweckbindungsgrundsatz (Art. 5 Abs. 1 lit. b DSGVO) dürfen personenbezogene Daten nur für festgelegte Zwecke erhoben werden.[47] Dabei muss der Verarbeitungszweck eindeutig, d. h. hinreichend konkret bestimmt sein.[48]

30 Im Kontext von Gesundheitsdaten sind stets Sondervorschriften zu beachten. In Art. 9 Abs. 2 DSGVO sind besondere und vorrangige Regelungen zum Umgang mit sog. besonderen Kategorien personenbezogener Daten, z. B. Gesundheitsdaten, genetischen Daten oder biometrischen Daten, enthalten. So muss beispielsweise eine Einwilligung in die Verarbeitung besonderer Kategorien personenbezogener Daten ausdrücklich erfolgen (Art. 9 Abs. 2 lit. a DSGVO). Daneben können Gesundheitsdaten für Zwecke der Gesundheitsversorgung, wenn ein Vertrag mit einem Angehörigen eines Gesundheitsberufs besteht (Art. 9 Abs. 2 lit. h DSGVO), verarbeitet werden.[49] In Bezug auf KI stellt sich die Frage, inwiefern ihr Einsatz insofern den Zweck erfüllt und ob im Übrigen die Anforderungen erfüllt sind.

31 Für Zwecke der medizinischen Forschung kann die Verarbeitung von personenbezogenen Daten über eine gesonderte datenschutzrechtliche Grundlage erfolgen, ist also in Teilen privilegiert. Dies betrifft sowohl die Erforschung von medizinischen KI-Anwendungen als auch den Einsatz von KI-Anwendungen in der medizinischen Forschung. Eine Einwilligung einzuholen, ist zwar auch für Forschungszwecke generell möglich, hat allerdings den Nachteil, dass die Einwilligung jederzeit frei widerrufen werden kann (Art. 7 Abs. 3 Satz 1 DSGVO).[50] Denn dies kann die weitere Verarbeitung ab dem Zeitpunkt des Widerrufs einschränken. Es empfiehlt sich daher, den Einsatz von KI in der medizinischen Forschung nicht nur auf eine ausdrückliche Einwilligung zu stützen. Das ist in der Regel auch nicht nötig, denn Forschungszwecke werden im Datenschutzrecht

44 Chanda et al. (2024).
45 Taeger/Schmidt (2022); Albers/Veit (2024).
46 Linardatos (2022).
47 Voigt (2022).
48 Voigt (2022).
49 Linardatos (2022).
50 Ausführlicher: Rammos et al. (2020).

generell privilegiert.[51] So verstößt eine Weiterverarbeitung zu Forschungszwecken gemäß Art. 5 Abs. 1 lit. b Hs. 2 DSGVO nicht gegen den Zweckbindungsgrundsatz, auch wenn eine Weiterverarbeitung zu Forschungszwecken nicht vereinbart wurde.[52] Die Verarbeitung von Gesundheitsdaten zugunsten wissenschaftlicher Forschung kann nach Art. 9 Abs. 2 lit. j DSGVO im nationalen Recht erlaubt werden. In Deutschland wurde dieser Spielraum durch § 27 BDSG[53] und § 6 GDNG[54] genutzt. Eine Verarbeitung solcher besonderen Kategorien personenbezogener Daten ist demnach zulässig, wenn sie für die Forschungszwecke erforderlich ist und die Interessen des Verantwortlichen (d. h. der Person, die über die Mittel und Zwecke der Verarbeitung entscheidet, Art. 4 Nr. 7 DSGVO) die Interessen der betroffenen Personen erheblich überwiegen. Dazu soll der Verantwortliche angemessene und spezifische Schutzmaßnahmen zur Wahrung der Interessen der betroffenen Person vorsehen.[55]

Neben einer tauglichen Rechtsgrundlage für die Verarbeitung stellt die DSGVO 32
auch noch einige weitere Anforderungen an die Verarbeitung mittels KI. So müssen Betroffene bei der Erhebung personenbezogener Daten unter anderem über den Verantwortlichen sowie über die Zwecke und über die Dauer der Speicherung informiert werden (Art. 13 DSGVO). Diese Transparenzanforderung kann in Bezug auf manche KI-Systeme, die generelle Zwecke erfüllen und einen weiten Anwendungsspielraum haben, ggf. schwierig zu erfüllen sein.

Bedeutend für medizinische KI-Anwendungen kann zudem die Vorgabe des 33
Art. 22 Abs. 1 DSGVO sein. Die verbietet es grundsätzlich, eine Entscheidung, die eine betroffene Person erheblich beeinträchtigt, ausschließlich auf eine automatisierte Verarbeitung personenbezogener Daten zu stützen. Dieses Verbot betrifft solche automatisierten Prozesse, bei denen ein Mensch nicht für die Letztentscheidung eingeschaltet wird und durch welche die betroffene Person erheblich beeinträchtigt wird. Beispielsweise wäre bei KI-Hautscreening dieses Verbot zu beachten, sofern eine Behandlung allein auf die KI-Diagnose gestützt wird. Es bedarf einer fachlichen inhaltlichen Prüfung, damit Art. 22 Abs. 1 DSGVO gar nicht zur Anwendung kommt.[56]

Von diesem Verbot gibt es wiederum Ausnahmen, unter anderem bei einer 34
ausdrücklichen Einwilligung (Art. 22 Abs. 2 lit. c DSGVO).[57] Sofern eine automatisierte Entscheidung nach Art. 22 Abs. 2 DSGVO ausnahmsweise zulässig ist, sind zusätzlich angemessene Schutzmaßnahmen zu ergreifen (Art. 22 Abs. 3 DSGVO), und der betroffenen Person müssen zusätzliche Informationen über

---

51 Rossnagel (2019).
52 Voigt (2022).
53 Bundesdatenschutzgesetz.
54 Gesundheitsdatennutzungsgesetz; dazu weiter unten Rn. 36.
55 Krohm (2022).
56 Taeger (2022).
57 Buchner (2024).

die automatisierte Entscheidung bereitgestellt werden (Art. 13 Abs. 2 lit. f und Art. 14 Abs. 2 lit. g DSGVO).[58]

35 Neben den allgemeinen Vorgaben der DSGVO gibt es auch weitere, spezielle Vorgaben für den Datenschutz und die Datennutzung im Gesundheitswesen. Von zentraler Bedeutung wird die Verordnung über den Europäischen Gesundheitsdatenraum (European Health Data Space = EHDS) sein, die bereits in einer finalen Entwurfsfassung vorliegt.[59] Der Entwurf der EHDS-VO sieht vor, wie Gesundheitsdaten in einer elektronischen Patientenakte gespeichert und für Primär- und Sekundärnutzungen zugänglich gemacht werden. Anbieter von Gesundheitsdiensten werden für die Erhebung von Gesundheitsdaten weiterhin eine Rechtsgrundlage nach der DSGVO benötigen. Deutliche Vereinfachungen sind hingegen für die sog. Sekundärnutzung vorgesehen. Angehörige von Gesundheitsberufen, die personenbezogene Daten für die Primärnutzung erhoben haben, sind verpflichtet, diese Daten mit anderen Personen zu teilen (Art. 51 EHDS-VO).[60] Für bestimmte Sekundärnutzungen (insbesondere Forschung, Art. 53 Abs. 1 EHDS-VO) können dann beispielsweise Forschungseinrichtungen Zugang zu diesen Gesundheitsdaten erhalten. Dazu soll eine staatliche Zugangsstelle (voraussichtlich das Bundesamt für Arzneimittel und Medizinprodukte, BfArM) Forschungseinrichtungen in einer Art Datentreuhand Zugang zu den anonymisierten – oder ausnahmsweise nur pseudonymisierten – Gesundheitsdaten ermöglichen (Art. 50 ff. EHDS-VO).[61] Betroffene können über ein Opt-Out-Recht in Art. 71f EHDS-VO verhindern, dass ihre Daten (auch in nur anonymisierter Form) für die Sekundärnutzung verfügbar gemacht werden.[62]

36 Bereits in Kraft getreten ist das deutsche Gesundheitsdatennutzungsgesetz (GDNG), welches eine vergleichbare Zielrichtung wie die EHDS-VO hat und deren künftige Implementierung erleichtern soll.[63] Zum einen dürfen Gesundheitseinrichtungen die bei ihnen im Zuge der Primärnutzung gespeicherten Daten nach § 6 Abs. 1 GDNG auch für die eigene Forschung weiterverarbeiten.[64] Zum anderen wird auch die Weitergabe an andere Stellen geregelt.[65] Gesundheitsdaten dürfen anonymisiert und dann als anonyme Daten an Dritte weitergegeben werden (§ 6 Abs. 3 Satz 3 GDNG). Die Weitergabe nicht anonymisierter, d. h. personenbezogener Gesundheitsdaten ist nach § 6 Abs. 3 Satz 2 GDNG nur mit einer Einwilligung des Betroffenen oder auf einer anderen Rechtsgrundlage zulässig. Bei dem Bundesinstitut für Arzneimittel und Medizinprodukte (BfArM)

58 Buchner (2024).
59 Der Rat der EU hat dem finalen Entwurf im Januar 2025 zugestimmt. Somit stehen lediglich noch die formellen Unterschriften durch Rat und Parlament sowie die Veröffentlichung im Amtsblatt der EU aus, siehe Rat der EU (2025).
60 Buchholtz et al. (2024).
61 Buchholtz et al. (2024).
62 Werry/Ntanas (2024).
63 Werry/Ntanas (2024).
64 Kaufmann/Eisenmenger (2024).
65 Gassner (2024).

wird eine zentrale Datenzugangs- und Koordinierungsstelle eingerichtet (§ 3 Abs. 1 GDNG). Allerdings sind Inhaber von Gesundheitsdaten durch das GDNG nicht dazu verpflichtet, die bei ihnen gespeicherten Gesundheitsdaten auch zu teilen. Über die Datenzugangs- und Koordinierungsstelle soll lediglich der Zugang zu öffentlich zugänglichen Gesundheitsdaten verbessert werden (§ 3 Abs. 2 S. 2 GDNG).[66] Wenn Dateninhaber anonymisierte Gesundheitsdaten freiwillig teilen, vermittelt das BfArM diese Gesundheitsdaten an interessierte Datennutzende, sofern die Anforderungen des GDNG erfüllt sind.

5 Literatur

Albers, M./Veit, R.-D. (2024): Art. 6 DSGVO. In: Wolff, H. A. et al. (Hrsg.): Beck'scher Online-Kommentar Datenschutzrecht. 49. Ed. München: C. H. Beck.

Altmiks, C. (2024): SGB V § 33a Digitale Gesundheitsanwendungen. In: Rolfs, C. et al.: beck-online.GROSSKOMMENTAR (Kasseler Kommentar). 127. Aufl. München: C. H. Beck.

Borges, G. (2023): Der Begriff des KI-Systems. Tatbestandsmerkmale und Auslegungsansätze. In: Computer und Recht 11, S. 706–716. DOI: /10.9785/cr-2023-391106.

Botta, J. (2024): (K)ein Recht auf Behandlung mit KI? – Zugang zu intelligenten Medizinprodukten. In: Zeitschrift für Product Compliance 2, S. 42–48.

Buchholtz, G. et al. (2024): Der Gesetzgeber im Spannungsfeld zwischen Patientensouveränität und Forschungsinteressen – eine Bewertung der neuesten Gesetzgebungsaktivitäten auf EU-Ebene und nationaler Ebene. In: Medizinrecht 7, S. 471–476. DOI: 10.1007/s00350-024-6780-1.

Buchner, B. (2024): Art. 22 DSGVO. In: Kühling, J./Buchner, B. (Hrsg.): Datenschutz-Grundverordnung / BDSG Kommentar. 4. Aufl. München: C. H. Beck.

Burchardi, S. (2022): Risikotragung für KI-Systeme. Zur Zweckmäßigkeit einer europäischen Betreiberhaftung. In: Europäische Zeitschrift für Wirtschaftsrecht 15, S. 685–692.

Clausen, T./Schroeder-Printzen, J. (2020): Münchener Anwaltshandbuch Medizinrecht. Medizinrecht. 3. Aufl. München: C. H. Beck.

Chanda, T. et al. (2024): Dermatologist-like explainable AI enhances trust and confidence in diagnosing melanoma. In: Nature Communications 15, 524. DOI: 10.1038/s41467-023-43095-4.

Chibanguza, K./Steege, H. (2024): Die KI-Verordnung – Überblick über den neuen Rechtsrahmen. In: Neue Juristische Wochenschrift 25, S. 1769–1775.

Dettling, H.-U./Krüger, S. (2018): Digitalisierung, Algorithmisierung und Künstliche Intelligenz im Pharmarecht. In: Pharma Recht 11, S. 513–522.

Eberbach, W. (2024): Der Kampf des Menschen gegen seine natürlichen Grenzen (Teil 2). Heilung – Verbesserung – Befreiung – Fortsetzung zu Teil 1, Med 2024, 400. In: Medizinrecht 7, S. 484–493.

Eichelberger, J. (2023): Arzthaftung beim Einsatz von KI und Robotik. In: Zeitschrift für Product Compliance 5, S. 209–214.

Eichelberger, J. (2024): Arzthaftung im Kontext von KI und Robotik. In: Ruschemeier, H./ Steinrötter, B.: Der Einsatz von KI & Robotik in der Medizin. Interdisziplinäre Fragen. 1. Aufl. Baden-Baden: Nomos, S. 97–114.

Eickbusch, J.: Die Zweckbestimmung von Medizinprodukten. In: Medizinprodukterecht 2, S. 52–59.

Europäische Kommission (2022a): Vorschlag für eine RICHTLINIE DES EUROPÄISCHEN PARLAMENTS UND DES RATES zur Anpassung der Vorschriften über außervertragliche zivilrechtliche Haftung an künstliche Intelligenz (Richtlinie über KI-Haftung). Online: https://eur-lex.europa.eu/legal-content/DE/TXT/?uri=CELEX:52022PC0496#:~:text=Vorschlag%20f

66 Werry/Ntanas (2024).

%C3%BCr%20eine%20RICHTLINIE%20DES%20EUROP%C3%84ISCHEN%20PARLAMENTS [abgerufen am 15.11.2024].
Europäische Kommission (2022b): Fragen und Antworten zur Überarbeitung der Produkthaftungsrichtlinie. 2022. Online: https://ec.europa.eu/commission/presscorner/detail/de/qanda_22_5791 [abgerufen am 15.10.2024].
Europäische Kommission (2024): Richtlinie (EU) 2024/2853 des Europäischen Parlaments und des Rates vom 23. Oktober 2024 über die Haftung für fehlerhafte Produkte und zur Aufhebung der Richtlinie 85/374/EWG des Rates.
Europäische Kommission (2025a): Arbeitsprogramm 2025, Anhang IV Nr. 32. Online: https://commission.europa.eu/publications/2025-commission-work-programme-and-annexes_en [abgerufen am 18.2.2025].
Europäische Kommission (2025b): Approval of the content of the draft Communication from the Commission – Commission Guidelines on prohibited artificial intelligence practices established by Regulation (EU) 2024/1689 (AI Act), Online: https://digital-strategy.ec.europa.eu/en/library/commission-publishes-guidelines-prohibited-artificial-intelligence-ai-practices-defined-ai-act [abgerufen am 20.2.2025].
Friedrich, W.-H. (2020): § 17 Grundzüge des Arzneimittel- und Medizinprodukterechts. In: Clausen, T./Schroeder-Printzen, J. (2020): Münchener Anwaltshandbuch Medizinrecht. Medizinrecht. 3. Aufl. München: C. H. Beck.
Frost, Y. (2019): Künstliche Intelligenz in Medizinprodukten und damit verbundene medizinprodukte- und datenschutzrechtliche Herausforderungen. In: Medizinprodukterecht 4, S. 117–125.
Frost, Y. et al. (2024): Nutzen, Chancen, Risiken und Haftung bei der Verwendung von Künstlicher Intelligenz im Kontext der KI-Verordnung und KI-Haftungsrichtlinie. Take the risk or lose the chance? – Wesentliche Fragen, die Unternehmen im Bereich KI aus rechtlicher Sicht im Blick haben sollten. In: Medizinprodukterecht 1, S. 4–20.
Gassner, U. M. (2024): Sekundärnutzung von Gesundheitsdaten für die kommerzielle Medizinprodukteforschung. In: Zeitschrift für das gesamte Medizinprodukterecht 4, S. 95–98.
Handorn, B./Juknat, U. (2022): KI und Haftung bei Medizinprodukten. In: Medizinprodukterecht 3, S. 77–89.
Helle, K. (2020): Intelligente Medizinprodukte: Ist der geltende Rechtsrahmen noch aktuell? In: Medizinrecht 12, S. 993–1000.
Hoos, K. (2024): KI trifft auf Medizinprodukte – Das zukünftige Zusammenspiel von AI-Act und MDR. In: Zeitschrift für Product Compliance 4, S. 168–175.
IG NB – Interessengemeinschaft der Benannten Stellen für Medizinprodukte in Deutschland (2023): Questionnaire „Artificial Intelligence (AI) in medical devices“. Online: https://www.ig-nb.de/?tx_epxelo_file[id]=1003235&cHash=f03bcf63e76d99d4ca5b51957cff7f69 [abgerufen am 14.10.2024].
Jorzig, A./Kemter, L. (2024): Regulierung im Bereich KI-Medizin (AI Act). In: Ruschemeier, H./Steinrötter, B.: Der Einsatz von KI & Robotik in der Medizin. Interdisziplinäre Fragen. 1. Aufl. Baden-Baden: Nomos, S. 161–170.
Katzenmeier, C. (2021): KI in der Medizin – Haftungsfragen. In: Medizinrecht 10, S. 859–867.
Kaufmann, J./Eisenmenger, F. (2024): Das Gesetz zur verbesserten Nutzung von Gesundheitsdaten und der Europäische Gesundheitsdatenraum. In: Kranken- und Pflegeversicherung 4, S. 138–143.
Keber, T. et al. (2024): 1. Teil, Kapitel B: Symbolische KI (1. Welle). In: Schwartmann, R. et al. (Hrsg.): KI-Verordnung Leitfaden für die Praxis, 2. Aufl. Heidelberg: C. F. Müller.
Krohm, N. (2022): § 27 BDSG In: Gola, P./Heckmann, D. (Hrsg.): Datenschutzgrundverordnung Bundesdatenschutzgesetz Kommentar. 3. Aufl. München: C. H. Beck.
Linardatos, D. (2022): Intelligente Medizinprodukte und Datenschutz. In: Computer & Recht 6, S. 367–373.
Munstermann-Senff, K./Schulte, M. (2024): Digitale Hautchecks unter der Lupe: OLG Hamburg verschärft Klassifizierung von Medizin-Apps. Online: https://www.taylorwessing.com/de/insights-and-events/insights/2024/07/digitale-hautchecks-unter-der-lupe [abgerufen am 1.10.2024].

Niehoff, L./Hilger, D. (2024): Neue Richtlinie zur Produkthaftung: Wo geht die Reise hin? Online: https://www.taylorwessing.com/de/insights-and-events/insights/2024/02/neue-richtlinie-zur-produkthaftung [abgerufen am 15.10.2024].
Piovano, C./Hess, C. (2024): Mehr Pflichten, mehr Rechte: Wie die neue EU-Produkthaftungsrichtlinie die Spielregeln für Wirtschaftsakteure und Verbraucher ändert (Teil 2). In: Zeitschrift für Product Compliance 4, S. 161–168.
Rammos, T. et al. (2020): § 28 Medizin. In: Ebers, M. et al.: Künstliche Intelligenz und Robotik. Rechtshandbuch. 1. Aufl. München: C. H. Beck, Rn. 1–91.
Rat der EU (2025): Pressemitteilung: Europäischer Gesundheitsdatenraum: Rat nimmt neue Verordnung zur Verbesserung des grenzüberschreitenden Zugangs zu EU-Gesundheitsdaten an, Online: https://www.consilium.europa.eu/de/press/press-releases/2025/01/21/european-health-data-space-council-adopts-new-regulation-improving-cross-border-access-to-eu-health-data/ [abgerufen am 20.02.2025].
Rossnagel, A. (2019): Datenschutz in der Forschung. In: Zeitschrift für Datenschutz 4, S. 157–164.
Sachs, G. (2018): E-Health – Chancen und Herausforderungen bei der digitalen Transformation des Gesundheitsmarktes. In: Medizinprodukterecht 1, S. 24–28.
Sassenberg, T./Faber, T. (2020): Rechtshandbuch Industrie 4.0 und Internet of Things. Praxisfragen und Perspektiven der digitalen Zukunft. 2. Aufl. München: C. H. Beck.
Schickert, J. et al. (2020): § 15 Digitalisierung des Gesundheitswesens. In: Sassenberg, T./Faber, T.: Rechtshandbuch Industrie 4.0 und Internet of Things. Praxisfragen und Perspektiven der digitalen Zukunft. 2. Aufl. München: C. H. Beck, S. 497–536.
Stiemerling, O. (2024): Was ist ein KI-System im Sinne der KI-VO? In: Computer und Recht 8, S. 554–558.
Ströbel, L./Grau, R. (2022): KI-gestützte Medizin-Apps. Rechtliche Herausforderungen eines interdisziplinären Produkts. In: Zeitschrift für Datenschutz 11, S. 599–605.
Taeger, J. (2022): Art. 22 DSGVO. In: Taeger, J./Gabel, D. (Hrsg.): Kommentar DSGVO – BDSG – TTDSG. 4. Aufl. Frankfurt a. M.: Deutscher Fachverlag.
Taeger, J./Schmidt, B. (2022): Einführung. In: Taeger, J./Gabel, D. (Hrsg.): Kommentar DSGVO – BDSG – TTDSG. 4. Aufl. Frankfurt a. M.: Deutscher Fachverlag.
Thiermann, A./Böck, N. (2022): Künstliche Intelligenz in Medizinprodukten. Regulatorisches Regelwerk und Haftungsvorgaben. In: Recht Digital 8, S. 333–339.
Thöne, M. (2024): Deliktische Haftung im Internet der Dinge. In: Recht Digital 7, S. 318–324.
VDE Verband der Elektrotechnik Elektronik Informationstechnik e. V. (2024): Die EU Medizinprodukteverordnung (MDR): Was ändert sich? Online: https://www.vde.com/topics-de/health/beratung/die-eu-medizinprodukteverordnung-mdr-was-aendert-sich [abgerufen am 1.10.2024].
Voigt, P. (2022): Art. 5 DSGVO. In: Taeger, J./Gabel, D. (Hrsg.): Kommentar DSGVO – BDSG – TTDSG. 4. Aufl. Frankfurt a. M.: Deutscher Fachverlag.
Voigt, P./Hullen, N. (2024): Handbuch KI-Verordnung. 1. Aufl. Berlin: Springer.
Wendehorst, C. (2024): Art. 3 KI-VO. In: Martini, M./Wendehorst, C. (Hrsg.): Verordnung über künstliche Intelligenz Kommentar. 1. Aufl. München: C. H. Beck.
Wendehorst, C. et al. (2024): Der Begriff des „KI-Systems“ unter der neuen KI-VO. In: Multimedia und Recht Beilage 2, S. 605–613.
Werry, S./Ntanas, E. (2024): Sekundärnutzung von Gesundheitsdaten – Quid deinde? In: Multimedia und Recht 10, S. 641–646.

Wie wollen wir mit der Unschärfe und der Unsicherheit von Vorhersagen in der personalisierten Medizin umgehen?[1]

Dr. Jonas Hügel/Nils Beyer/Dr. Robert Kossen/Alessandra Kuntz/Dr. Harald Kusch/
Sophia Rheinländer/Dr. Sabine Smolorz/Prof. Dr. Ulrich Sax

1 **Danksagung:**
Wir sind sehr dankbar für die Förderung der ethischen Aspekte in unseren Verbundforschungsprojekten. Förderung durch das BMBF im Projekt FAIrPaCT (BMBF 01KD2208A). Förderung durch die DFG im Projekt KFO5002 (CRU5002), NFDI4Health (DFG 442326535). Förderung durch die EU in SHARE-CTD (HORIZON-MSCA-2022-DN 101120360).
Einhaltung ethischer Richtlinien: Kein Interessenkonflikt
Die Autor:innen geben an, dass kein Interessenkonflikt besteht. Für diesen Beitrag wurden von der Autorin und dem Autor keine Studien an Menschen oder Tieren durchgeführt. Für zitierte externe Studien gelten die jeweils dort angegebenen ethischen Richtlinien.
Bei der Gliederung und der Rohfassung des Textes wurde zum Teil ChatGPT 40 mini eingesetzt.

Abstract: Die Integration genomischer Daten in die personalisierte Medizin verspricht, individuelle Therapieempfehlungen zu optimieren, indem insbesondere genetische Prädispositionen, klinische Phänotypen und Umweltfaktoren berücksichtigt werden. Besonders die Fortschritte in der Genomsequenzierung eröffnen neue Möglichkeiten in der Krebsdiagnose, bringen jedoch auch Herausforderungen im Umgang mit sensiblen Daten mit sich, insbesondere in Bezug auf Datenschutz und potenzielle Diskriminierung. Trotz des Potenzials für die Entscheidungsunterstützung wird das Heilsversprechen der personalisierten Medizin nicht immer eingelöst. Unschärfe und Unsicherheiten bei der Interpretation von Daten und die Prüfung der Evidenz von Vorschlägen stellen große Herausforderungen für alle Beteiligten dar. Der Einsatz von KI in der medizinischen Entscheidungsfindung erfordert transparente und nachvollziehbare Prozesse, um das Vertrauen der Betroffenen und des medizinischen Fachpersonals gleichermaßen zu stärken. Der EU AI Act bietet einen regulatorischen Rahmen, um ethische Standards in der Genomforschung zu fördern.
Ethik spielt in der personalisierten Medizin eine zentrale Rolle, da die bioethischen Prinzipien von Autonomie, Nichtschädigung, Fürsorge und Gerechtigkeit einen Rahmen zur Analyse komplexer Entscheidungen in der genomischen Medizin bieten. Um die ethischen Herausforderungen zu bewältigen und eine vertrauensvolle, patientenzentrierte Versorgung zu gewährleisten, sind interdisziplinäre Dialoge und gezielte Schulungen aller Beteiligten unerlässlich.

1 Einleitung

1 In vielen Fördermaßnahmen wie der Deutschen Krebshilfe, der Nationalen Forschungsdateninfrastruktur (NFDI), der Medizininformatikinitiative (MII), dem Netzwerk Universitätsmedizin (NUM) und insbesondere genomDE spielen neben den klinischen Daten genomische Daten eine große Rolle. Die Kombination genetischer Prädisposition (Biomarker), klinischem Phänotyp und Umweltfaktoren soll die Abschätzung des individuellen Ansprechens auf verschiedene Therapieoptionen bis hin zur Empfehlung keiner weiteren Therapie unterstützen. Aufgrund der enormen Kombinatorik bei der Interpretation von Biomarkern sind hier Forschung und Klinik auf Verfahren der Biostatistik und des maschinellen Lernens angewiesen. Allerdings führt die im Vergleich zu bisherigen regelbasierten Systemen etwas aufwändigere Nachvollziehbarkeit von Interpretationen zu einer neuen gefühlten Unsicherheit im Umgang mit diesen Verfahren.

2 Das initiale Heilsversprechen der personalisierten Medizin und der antizipierte große Nutzen von „Big Data“ und Künstlicher Intelligenz (KI) haben sich nicht nur auf die medizinische Forschung, sondern sehr disruptiv auch auf Patient: innen und Patientenorganisationen ausgewirkt. Allerdings konnte das Heilsversprechen bisher weder von personalisierter Medizin noch von Big Data und KI gehalten werden. Letztendlich sind von den sehr technischen Verfahren nicht automatisch bessere Entscheidungen bzw. Entscheidungsvorschläge zu erwarten. Unschärfe von Aussagen und Unsicherheiten bei der Interpretation von Daten und die Prüfung der Evidenz von Vorschlägen stellen große Herausforderungen für alle Beteiligten dar. Vielmehr hat sich die medizinische Versorgung durch die scheinbare Präzisierung von Aussagen zur Wahrscheinlich-

keit zukünftiger Ereignisse eher verkompliziert als dass eine Verbesserung in der Versorgung erreicht worden wäre.

Darüber hinaus wirft der Einsatz von KI-Verfahren in der Medizin Bedenken hinsichtlich des potenziellen Verlusts von Fachwissen und handwerklichen Fähigkeiten bei medizinischem Personal auf. Das American College of Physicians (ACP) formulierte kürzlich in einem Positionspapier klare Regeln zum Umgang mit KI bezüglich Erklärbarkeit, Transparenz und Bias[2]. Die Befürchtung ist, dass eine übermäßige Abhängigkeit von KI-gestützten Diagnosen und Behandlungsvorschlägen dazu führen könnte, dass Ärzt:innen und Pflegekräfte ihre praktischen Fähigkeiten und das kritische Denken verlieren. Dies könnte nicht nur die Qualität der Patientenversorgung beeinträchtigen, sondern auch das Vertrauen der Patient:innen in die medizinische Fachkompetenz verringern. 3

Im Folgenden gehen wir zunächst auf die ethischen Grundsätze und deren Anwendung in Forschung und Versorgung ein. Anhand praktischer Beispiele zeigen wir den Handlungsbedarf auf und wagen einen Ausblick in die nähere Zukunft. 4

2 Ethische Grundsätze

Die GMDS hat bereits 2007 sehr hilfreiche ethische Leitlinien über die GMDS Fachdisziplinen hinweg formuliert[3] und nimmt dabei sowohl das einzelne Mitglied im Sinne der Kompetenzen, aber insbesondere die Fachgesellschaft als medizinnahe Fachgesellschaft in besondere Verantwortung. 5

Die bioethischen Grundsätze nach Beauchamp und Childress von 1989[4] bieten darüber hinaus einen geeigneten Rahmen für die äquivalente Fragestellung in der Biomedizin und die ethische Entscheidungsfindung im Gesundheitswesen an. Sie umfassen vier grundlegende Prinzipien, die insbesondere in der Genomforschung und der genomischen Medizin anwendbar sind. Das Prinzip der **Autonomie (Autonomy)** respektiert die Entscheidungsfreiheit und das Recht des Individuums, informierte Entscheidungen über die eigene Gesundheitsversorgung zu treffen. Es betont die Bedeutung der informierten Einwilligung und der Selbstbestimmung. Das zweite Prinzip der **Nichtschädigung (Non-Maleficence)** verpflichtet medizinisches Personal dazu, Schaden zu vermeiden. Es stellt sicher, dass alle Interventionen darauf ausgerichtet sind, die Patient:in nicht zu schädigen und ihre Gesundheit zu fördern. Das **Fürsorgeprinzip (Beneficence)** fordert im Gegensatz zum Prinzip der Nichtschädigung aktiv dazu auf, das Wohl der Patient:in zu fördern und zu schützen. Es ermutigt Gesundheitsdienstleister, therapeutische Maßnahmen zu ergreifen, die den Patient:innen nützen. Das vierte 6

2 Daneshvar et al. (2024).
3 GMDS et al. (2007).
4 Beauchamp/Childress (2019a); Beauchamp/Childress (2019b).

Prinzip der **Gerechtigkeit (Justice)** betont die faire Verteilung von Gesundheitsressourcen und die Gleichbehandlung aller Patient:innen. Es fordert, dass jeder Zugang zu notwendiger medizinischer Versorgung erhält, unabhängig von sozialen, wirtschaftlichen oder kulturellen Faktoren.

7 Diese Prinzipien helfen dabei, komplexe Dilemmata zu analysieren und gut abgewogene Entscheidungen zu treffen. Beauchamp und Childress haben mit ihrer ethischen Theorie in der Medizin besonders viel Zustimmung gefunden, weil sie die Prinzipien so formuliert haben, dass sie Raum für Abwägungen und Priorisierungen bieten. Zunächst ist es wichtig, jedes Prinzip im jeweiligen Kontext zu interpretieren. Anschließend wird geprüft, ob diese Prinzipien in dem spezifischen Fall miteinander in Konflikt stehen oder harmonieren. Im Falle eines Konflikts erfolgt eine Abwägung der Prinzipien.

8 Ein derartiger Konflikt besteht beispielsweise dann, wenn das Fürsorgeprinzip dafür spricht, auf breiter Basis Genomsequenzierung und KI an Patient:innen anzuwenden. Das Prinzip der Nichtschädigung verlangt jedoch, etwaige Empfehlungen durch Evidenz bzw. klinische Studien zu untermauern, bevor sie zur Anwendung kommen. Auch das Prinzip der Gerechtigkeit muss wichtige Impulse in die Thematik Hochdurchsatzsequenzierung geben, da beispielsweise sowohl bei der Interpretation von genomischen Variationen als auch bei maschinellen Lernverfahren damit zu rechnen ist, dass es zu Bias und Benachteiligungen kommen kann, wenn nicht schon beim Design der Verfahren geeignete Maßnahmen ergriffen werden.[5]

3 Anwendung der Genomforschung

9 Die Fortschritte in der Genomsequenzierung haben insbesondere im Bereich der Krebsdiagnose und -therapie weitreichende Veränderungen bewirkt. Durch Technologien wie Panel-Sequencing und Whole-Genome-Sequencing (WGS) können Ärzt:innen die genetischen Grundlagen von Krebserkrankungen besser verstehen und gezielte Behandlungsansätze entwickeln.[6] Panel-Sequencing konzentriert sich auf spezifische Gene, die mit bestimmten Krebsarten assoziiert sind. Dies ermöglicht eine schnelle Identifizierung von Mutationen, was gezielte Therapien wie zielgerichtete Medikation oder Immuntherapien unterstützen kann.[7]

10 Im Gegensatz dazu bietet WGS eine umfassendere Analyse, bei der das gesamte Genom eines Tumors – ggf. auch im Vergleich zum Normalgewebe – untersucht wird. Diese Methode kann seltene oder neuartige Mutationen auch in den Bereichen des Genoms aufdecken, die nicht in Standard-Panels enthalten sind. Obwohl WGS wertvolle Informationen liefert, wirft es auch komplexe ethische

5 Selbst et al. (2019).
6 Bagger et al. (2024).
7 Matteucci et al. (2024).

Fragen auf, insbesondere hinsichtlich der Interpretation der Daten und der möglichen Entdeckung von genetischen Prädispositionen für andere Krankheiten sowie deren Relevanz für Blutsverwandte wie Eltern, Geschwister oder Kinder. Das American College of Medical Genetics and Genomics (ACMG) und der Deutsche Ethikrat bieten zur genomischen Hochdurchsatzsequenzierung und zum Einsatz von KI in der Medizin umfangreiche Stellungnahmen an.[8]

Die Anwendung dieser Technologien in der Krebsforschung und -behandlung ist vielversprechend, aber sie bringt auch Herausforderungen mit sich. Der Umgang mit sensiblen genetischen Daten erfordert geeignete Datenschutzmaßnahmen, um das Risiko von Diskriminierung und Stigmatisierung zu minimieren. Zudem müssen Patient:innen umfassend informiert werden, um fundierte Entscheidungen über ihre Teilnahme an genetischen Tests zu treffen, insbesondere in Bezug auf die potenziellen psychologischen Auswirkungen von Ergebnissen. 11

Bei seltenen Erkrankungen, die oft von komplexen genetischen Hintergründen geprägt sind, bietet WGS die Möglichkeit, bisher unentdeckte genetische Marker zu erkennen, die mit bestimmten Krankheitsbildern assoziiert sind. Durch maschinelles Lernen können Modelle entwickelt werden, die nicht nur die Korrelation zwischen genetischen Variationen und Erkrankungen aufzeigen, sondern auch Hypothesen über kausale Zusammenhänge formulieren. Dies ist besonders wichtig, da viele Erkrankungen aufgrund ihrer Seltenheit nicht gut erforscht sind, und das Verständnis der zugrundeliegenden biologischen Prozesse häufig fehlt. 12

In vielen Fällen bedeutet das nicht, dass dadurch zeitnah neue Behandlungs- und Therapieoptionen zur Verfügung stehen, jedoch ist es für viele Patient:innen schon sehr hilfreich, eine klare Diagnose ihrer Erkrankung zu bekommen. Beispielsweise um sich mit anderen Betroffenen in Selbsthilfegruppen zu vernetzen. 13

4 Unschärfe von Aussagen in der genomischen Medizin durch komplexe Datenlage

Die interindividuelle genomische Variabilität stellt eine große Herausforderung dar. Obwohl bereits eine Vielzahl genetischer Marker identifiziert wurde, bleibt ihre kombinatorische Wirkung sowie ihre klinische Relevanz oft unklar. Während korrelative Zusammenhänge zwischen genetischen Varianten und einer Krankheit durch (genomweite) Assoziationsstudien ermittelt werden können, sind kausale Zusammenhänge weitaus schwieriger zu belegen. Zudem sind die biologischen Prozesse, die diesen Zusammenhängen zugrunde liegen, oft unbekannt oder nicht vollständig verstanden, was die Unsicherheit in der klinischen Anwendung weiter erhöht. Daher erfordert der Umgang mit genomischen Daten und den daraus gewonnenen Erkenntnissen ein hohes Maß an Fachwissen und Sorgfalt, um Fehlinformationen zu vermeiden. 14

8 Deutscher Ethikrat (o. D.).

15 Molekulare Tumorboards spielen eine entscheidende Rolle in der personalisierten Onkologie, um im interdisziplinären Dialog für die jeweils besprochenen Patient:innen Behandlungsansätze zu entwickeln.[9] Der Einsatz von Panel-Sequencing ermöglicht es, multiple genetische Marker gleichzeitig zu erfassen, was die Identifizierung potenzieller therapeutischer Zielstrukturen erleichtert. Dennoch bringt dieser Prozess erhebliche Unsicherheiten und Unschärfen mit sich, die sowohl klinische Entscheidungen als auch Patienten-Outcomes beeinflussen können.

16 Die Interpretation der Ergebnisse aus den Sequenzierungsverfahren ist oft komplex. Die Vielzahl an Varianten, die durch Panel-Sequencing identifiziert werden, führt zu einer Flut von Daten, von denen viele unbekannte oder unklare klinische Relevanz haben. Während einige genetische Veränderungen als gut charakterisiert gelten und klare therapeutische Implikationen aufzeigen, bleibt die Bedeutung vieler anderer Varianten im Dunkeln. Dies führt zu Unsicherheiten, die sich negativ auf die Entscheidungsfindung auswirken können, da die Evidenzbasis für die Nutzung bestimmter Targeted Therapies oft begrenzt ist.

17 Der Einsatz von KI in molekularen Tumorboards kann zwar dazu beitragen, Muster zu erkennen und Daten zu konsolidieren, er bringt jedoch auch die Gefahr von Überinterpretation mit sich. KI-Algorithmen können Zusammenhänge identifizieren, die zwar statistisch signifikant sind, jedoch keine kausale Beziehung implizieren. Dies kann zu falschen Schlussfolgerungen und suboptimalen Behandlungsentscheidungen führen, insbesondere wenn der klinische Kontext nicht ausreichend berücksichtigt wird.

18 Um diesen Herausforderungen zu begegnen, ist eine sorgfältige Validierung der Ergebnisse unerlässlich. Eine enge Zusammenarbeit zwischen Molekularpatholog:innen, Onkolog:innen und Biomedizinischen Informatiker:innen ist entscheidend, um die Unsicherheiten zu minimieren. Transparente Entscheidungsprozesse und klare Kommunikationsstrategien sind notwendig, um Patient:innen über die Unsicherheiten und Risiken, die mit den genetischen Befunden einhergehen, angemessen aufzuklären. Nur so kann das Vertrauen in molekulare Tumorboards gestärkt und eine evidenzbasierte, patientenzentrierte Versorgung gewährleistet werden.

19 Bei der tagesaktuellen Interpretation von Biomarkern werden meist extern kuratierte Wissensdatenbanken eingebunden. Allerdings sind diese Datenbanken meist stark spezialisiert und enthalten bisweilen widersprüchliche Informationen. Dementsprechend ist eine konsequente Prüfung jeweils vor der Nutzung erforderlich. Dies schränkt folgerichtig auch die Nutzbarkeit dieser Datenbanken für das Training von KI-Modellen ein.[10]

20 Eine zusätzliche Herausforderung bei der Nutzung und Einbindung dieser Wissensdatenbanken ist die fehlende Harmonisierung. Ohne eine ausführliche, sehr

9 Larson et al. (2021).
10 Borchert et al. (2021).

aufwendige Harmonisierung können die Daten nur schlecht als Input für die automatisierten Prozesse und die Integration in unterstützende Werkzeuge zum Vorschlagen geeigneter Therapieoptionen genutzt werden. Des Weiteren sind die Lizenzen dieser Datenbanken zu berücksichtigen. Viele Lizenzen erlauben nur eine Nutzung für die akademische Forschung, was wiederum den Einsatz danach erschwert.[11]

Auch finden sich nicht zu allen Varianten Informationen, viele gelten als Variante mit unbekannter Signifikanz (VUS). Hier ist nicht verlässlich bekannt, welche Wirkung diese Varianten haben, weshalb versucht wird, mithilfe von Scoring-Methoden die Eigenschaften abzuschätzen.[12] Die Nutzung von unzuverlässigen und sich ändernden Daten als Trainingsgrundlage von KI wäre in diesem Falle besorgniserregend und würde gemäß dem „Garbage In, Garbage Out“ Prinzip[13] die Verlässlichkeit des Outputs der damit trainierten KI in Frage stellen. Dasselbe gilt auch für Modelle, welche mit nicht-genomischen, klinischen Routinedaten trainiert wurden.[14] 21

5 Risiken der Über- und Fehlinterpretation in der klinischen Anwendung

Auch in anderen Anwendungsfällen müssen die Herausforderungen der Variabilität und der Interpretation genomischer Informationen berücksichtigt werden. Es besteht die Gefahr von Überinterpretation, da KI-Modelle Empfehlungen auf Basis von Assoziationen abgeben könnten, die nicht unbedingt kausal sind. Im EU AI Act wurde der Einsatz von KI in der höchsten Risikoklasse eingruppiert und mit einem regulatorischen Rahmen für die Validierung von KI-Verfahren mit unmittelbarer Bedeutung für die jeweiligen Patient:innen versehen. 22

Überinterpretation kann dazu führen, dass Patient:innen unnötig behandelt werden oder sich Sorgen über gesundheitliche Risiken machen, die möglicherweise nicht eintreten werden – ganz abgesehen von der Frage, wer für die Mehrkosten in der Behandlung und deren Folgen aufkommen soll. 23

Fehlinterpretationen können in der Diagnose zu gravierenden Fehlern führen, was letztlich die Patientenversorgung gefährdet. Die mangelnde Standardisierung von Tests und die unterschiedliche Ausbildung der Fachkräfte verstärken diese Risiken. Daher sind eine fundierte Ausbildung sowie die Entwicklung klarer Richtlinien für die Interpretation genetischer Daten unerlässlich. 24

11 Borchert et al. (2021).
12 Schlotzig et al. (2021).
13 Geiger et al. (2021).
14 Clinical Research Unit 5002 (2024).

6 Relevanz des EU AI Acts für die genomische Medizin und KI-gestützte Entscheidungsunterstützung

25 Der EU AI Act ist ein bedeutender Schritt in Richtung Regulierung von Künstlicher Intelligenz, einschließlich ihrer Anwendungen in der genomischen Medizin. Diese Gesetzgebung hat das Potenzial, die Sicherheit und Wirksamkeit von KI-gestützten Therapievorschlägen zu verbessern. Dennoch bringt sie auch Herausforderungen mit sich: Die Notwendigkeit, die Komplexität der biologischen Daten mit den strengen Anforderungen an Transparenz und Nachvollziehbarkeit in Einklang zu bringen, kann die Entwicklung innovativer Lösungen hemmen.

26 Chancen der Gesetzgebung liegen in der Schaffung eines einheitlichen Rahmens, der Vertrauen in KI-gestützte Entscheidungen fördern kann. Eine klare Regulierung könnte dazu beitragen, ethische Standards in der Genomforschung zu gewährleisten und gleichzeitig das Risiko von Fehlentscheidungen zu minimieren.

7 Bedeutung der Transparenz und Nachvollziehbarkeit in der Anwendung von KI

27 Transparenz und Nachvollziehbarkeit sind zentrale Aspekte bei der Anwendung von KI in der Medizin. Die Entscheidungsprozesse von KI-Systemen müssen für medizinisches Fachpersonal und Patient:innen nachvollziehbar sein. Dies ist entscheidend, um das Vertrauen in KI-gestützte Therapievorschläge zu stärken. Ohne ein klares Verständnis der zugrundeliegenden Algorithmen und Daten können sowohl Ärzt:innen als auch Patient:innen Schwierigkeiten haben, die Empfehlungen der KI nachzuvollziehen und fundierte Entscheidungen zu treffen. Daher ist es unerlässlich, dass die Entwicklung von KI-gestützten Anwendungen in der Genomforschung mit einem starken Fokus auf ethische Standards und Benutzerfreundlichkeit einhergeht.

8 Fazit und Ausblick

28 Wie wollen wir nun mit der Unschärfe und der Unsicherheit von Vorhersagen in der personalisierten Medizin umgehen? Zunächst ist zu bemerken, dass die hier besprochenen Aspekte nicht allesamt neu sind. Die Forschung in der Medizinethik hat schon vor einigen Jahren entsprechende Empfehlungen, beispielsweise für die Zusatzbefunde in der genomischen Medizin bzw. zum Umgang mit KI-Verfahren, erarbeitet und kommuniziert.[15]

29 Durch die leichtere Verfügbarkeit von Biomarkern, von klinischen Daten und deren Interpretation durch maschinelle Lernverfahren, zukünftig auch durch Large Language Models (LLM), ist ein weiter Bedarf entstanden, deren Zuver-

15 Winkler/Schickhardt (2014).

lässigkeit, Nachvollziehbarkeit und Vertrauenswürdigkeit zu bewerten. Allerdings ist auch das nicht neu, da beispielsweise Software, die nahe an Patient:innen eingesetzt wird, der Medical Device Regulation (MDR) unterliegt. Dies wird nun durch den EU AI Act um spezielle KI-Aspekte ergänzt.

Einige dieser Aspekte werden in der NFDI in der Sektion Ethical, Legal & Social Aspects (ELSA) disziplinübergreifend diskutiert. 30

Um ein realistischeres Bild zu den Erwartungen und Herausforderungen von maschinellem Lernen und KI (nicht nur) in der genomischen Medizin zu etablieren, sind Transparenz, Information und Trainings zu Werkzeugen und Methoden auf mehreren Ebenen der Betroffenen bzw. der Behandler:innen und der Entscheidungsträger notwendig. Naheliegende Themen für Workshops und Schulungen wären beispielsweise eine Sensibilisierung für ethische Herausforderungen in der Genomforschung mit geeigneten Fallbeispielen zum Umgang mit Dilemmata in Entscheidungsprozessen. Bezüglich der Datenethik wären Fallstudien zu Datenschutzprinzipien bzw. Workshops zu Anonymisierung und Pseudonymisierung in der Genomik im Dialog von Mediziner:innen und Juristi:innen interessant. Auch das Thema Transparenz und Nachvollziehbarkeit von KI wäre interdisziplinär aufzuarbeiten, um ein gemeinsames Verständnis für die Erklärbarkeit und die Evaluierung derartiger Verfahren zu erreichen. 31

Diese Punkte müssen aufgrund der Bedeutung eines ethisch fundierten Ansatzes in der Genomforschung mit allen Prozessbeteiligten von den Proband:innen bzw. Patient:innen, deren Angehörigen, dem medizinischen und dem technischen Fachpersonal bis hin zu Jurist:innen und Ethiker:innen für den entsprechenden Rechts- und Ethikrahmen diskutiert und ggf. konsentiert werden. 32

9 Literatur

Bagger, F. O./Borgwardt, L./Jespersen, A. S./Hansen, A. R./Bertelsen, B./Kodama, M. et al. (2024): Whole genome sequencing in clinical practice. In: BMC Med Genomics 17(1), S. 39. DOI: 10.1186/s12920-024-01795-w.

Beauchamp, T.L./Childress J.F. (2019b): Principles of Biomedical Ethics: Marking Its Fortieth Anniversary. In: Am J Bioeth AJOB 19(11), S. 9–12. DOI: 10.1080/15265161.2019.1665402.

Beauchamp, T.L./Childress, J.F (2019a): Principles of biomedical ethics. Eighth edition. New York: Oxford University Press.

Borchert, F./Mock, A./Tomczak, A./Hügel, J./Alkarkoukly, S./Knurr, A. et al. (2021): Knowledge bases and software support for variant interpretation in precision oncology. In: Brief Bioinform. 22(6), bbab134. DOI: 10.1093/bib/bbab134.

Clinical Research Unit 5002 (CRU 5002)/Hügel, J./Schneider, J. J./Tran Ortega, D./Jentsch, E. M./Rheinländer, S. et al. (2024): A Concept for Mining Transitive Sequential Patterns from Pancreatic Cancer Patient Journeys. In: Röhrig, R./Grabe, N./Hübner, U. H./Jung, K./Sax, U./Schmidt, C. O. et al. (Hrsg.): Studies in Health Technology and Informatics, S. 235–243. DOI: 10.3233/SHTI240862.

Daneshvar N./Pandita D./Erickson S./Snyder Sulmasy L./DeCamp M/ACP Medical Informatics Committee and the Ethics, Professionalism and Human Rights Committee (2024): Artificial Intelligence in the Provision of Health Care: An American College of Physicians Policy Position Paper. In: Ann Intern Med. 177(7), S. 964–967. DOI: 10.7326/M24-0146.

Deutscher Ethikrat (o. D.): Alle Publikationen. Online: https://www.ethikrat.org/publikationen/alle-publikationen/ [abgerufen am 25.2.2025].
Geiger, R. S./Cope, D./Ip, J./Lotosh, M./Shah, A./Wenig, J. et al. (2021): "Garbage in, garbage out" revisited: What do machine learning application papers report about human-labeled training data? In: Quant Sci Stud. 2(3), S. 795–827. DOI: 10.1162/qss_a_00144.
GMDS/AL-KRZ/KH-IT/DVDM (2007): Ethische Leitlinien. Online: https://www.gmds.de/fileadmin/user_upload/Publikationen/Empfehlungen_Veroeffentlichungen/Ethische_Leitlinien.pdf [abgerufen am 25.2.2025].
Larson, K. L./Huang, B./Weiss, H. L./Hull, P./Westgate, P. M./Miller, R. W./Arnold, S. M./Kolesar, J. M. (2021): Clinical Outcomes of Molecular Tumor Boards: A Systematic Review. In: JCO Precis Oncol. Jul 9;5:PO.20.00495. DOI: 10.1200/PO.20.00495.
Matteucci, L./Sullo, F. G./Gallio, C./Esposito, L./Muratore, M./Rapposelli, I. G. et al. (2024): Multigene Panel Next-Generation Sequencing Techniques in the Management of Patients with Metastatic Colorectal Carcinoma: The Way Forward for Personalized Treatment? A Single-Center Experience. In: Int J Mol Sci. 25(20), 11071. DOI: 10.3390/ijms252011071.
Schlotzig, V./Kornrumpf, K./König, A/Tucholski, T./Hügel, J./Overbeck, T. R. et al. (2021): Predicting the Effect of Variants of Unknown Significance in Molecular Tumor Boards with the VUS-Predict Pipeline. In: Röhrig, R./Beißbarth, T./König, J./Ose, C./Rauch, G./Sax, U. et al. (Hrsg.): Studies in Health Technology and Informatics, S. 209–216. DOI: 10.3233/SHTI210562.
Selbst, A. D./Boyd, D./Friedler, S. A./Venkatasubramanian, S./Vertesi, J. (2019): Fairness and Abstraction in Sociotechnical Systems. In: Proceedings of the Conference on Fairness, Accountability, and Transparency, S. 59–68. DOI: 10.1145/3287560.3287598.
Winkler, E. C./Schickhardt, C. (2014): Ethische Herausforderungen der Genomsequenzierung in der translationalen Forschung und Antworten aus dem EURAT-Projekt. In: Laboratoriums-Medizin 38(4), S. 211–220.

Beitrag 9

Qualität, Bias und Nutzen im Machine-Learning-Zyklus medizinischer Anwendungen

Prof. Dr. Kai Wehkamp

Abstract: Maschinelles Lernen ist eine aktuell stark an Bedeutung gewinnende Methode aus dem Feld der Künstlichen Intelligenz, für die sich in der Anwendung für medizinische Verfahren besondere Herausforderungen ergeben. Jeder dieser Anwendungen liegt ein spezifischer Zyklus des Maschinellen Lernens zugrunde, der mit verschiedenen stark voneinander abhängigen Ebenen die Gesamtqualität und den medizinischen Nutzen bestimmt. Um die Anwendung und die dahinterstehenden einzelnen Ebenen zielgerichtet zu entwickeln und in die Patientenversorgung zu bringen, ist ein breites Spektrum verschiedener Wissensdomänen wichtig.

1 Medizinische KI-basierte Anwendungen

1 Künstliche Intelligenz (KI) bezeichnet digitale Anwendungen, die Aufgaben bearbeiten können, für die bislang biologische Intelligenz erforderlich war. In diesem Sinne fasst der Begriff ein weites Feld, das sich bereits seit Mitte des letzten Jahrhunderts entwickelt. Bis zu Beginn des 21. Jahrhunderts war vor allem die symbolische KI prägend, die bis heute in einem weiten Spektrum von einfachen Computerspielen bis zu hochkomplexen Expertensystemen eingesetzt wird. Kennzeichnend für Anwendungen der symbolischen KI sind von Menschen im Detail definierte und „einprogrammierte“ Regelwerke, mit denen die Systeme aus einem Input einen Output generieren. Die Reaktionen der Systeme können zwar je nach Komplexität der Regeln hochdifferenziert sein, sie sind aber kontrolliert und prinzipiell vorhersehbar.

2 Aktuell liegt die Aufmerksamkeit vor allem auf dem Maschinellen Lernen (ML). Dabei handelt es sich um eine neue Form der KI, die durch einige bahnbrechende Innovationen im Bereich der Programmierung (z. B. der Entwicklung künstlicher neuronaler Netze) und zunehmender Leistungsfähigkeit der Hardware in den letzten Jahren eine rasante Entwicklung genommen hat. ML-basierte Systeme erlernen die Regeln bzw. Muster, nach denen sie Output generieren, auf Basis von (möglichst umfangreichen) Trainingsdaten (Big Data).[1]

3 Innerhalb der allgemeinen Technik des ML gibt es drei wesentliche Methoden, die sich in Bezug auf die vorgegebene Lernform unterscheiden: Beim überwachten Lernen (supervised learning) werden die zu erkennenden Entitäten als Lernziele in Trainingsdatensätzen definiert bzw. markiert; beim verstärkenden Lernen (reinforcement learning) wird das Ziel vorgegeben und durch unzählige Durchgänge nach dem Trial & Error Prinzip versucht das System immer bessere Lösungen zu entwickeln; beim unüberwachten Lernen (unsupervised learning) wird das System allgemein darauf ausgerichtet, Auffälligkeiten und Muster zu erkennen, ohne dass konkrete Entitäten vorgegeben werden. Generatives ML, zu dem auch die Large Language Modelle gehören, kombiniert diese drei Methoden.

1 Topol (2019).

Die ML-basierten Inferenzen mit ihren zugrundeliegenden Methoden, nach denen Daten verarbeitet werden, um daraus Regeln bzw. Muster zu erlernen, werden prinzipiell durch Menschen vorgegeben und programmiert. Aber die sich aus dem Lern- bzw. Trainingsprozess ergebenden Muster, mit denen die Anwendung neuen Input bewertet, werden durch das System selbst generiert, sind in hochgradig abstrakter Form digital repräsentiert und lassen sich deswegen (im Gegensatz zur symbolischen KI) nicht ohne weiteres nachvollziehen oder kontrollieren. 4

Da sowohl Medizinprodukte als auch Medikamente in der Regel auf eine Wirkung auf Gesundheit oder Krankheit abzielen, besteht für Zulassung und Einsatz eine besondere Verantwortung in Bezug auf Qualität und Sicherheit. Zusätzlich ergeben sich in der Regel auch Anforderungen an die Wirtschaftlichkeit und Praktikabilität. Dieser Anspruch erstreckt sich auf KI-basierte medizinische Anwendungen. Dabei ergeben sich für das ML mit seiner speziellen Methode besonders komplexe, systemische Herausforderungen, die sich im jeweiligen Machine-Learning-Zyklus verorten lassen, der für jede ML-Anwendung unterschiedlich ist.[2] 5

2 Qualität und Bias im Machine-Learning-Zyklus

Anwendungen des ML basieren generell auf mehreren, stark voneinander abhängigen Ebenen, die über den sogenannten ML-Zyklus ineinanderwirken (s. Abb. 1). Start- und Endpunkt des Zyklus ist die Ebene der realen Lebenswelt, in der sich Gesundheit, Krankheit und unzählige weitere Aspekte von Mensch und Umwelt in Abhängigkeit verschiedenster Einflussfaktoren ereignen. Die Ebene der digitalen Daten soll die reale und hochkomplexe Lebenswelt so gut wie möglich abbilden. Da die gesamten digitalen Daten der realen Lebenswelt für gängige ML-Anwendungen bislang zu umfangreich sind, müssen in der Regel die für den jeweiligen Zweck relevanten digitalen Variablen ausgewählt und für die Verarbeitung vorbereitet werden (Vorbereitung der Variablen, u. a. durch Feature Selection, Feature Engineering). Die so vorbereiteten Daten werden auf der nächsten Ebene basierend auf dem Design der ML-Algorithmen genutzt, um das ML-System zu trainieren, zu testen und zu betreiben. ML-Algorithmen und weitere Soft- und Hardware-Elemente werden auf der nächsten Ebene in einer Anwendung für den praktischen Einsatz integriert, um sie für die Arbeitsprozesse der Nutzer verfügbar zu machen. Schließlich sollen diese ML-basierten Anwendungen eine Wirkung auf die Ebene der realen Lebenswelt nehmen und so optimalerweise zu einem medizinischen Nutzen beitragen.[3] 6

2 Wehkamp/Krawczak/Schreiber (2023).
3 Kocak/Kus/Kilickesmez (2021); Suresh/Guttag (2021).

7 Jede dieser Ebenen ist für sich genommen komplex und nimmt direkten oder indirekten Einfluss auf die anderen Ebenen. Um den Nutzen und die hierfür grundlegende Qualität, etwaige Verzerrungen oder andere sich ergebende Risiken auf den verschiedenen Ebenen des ML-Zyklus beurteilen zu können, ist je nach Anwendung ein breites Spektrum verschiedener Wissensdomänen nötig (s. Abb. 2).[4]

8 Grundsätzlich sind verschiedene mögliche Formen von Bias und anderen Qualitätsrisiken typisch und sollten für jede Anwendung kritisch geprüft werden (s. Übersicht Abb. 1).

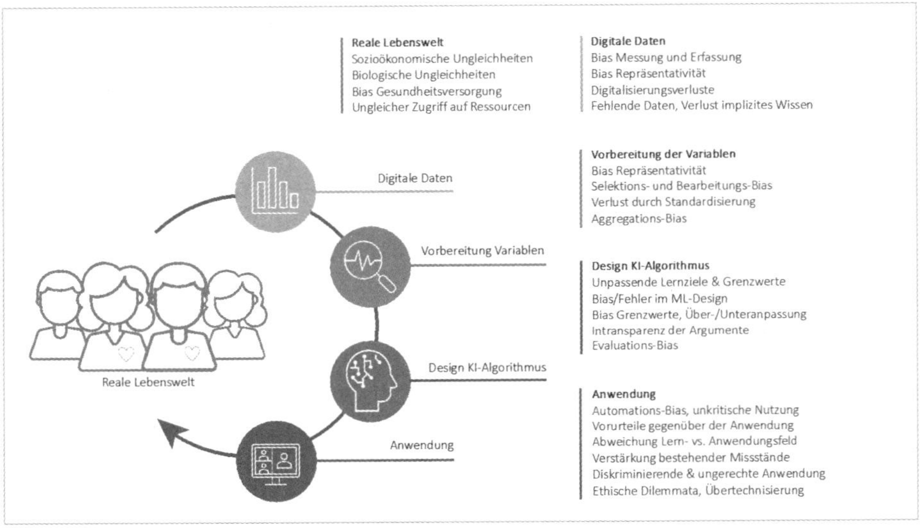

Abb. 1: Ausgewählte Risiken für die Qualität von ML-Anwendungen auf den Ebenen des Machine-Learning-Zyklus

Quelle: Wehkamp/Krawczak/Schreiber (2023).

4 Wehkamp/Krawczak/Schreiber (2023); Leslie et al. (2021).

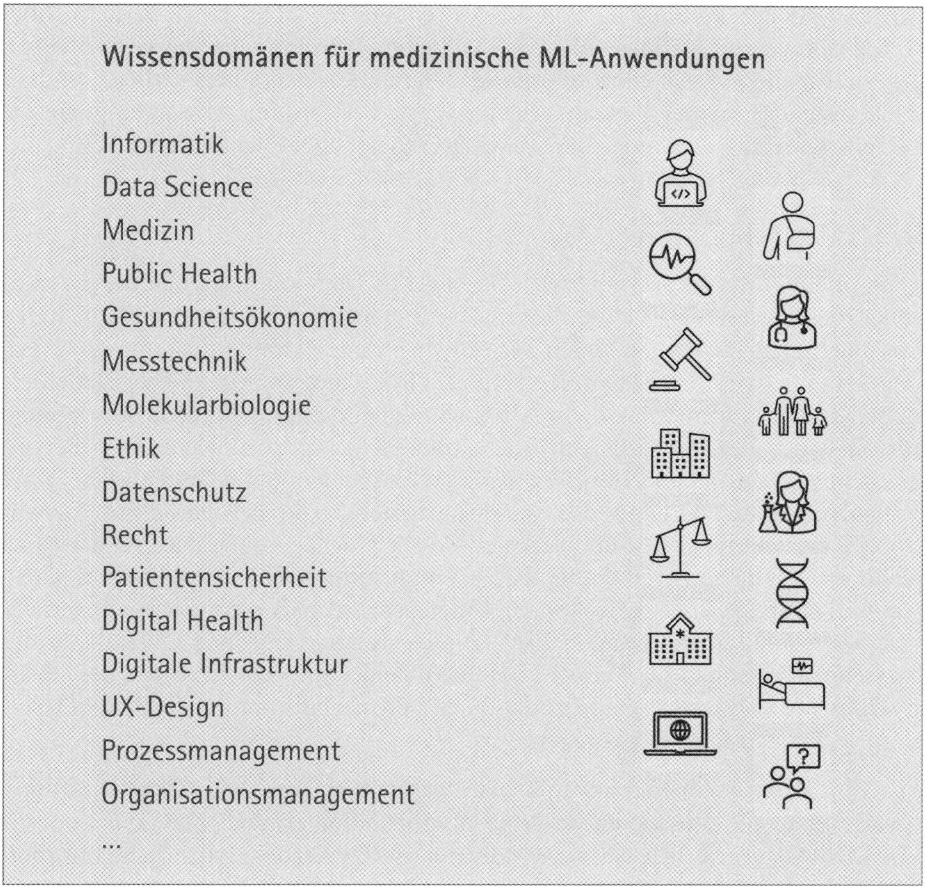

Abb. 2: Beispiele für Wissensdomänen, die im Zyklus des Maschinellen Lernens medizinischer Anwendungen erforderlich sein können

Quelle: Eigene Darstellung.

2.1 Reale Lebenswelt

Die reale Lebenswelt ist regelhaft von Inhomogenitäten gekennzeichnet, die mit 9
der Gefährdung oder Benachteiligungen bestimmter Individuen oder Bevölkerungsgruppen assoziiert sein können. Dabei handelt es sich vordringlich um sozioökonomische Ungleichheiten mit kulturellen, politischen und institutionellen Ursachen. Hinzu kommen biologische Unterschiede, wie etwa das Geschlecht oder genetische Variation. Diese Ungleichheiten stellen häufig schon für sich genommen einen Nachteil dar. Sie können darüber hinaus aber auch zu erheblichen Unterschieden beim Zugang zu medizinischer Diagnostik und Therapie und dadurch zu Verzerrungen (Bias) der in diesem Kontext erhobenen Daten

führen. Bei der Beurteilung von KI-Anwendungen sollte daher berücksichtigt werden, inwieweit sie relevante Ungleichheiten der realen Lebenswelt abbilden. Dies gilt nicht nur mit Blick auf die resultierende Versorgungsqualität, sondern auch, weil nur so der Nutzen gegen etwaige Risiken der Anwendung für die betroffenen Individuen oder Bevölkerungsgruppen abgewogen werden kann.[5]

2.2 Digitale Daten

10 Daten können die reale Lebenswelt nur selektiv und somit unvollständig repräsentieren, da es weder Mensch noch Maschine möglich ist, sämtliche Qualitäten vollständig zu erfassen. So bilden auch medizinische Befunde stets nur einen Teil der Gesamtsituation des Patienten ab und werden in unterschiedlicher Detailtiefe digital erfasst. Informationen, die sich nicht digital dokumentieren lassen, können für KI-Anwendungen überhaupt nicht nutzbar gemacht werden (z. B. die von ärztlicher Erfahrung und Intuition geprägte Einschätzung des Gesamtbildes eines Patienten).[6] Das Ziel kann also nur darin bestehen, für den jeweiligen Anwendungszweck ein möglichst nützliches und realitätsnahes Abbild der Lebenswelt zu gewinnen. Dafür muss einerseits die Datenerhebung selbst so präzise und genau wie nötig sein, gleichzeitig sollten die Daten repräsentativ sein. Verzerrungen der Datenerhebung (Measurement Bias) können durch mangelnde Objektivität der messenden Personen (z. B. Cognitive Bias), Fehler und Unterschiede der Messinstrumente und durch Transformation der Primärinformation (z. B. Standardisierung, Digitalisierung) entstehen.

11 Für viele Arten medizinischer Informationen gibt es bereits bewährte Klassifikationssysteme, die eine standardisierte Dokumentation ermöglichen (z. B. Snomed CT, LOINC).[7] Viele, insbesondere Individuum-spezifische medizinische Informationen lassen sich aber auch heute nur mithilfe der Komplexität natürlicher Sprache in Form von Texten und somit unstrukturiert erfassen. Auch deren Verarbeitung spielt aktuell eine immer wichtigere Rolle für KI-Anwendungen in der Patientenversorgung (Natural Language Processing und Large Language Modelle).[8]

12 Beeinträchtigungen der Repräsentativität treten dann auf, wenn Daten ein untypisches Abbild der Realität liefern (Representation Bias). Neben einem unpassenden Vorgehen bei der Stichprobengewinnung kann dies auch auf einer zu geringen Stichprobengröße beruhen, deretwegen bestimmte Aspekte der Grundgesamtheit unterrepräsentiert sind (Sampling Bias). Auch systematische Abweichungen zwischen dem Lernumfeld einer KI-Anwendung und ihrem späteren Anwendungsumfeld bis hin zur Nicht- oder Untererfassung bestimmter Daten-

5 Celi et al. (2022); Pierson et al. (2021).
6 Challen (2019); Niet/Bleakley (2021).
7 Kock-Schoppenhauer et al. (2021).
8 Goh et al. (2021).

typen (z. B. Universitätskrankenhaus vs. Hausarztpraxis), können die Repräsentativität einschränken. Und letztlich können Verzerrungen auch aus Ungleichheiten in der Bevölkerung selbst resultieren (z. B. hinsichtlich Symptomhäufigkeiten oder digitaler Affinität.

2.3 Auswahl und Vorbereitung der Variablen

Die Auswahl und Vorbereitung der digitalen Daten (Feature Selection/Engineering) ist wichtig, um ML-Systeme zielgerichtet und ohne Datenballast zu entwickeln und so möglichst valide und leistungsfähige Ergebnisse zu erreichen (z. B. Beschränkung der Analyse auf ausgewählte Medikamente und Laborparameter). Hierdurch kann es aber zur Nichtberücksichtigung relevanter Daten und zu Einschränkungen der Repräsentativität kommen. Auch eine (unreflektierte) Aggregation von Daten einer bestimmten Variablen, die unterschiedlichen Settings entstammen (z. B. verschiedenen Krankenhäusern), sowie die unkritische Verwendung von Standardisierungs- und Normalisierungsfunktionen kann die Validität einer ML-Inferenz einschränken. 13

2.4 Design der ML-Algorithmen

Der ML-Algorithmus ist ein Software-Code, der die genaue Methode ausgestaltet, mit der die vorbereiteten Daten für die Mustererkennung verarbeitet werden. Neben technischen Fehlern bei der Programmierung ist dieser Designprozess anfällig gegen Verzerrungen auf den Ebenen des Lernens und der Evaluation. Für die Einstellung der Algorithmen muss ein Kompromiss geschlossen werden zwischen der Fähigkeit, wichtige Besonderheiten in, und Unterschiede zwischen Datenquellen zu erkennen und gleichzeitig die Überwertung natürlicher (zufälliger) Streuung zu vermeiden (Over-/Underfitting). Beim überwachten Lernen ist außerdem die Formulierung passender Lernziele kritisch, d. h. die Definition und Identifikation von Entitäten, auf deren Erkennen das Modell trainiert werden soll (Labeling oder Groundtruth, z. B. die Markierung auffälliger Rundherde in Trainings-Röntgenbildern). Wenn diese Zielsetzungen nicht zum späteren Anwendungsszenario passen, kann daraus ein Risiko für die behandelten Patienten entstehen. Auch die zur Validierung verwendeten Testdaten müssen zum geplanten medizinischen Anwendungskontext passen und sollten ggf. lokale Besonderheiten berücksichtigen (z. B. unterschiedliche Datenverfügbarkeit).[9] 14

Der Output von ML-Algorithmen erfolgt in der Regel in der Form von Wahrscheinlichkeiten (z. B. für ein schlechtes Outcome nach einer bestimmten Behandlung). Etwaige, in die Software eingebettete Grenzwerte, mit denen aus den Wahrscheinlichkeiten konkrete Empfehlungen und Klassifikationen abgeleitet 15

9 Kocak/Kus/Kilickesmez (2021).

werden, sind kritisch für die Patientenbehandlung und müssen deshalb sorgfältig und evidenzbasiert gewählt werden. Mechanismen, mit denen ein ML-Algorithmus bestimmte Charakteristika eines Datensatzes als besonders relevant für das jeweils resultierende Ergebnis der Anwendung identifiziert (sog. Explainability), müssen transparent und nachvollziehbar sein, um eine hinreichende Akzeptanz und kritische Reflexion durch die Anwender sicherzustellen.[10]

2.5 Anwendung in der realen Lebenswelt

16 Sämtliche Verzerrungen und Fehler während der Entwicklung einer KI-Anwendung können deren praktischen Einsatz stören. Die Analyse möglicher Risiken ist daher für eine verantwortliche Patientenversorgung essenziell. Über allem steht auch hier die Gefahr der mangelnden Repräsentativität, weil Lernwelt und Anwendungswelt u. U. nicht zusammenpassen. Gerade durch die vielen und teils intransparenten Schritte eines ML-Zyklus kann es leicht zu Abweichungen kommen zwischen dem Problem, für das die Anwendung konzipiert wurde, und dem Problem, auf das es später angewandt wird (Distributive shift). Daneben birgt eine unkritische Nutzung der Ergebnisse von KI-Anwendungen auch das Risiko, dass wichtige differenzialdiagnostische Überlegungen ausgeklammert oder auf sich selbst erfüllende Vorhersagen hingesteuert wird (Automation Bias, Confirmation Bias, Self-fulfilling Predictions). Auf der anderen Seite können aber technische Hürden, suboptimale Prozessintegration, mangelnde inhaltliche Transparenz und daraus resultierendes Misstrauen in die verwendete Technik dazu führen, dass der eigentlich bestehende potenzielle Nutzen einer ML-Anwendung nicht der Patientenversorgung zugutekommt (Prejudice against the machine).[11]

17 Wenn Ungleichheiten in der Lernwelt bestehen, so ist es wichtig, diese zu erkennen, damit sie sich nicht in die Muster der ML-Anwendung integrieren und somit einen ungewünschten Einfluss auf die Ergebnisse nehmen, der die Ungleichheiten festigen oder verstärken könnte. Dies gilt insbesondere dann, wenn sich die Anwendung nicht an einem bestmöglichen Outcome für die Patienten orientiert, sondern an tradierten Zielvorstellungen oder einem besonderen Benefit für bestimmte, meist privilegierte Gruppen (z. B. Menschen mit besserem Zugriff auf digitale Gesundheitsressourcen).[12]

18 Der Einsatz technischer Anwendungen wie der ML-basierten Software birgt prinzipiell das Risiko, dass die für viele Aspekte guter Medizin wichtigen menschlichen Faktoren zu stark reduziert werden. So können ML-Anwendungen teils sehr präzise und objektiv wirkende Wahrscheinlichkeiten für das medizinische Outcome berechnen (z. B. exakt wirkende Überlebenswahrscheinlichkeiten für bestimmte Tumorstadien). Die differenzierte Einordnung dieser Ergebnisse stellt

10 Loftus et al. (2022); Amann et al. (2022).
11 Challen et al. (2019); Cabitza/Campagner/Balsano (2020); Gaube (2021).
12 Obermeyer/Topol (2021).

eine Herausforderung für die Arzt-Patienten-Kommunikation dar.[13] Noch kritischer ist zudem die Begründung von Allokations- und Priorisierungsentscheidungen auf Basis von potenziell nicht vollumfänglich alle Faktoren berücksichtigenden ML-basierten Kalkulationen.[14]

3 Bewertung von Evidenz und Nutzen

Moderne Medizin ist evidenzbasiert und beruht entsprechend auf einem wissenschaftlichen Qualitätsanspruch. Dazu gehören kontrollierte Studien, die Nutzen und Sicherheit der Verfahren so objektiv wie möglich in realen Szenarien beurteilen und mit etablierten Alternativen vergleichen. 19

Für ML-basierte Ergebnisse werden im ersten Schritt in der Regel statistische Metriken wie Sensitivität, Spezifität und Präzision (positiv prädiktiver Wert) berechnet und oft in Abhängigkeit voneinander dargestellt (z. B. als Sensitivität vs. Spezifität als AUROC, area under the receiver operating curve). 20

Darauf aufbauend ist es wichtig, anhand des jeweiligen ML-Zyklus Bias und Risiken kritisch zu beurteilen und die Objektivität (Unabhängigkeit von unkontrollierten Einflussfaktoren), Reliabilität (Verlässlichkeit) und Validität (Gültigkeit) zu objektivieren. Diese Ergebnisse werden häufig in Referenz zu einem Goldstandard gesetzt, der entweder aus etablierten Definitionen, der Beurteilung von Fachexperten oder auch neu entwickelten Konstrukten besteht (z. B. Vergleich der ML-basierten Prädiktionsrate für Sepsis mit definierten, retrospektiv angewandten Sepsiskriterien).[15] 21

Für ML-basierte Anwendungen, die gute Ergebnisse in diesen Metriken zeigen, kann zwar ein Nutzen vermutet werden, aber für eine evidenzbasierte Nutzenbewertung sollten wenn möglich klinische Studien durchgeführt werden. Hierfür sollte die Anwendung in einem realen Setting, mit neuen Daten und im Vergleich zu alternativen Verfahren untersucht werden (z. B. als prospektive Interventionsstudie).[16] Hierzu können sowohl harte Endpunkte wie Überlebenszeit, Symptomreduktion oder Krankheitsprogress gehören, wie auch weichere Endpunkte wie Lebensqualität, Usability, Prozessintegration und Aufwand bzw. Kosten. Zusätzlich ist auch die Bewertung ethischer, soziokultureller oder anderer systembezogener Aspekte interessant (z. B. Einfluss auf die Kompetenzentwicklung künftiger Medizinergenerationen). Der Mehrwert einer medizinischen KI-Anwendung sollte in der Regel durch den Nachweis eines eindeutigen medizinischen Nutzens oder eines Vorteils von Effizienz bzw. Wirtschaftlichkeit dargestellt werden. Bislang gelingt dies 22

13 Lu et al. (2022).
14 Wingfield et al. (2020).
15 Lauritsen et al. (2021).
16 Caliebe/Leverkus/Antes/Krawczak (2019).

jedoch nur wenigen ML-Anwendungen, woraus sich die aktuell noch geringe Bedeutung in der angewandten Patientenversorgung erklären lässt.[17]

4 Ausblick

23 Medizinische ML-Anwendungen sind bislang noch nicht in der Breite der Patientenversorgung angekommen. Hintergrund sind die für medizinische Verfahren bestehenden hohen Anforderungen an den Nachweis eines evidenzbasierten Nutzens und an die Kontrolle von Risiken. Hinzu kommen Herausforderungen in Bezug auf positive wirtschaftliche Effekte, effiziente Integrationsmöglichkeiten in Versorgungsprozesse und auch auf kulturelle und ethische Aspekte. In den USA sind inzwischen allerdings knapp 1000 KI-/ML-basierte Anwendungen zugelassen und es ist zu erwarten, dass im Laufe der kommenden Jahre immer mehr Anwendungen die Hürden nehmen und so zunehmend einen Mehrwert für die angewandte Patientenversorgung erbringen können.

24 Die voneinander abhängigen Ebenen des Machine-Learning-Zyklus erschweren die inhaltliche Bewertung von Qualität und Güte einer ML-Inferenz. In der Frühphase des Maschinellen Lernens lag die größte Bedeutung auf spezifischer Daten- und Informatik-Expertise. Um aber künftig medizinische ML-basierte Anwendungen zielgerichtet zu entwickeln, hat das Zusammenspiel eines großen Spektrums verschiedener Wissensdomänen eine besondere Bedeutung gewonnen und wird maßgeblich für die erfolgreiche Integration in die Versorgung sein.

5 Literatur

Amann, J./Vetter, D./Blomberg, S. N./Christensen, H. C./Coffee, M./Gerke, S. et al. (2022): To explain or not to explain? – Artificial intelligence explainability in clinical decision support systems. In: PLOS Digital Health 1(2), e0000016. DOI: 10.1371/JOURNAL.PDIG.0000016.

Balagopalan, A./Baldini, I./Celi, L. A./Gichoya, J./McCoy, L. G./Naumann, T. et al. (2024): Machine learning for healthcare that matters: Reorienting from technical novelty to equitable impact. In: PLOS Digital Health 3(4), e0000474. DOI: 10.1371/JOURNAL.PDIG.0000474.

Cabitza, F./Campagner, A./Balsano, C. (2020): Bridging the “last mile” gap between AI implementation and operation: “data awareness” that matters. In: Annals of Translational Medicine 8(7), S. 501–501. DOI: 10.21037/atm.2020.03.63.

Caliebe, A./Leverkus, F./Antes, G./Krawczak, M. (2019): Does big data require a methodological change in medical research? In: BMC Medical Research Methodology 19(1), 125. DOI: 10.1186/s12874-019-0774-0.

Celi, L.A./Cellini, J./Charpignon, M .L./Dee, E. C./Dernoncourt, F./Eber, R. et al. (2022): Sources of bias in artificial intelligence that perpetuate healthcare disparities – A global review. I: PLOS Digital Health1(3), e0000022. DOI: 10.1371/journal.pdig.0000022.

Challen, R./Denny, J./Pitt, M./Gompels, L./Edwards, T./Tsaneva-Atanasova, K. (2019): Artificial intelligence, bias and clinical safety. In: BMJ Quality and Safety 28(3), S. 231–237. DOI: 10.1136/bmjqs-2018-008370.

17 Balagopalan (2024).

Gaube, S./Suresh, H./Raue, M./Merritt, A./Berkowitz, S. J./Lermer, E. et al. (2021): Do as AI say: susceptibility in deployment of clinical decision-aids. In: npj Digital Medicine 4(1), 31. DOI: 10.1038/s41746-021-00385-9.

Goh, K. H./Wang, L./Yeow, A. Y. K./Poh, H./Li, K./Yeow, J. J. L. et al. (2021): Artificial intelligence in sepsis early prediction and diagnosis using unstructured data in healthcare. In: Nature Communications 12(1), S. 1–10. DOI: 10.1038/s41467-021-20910-4.

Kocak, B./Kus, E.A./Kilickesmez, O. (2021): How to read and review papers on machine learning and artificial intelligence in radiology: a survival guide to key methodological concepts. In: European Radiology 31, S. 1819–1830. DOI: 10.1007/s00330-020-07324-4.

Kock-Schoppenhauer, A. K./Schreiweis, B./Ulrich, H./Reimer, N./Wiedekopf, J./Kinast, B. et al. Medical Data Engineering – Theory and Practice. In: Bellatreche, L./Chernishev, G./Corral, A./Ouchani, S./Vain, J. (Hrsg.): Advances in Model and Data Engineering in the Digitalization Era. Cham: Springer International Publishing, S. 269–284.

Lauritsen, S. M./Thiesson, B./Jørgensen, M. J./Riis, A. H./Espelund, U. S./Weile, J. B. et al. (2021): The Framing of machine learning risk prediction models illustrated by evaluation of sepsis in general wards. In: npj Digital Medicine 4(1), 158. DOI: 10.1038/s41746-021-00529-x.

Leslie, D./Mazumder, A./Peppin, A./Wolters, M. K./Hagerty A. (2021): Does 'AI' stand for augmenting inequality in the era of covid-19 healthcare? In: British Medical Journal 372, n304. DOI: 10.1136/bmj.n304.

Loftus, T .J./Tighe, P. J./Ozrazgat-Baslanti, T./Davis, J. P./Ruppert, M. M./Ren, Y. et al. (2022): Ideal algorithms in healthcare: Explainable, dynamic, precise, autonomous, fair, and reproducible. In: Lu, H. H. S. (Hrsg.): PLOS Digital Health 1(1), e0000006. DOI: 10.1371/journal.pdig.0000006.

Lu, S.C./Xu, C./Nguyen, C.H./Geng, Y./Pfob, A./Sidey-Gibbons, C. (2022): Machine Learning-Based Short-Term Mortality Prediction Models for Patients With Cancer Using Electronic Health Record Data: Systematic Review and Critical Appraisal. In: JMIR Medical Informatics 10(3), e33182. DOI: 10.2196/33182.

Niet, A. G./Bleakley A. (2021): Where medical education meets artificial intelligence: 'Does technology care?' In: Medical Education 55(1), S. 30–36. DOI: 10.1111/medu.14131.

Obermeyer, Z./Topol, E. J. (2021): Artificial intelligence, bias, and patients' perspectives. In: The Lancet 397(10289), P2038. DOI: 10.1016/S0140-6736(21)01152-1.

Pierson, E./Cutler, D.M./Leskovec, J./Mullainathan, S./Obermeyer, Z. (2021): An algorithmic approach to reducing unexplained pain disparities in underserved populations. In: Nature Medicine 27(1), S. 136–140. DOI: 10.1038/s41591-020-01192-7.

Suresh, H./Guttag, J. (2021): A Framework for Understanding Sources of Harm throughout the Machine Learning Life Cycle. In: Proceedings of the 1st ACM Conference on Equity and Access in Algorithms, Mechanisms, and Optimization (EAAMO '21). Association for Computing Machinery, New York, NY, USA, Article 17, S. 1–9. DOI: 10.1145/3465416.3483305.

Topol, E. J. (2019): High-performance medicine: the convergence of human and artificial intelligence. In: Nature Medicine 25:1, S. 44–56. DOI: 10.1038/s41591-018-0300-7.

Wehkamp, K./Krawczak, M./Schreiber, S. (2023): The Quality and Utility of Artificial Intelligence in Patient Care. In: Deutsches Ärzteblatt International 120(27–28), S. 463–469. DOI: 10.3238/ARZTEBL.M2023.0124.

Wingfield, L.R./Ceresa, C./Thorogood, S./Fleuriot, J./Knight, S. (2020): Using Artificial Intelligence for Predicting Survival of Individual Grafts in Liver Transplantation: A Systematic Review. In: Liver Transplantation 26(7), S. 922–934. DOI: 10.1002/lt.25772.

Ethische Aspekte der digitalen Transformation im Gesundheitswesen an Beispielen aus der Kardiologie

Dr. Birgit J. Gerecke

Abstract: Die Kardiologie als Fachgebiet für Herz- und Kreislauferkrankungen ist schon seit ihrem Beginn offen gewesen für technische Innovationen in der Diagnostik und Therapie: Bildgebende Verfahren wie die Echokardiografie, die kardiale Computertomografie (CT) und Magnetresonanztomografie (MRT), Kathetertechniken für die Koronararterien, aber auch für die interventionelle Versorgung von Herzklappen, ebenso wie elektrophysiologische Verfahren zur Diagnostik und Ablationstherapie oder die Therapie mit kardialen implantierbaren elektronischen Devices (CIED) haben sich in den letzten 60 Jahren dramatisch entwickelt. Die Systeme enthalten häufig digitale Funktionen, welche die Ärzte unterstützen und die Therapie optimieren sollen. Digitale Devices und Apps ergänzen die bisherigen Diagnoseverfahren und sollen die Therapie unterstützen. Von der digitalen Transformation wird eine Verbesserung der Patientenversorgung erwartet – bei gleichzeitiger Schonung der Ressourcen. Noch sind viele der digitalen Verfahren nur als „Proof of Concept" untersucht und die Effektivität im klinischen Alltag, die Überlegenheit gegenüber herkömmlichen Methoden und der Kosten-Nutzen-Vorteil sind noch nicht belegt. Außerdem ergeben sich aus den neuen digitalen Werkzeugen auch ethische Probleme, die gerade im Entwicklungsprozess untersucht und im Verlauf berücksichtigt und gelöst werden müssen.

1 Einleitung

In allen Bereichen der Medizin sehen wir einen rasanten Wissenszuwachs: von 1
Grundlagenforschung bis Therapiestudien, von Leitlinienempfehlungen bis zu notwendigem prozeduralem Wissen wie administrativen Regelungen, Gesetzen und Verordnungen oder auch den lokalen Vorgaben (SOPs). Dies macht die Umsetzung des Wissens – im Sinne von „Wissensmanagement" zum Vorteil der Patienten – für die Mediziner in den unterschiedlichen Fachbereichen komplex.[1] Der demografische Wandel mit zunehmender Überalterung der Gesellschaft und damit auch steigendem Bedarf einer Behandlung von chronischen Erkrankungen führt zu einer Belastung des Gesundheitssystems, nicht nur finanziell, sondern auch personell. Von digitalen Technologien wird eine Unterstützung bei der Lösung dieser Probleme, sogar eine bessere gesundheitliche Versorgung erwartet. Gleichzeitig werfen die Möglichkeiten der digitalen Medizin aber auch neue ethische Fragen auf, wie z. B. informationelle Selbstbestimmung und Datensouveränität, Transparenz, Ungerechtigkeiten durch möglichen „Bias" in der Datenauswahl. Die Entwicklung und Ausgestaltung von Systemen und Programmen – insbesondere durch die medizinische Informatik, aber auch durch die Medizintechnik – beeinflussen die Berücksichtigung der ethischen Normen dabei in besonderem Maß. Entwickler und Designer von Programmen und Geräten sollten frühzeitig auf ethische Aspekte achten.

1 Bals et al. (2008).

2 Entwicklung von Medizin in Richtung Healthcare 4.0, P4-Medizin und Ethik

2 Jede Epoche der Medizingeschichte hat ihre eigenen Leitthemen. und die medizinische Praxis wird von den kulturellen Entwicklungen der jeweiligen Zeit wesentlich beeinflusst. Nach dem Einzug der Naturwissenschaften in die Medizin im 17. Jahrhundert, der Technisierung der Medizin im 20. Jahrhundert, steht das 21. Jahrhundert unter dem Zeichen von Digitalisierung, einer weiteren Zunahme der Medikalisierung und der „Datafizierung".

3 „eHealth" nennt man folgerichtig den Einsatz von Informations- und Kommunikationstechnologie im Gesundheitssystem. Dabei umfasst „Digital Health" zunehmend weitere Bereiche, in denen durch moderne Computertechnologie, aber auch via Big Data, Genomik oder Künstliche Intelligenz (KI) die Gesundheit und das Wohlbefinden der Menschen gefördert werden sollen.[2] Entsprechend der sog. „4. Industriellen Revolution" (Industry 4.0) wird die digitale Transformation in der zugehörigen Branche Gesundheitssystem „Healthcare 4.0" genannt. Unter dem Einfluss all dieser neuen Technologien verändern sich das Arztbild, das Selbstverständnis des Patienten, die Arzt-Patienten-Beziehung, aber auch der Ablauf von Diagnostik und Therapie sowie der Austausch und die Weitergabe von Befunden.

2.1 Entwicklung der Ethik mit zunehmendem medizinischem Fortschritt

4 Die Medizin machte jedoch schon lange vorher, d. h. bereits seit mehr als zwei Jahrtausenden, zunehmende Fortschritte und es entwickelten sich diese begleitenden ethischen Handlungsanweisungen für Ärzte. Der sog. „Hippokratische Eid" z. B. wurde von einer Gruppe von Ärzten in griechischer Sprache formuliert und nach dem griechischen Arzt Hippokrates von Kos (460–370 v. Chr.) benannt. 1948 wurde das daraus abgeleitete, zeitgemäßere „Arztgelöbnis" von der zweiten Vollversammlung des Weltärztebundes neu formuliert. Diese „Genfer Deklaration" wurde wiederholt aktualisiert, zuletzt 2017.[3]

5 Zur ethischen Beurteilung konkreter Situationen dienen die Prinzipien der Medizinethik nach Children und Beauchamp: Respekt vor der Autonomie, Wohltun (Beneficience), Nicht-Schaden (Non-Maleficience) und Gerechtigkeit.[4] In Situationen, in denen diese Prinzipien zu widersprüchlichen Beurteilungen kommen, sollen die Menschenrechte und Menschenwürde zur Entscheidung herangezogen werden (s. Abb. 1). Die Autonomie des Arztes als Angehöriger eines freien Berufes ermöglicht die Entscheidung allein zum Wohl des einzelnen Patienten. Die Arzt-

2 WHO (2016).
3 WMA (2024).
4 Beauchamp/Childress (2013).

Patienten-Beziehung wird durch digitale Einflüsse verändert, wenn künstliche Intelligenz Diagnosen oder Therapien als richtig vorschlägt, die vom Arzt aus seinem ärztlichen Wissen nicht nachvollzogen werden können. Daher ist die Unterstützung durch die Entwickler, Designer und Vertreiber von medizinischen KI-Programmen und Systemen durch Beachtung von ethischen Kriterien zu fordern.

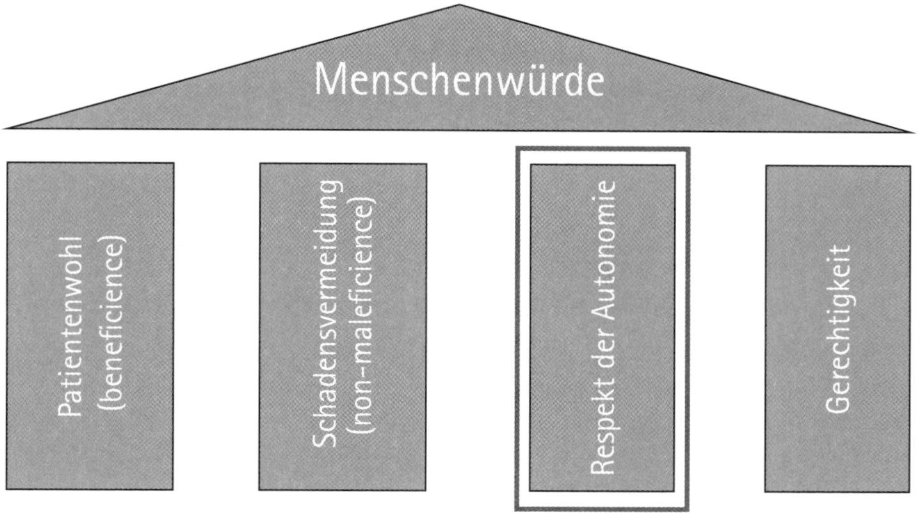

Abb. 1: Die ethischen Prinzipien nach Beachamp und Childress. Im aufgeklärten Europa hat besonders der Respekt vor der Autonomie des Patienten einen hohen Stellenwert, bei Konflikten zwischen den Prinzipien soll besonders die Menschenwürde beachtet werden

Quelle: Frei nach Beauchamp/Childress (2013).

2.2 Veränderung der Arzt-Patienten-Beziehung und der ärztlichen Aufklärung

Die Arzt-Patienten-Beziehung war noch in den 1980er-Jahren paternalistisch geprägt. Der Arzt war im Besitz des medizinischen Expertenwissens, die Therapie erfolgte fast ausschließlich nach medizinisch-wissenschaftlichen Kriterien. Das Prinzip des Respektes vor der Autonomie des Patienten führte dazu, dass Arzt und Patient heute die Entscheidung für das weitere Prozedere in Diagnostik und Therapie nach einer allgemein verständlichen ärztlichen Aufklärung gemeinsam treffen (shared decision making) unter Berücksichtigung der Präferenzen des Patienten. Dieses partnerschaftliche Modell wurde zum Ideal der Arzt-Patienten-Beziehung. 6

7 Der Patient hat sich heute häufig schon im Internet informiert, er bringt auch selbst erhobene Befunde (z. B. durch Apps digital aufgezeichnete Elektrokardiografie (EKG)-Kurven oder Blutdruckwerte) zur Konsultation mit. Dabei muss das Arzt-Patienten-Gespräch seit der Coronapandemie nicht mehr in der Praxissprechstunde stattfinden, es kann auch im Rahmen einer Videosprechstunde durchgeführt werden. Der Ansatz, bei dem der Arzt als Experte und Dienstleister für Gesundheit auf der einen Seite steht und der Patient als Kunde auf der anderen, wird bislang nur von wenigen Patienten verfolgt. Die Mehrzahl der Patienten wünscht noch eine empathische, partnerschaftliche Beziehung zu ihrem Arzt. Für den einzelnen Kranken wird von der sog. „P4"-Medizin ein gesundheitlicher Vorteil erwartet durch die Behandlungsansätze „Präventive Medizin, Personalisierte Medizin, Partizipation und Präzisionsmedizin".[5]

3 Die Patientenakte und ausgewählte ethische Aspekte

3.1 Informierte Selbstbestimmung und Befunddatenaustausch

8 Im Folgenden soll dies an verschiedenen Beispielen und in Bezug auf die medizinethischen Prinzipien erläutert werden. Die Krankengeschichte vieler behandelter Menschen in der Kardiologie erstreckt sich über Jahrzehnte. Seit 2013 haben sie ein im BGB festgelegtes Recht auf Einsicht in ihre Krankenakte (§ 630g BGB, Patientenrechtegesetz), sie erhalten auf Wunsch einen Arztbrief über ihre Befunde oder stationären Aufenthalte.[6] Mit dem Recht auf informationelle Selbstbestimmung ist eine Befundweitergabe an mitbehandelnde ärztliche Kollegen durch das Datenschutzgesetz nur mit ausdrücklichem Einverständnis des Betroffenen erlaubt. Selbst zwischen unterschiedlichen Kliniken ist die Verfügbarkeit von Befunden nicht grundsätzlich gegeben. Bei der Verlegung von Patienten und Patientinnen in andere Krankenhäuser oder Rehabilitationseinrichtungen oder bei der Entlassung in eine hausärztliche Betreuung muss dies aber möglichst umfassend erfolgen. Gute Strukturen zur Übergabe von Befunden müssen dafür etabliert werden. Die Unterstützung durch Programme, aber auch die Schulung der Mitarbeitenden gehören zur Organisationsethik der Institutionen. Es gibt unterschiedliche Krankenhausinformationssysteme (KIS) und fast hundert unterschiedliche Praxis-Software-Systeme, die den Datenaustausch zwischen verschiedenen Behandlern aufwendig machen. Schnelle, datenschutzkonforme Verfügbarkeit von Befunden ist nicht nur im Notfall wichtig. Auf der anderen Seite sind KIS eine kritische Infrastruktur für mögliche Angriffe aus dem Cyberspace. Von den digitalen Entwicklungen wird eine Verbesserung der Situation und dadurch eine Verbesserung der gesundheitlichen Versorgung erwartet.

5 Vogt et al. (2016).
6 https://www.patienten-rechte-gesetz.de/bgb-sgbv/.

3.2 Gestaltung von Technologie zur Gewährleistung von Autonomie ohne Ausgrenzung

Die Entwicklung hin zum mündigen Kranken, dessen Autonomie beachtet wird, 9
ist ein großer Fortschritt. Inwieweit das Prinzip „Respekt vor der Autonomie des kranken Menschen“ und die weiteren medizinethischen Prinzipien mittlerer Ordnung – Schadensvermeidung, Fürsorge und Gerechtigkeit – im aktuellen System umgesetzt werden können, muss geklärt werden.[7] Die Gestaltung der Rahmenbedingungen, insbesondere durch die medizinische Informatik, aber auch durch die Medizintechnik, beeinflusst die Umsetzung ethischer Ziele dabei in hohem Ausmaß. Die Gestaltung von Systemen oder Programmen kann zu einem demokratischeren Zugang (Empowerment der Patienten) oder zu einer Ausgrenzung von Gruppen führen (Fehlen von Datenkompetenz, Kosten etc.).

Analysen großer Datenmengen aus Gesundheitssystemen, z. B. in Skandinavien, 10
konnten in den letzten Jahren Probleme der Arzneimittelsicherheit aufdecken.[8] Die deutschen Universitätsklinika arbeiten seit einigen Jahren an der Bereitstellung von anonymisierten Patientendaten (z. B. Laborparametern) für die medizinische Forschung durch die Gründung von medizinischen Datenintegrationszentren.[9]

4 Die Elektrokardiografie und ausgewählte ethische Aspekte

1903 entwickelte Willem Einthoven den Elektrokardiografen, mit dem die elek- 11
trische Herzaktion aufgezeichnet werden konnte. Dafür erhielt er 1924 den Nobelpreis. Heute ist das EKG die Standarduntersuchung zur Diagnose und Dokumentation des Herzrhythmus, aber auch von pathologischen Veränderungen am Herzen wie Durchblutungsstörungen (akutes Koronarsyndrom), Verdickungen des Herzmuskels, Rechtsherzbelastungszeichen (Lungenembolie) oder Herzklappenfehlern. Seit den 1950er-Jahren ist das EKG-Monitoring auf Intensivstationen oder in Operationssälen Standard. Die Übertragung der EKG-Aufzeichnung durch den Notarzt in das nächste geeignete Krankenhaus (Telemedizin) kann den Zeitablauf optimieren und dadurch eine schnellere Wiedereröffnung der verschlossenen Koronararterie erreichen, die prognostisch für den Patienten relevant ist.

---

7 Beauchamp/Childress (2013).
8 AkdÄ (2019).
9 UMG (o. D.).

4.1 Vor- und Nachteile der digitalen Selbstvermessung und sog. Gesundheits-Apps

12 Patienten vermessen sich aber auch zunehmend selbst (s. Abb. 2), was ärztliches und Pflegepersonal entlastet. Nehmen wir z. B. das EKG: Neben der Aufzeichnung im Krankenhaus oder in der Praxis wenden Erkrankte oder sogar Gesunde selbst Geräte für Smartphone oder an der Smartwach an und zeichnen ihr EKG auf („direct-to-customer-healthcare“). Neben sog. Gesundheits-Apps zur Dokumentation des Herzrhythmus (durch Photoplethysmografie über die Kamera eines Smartphones) und speziellen EKG-Devices oder -Apps (für eine 1-Kanalableitung) sind ca. 350.000 Gesundheits- oder „Health Apps“ verfügbar, die aber zum größten Teil ihre Effektivität bislang nicht nachgewiesen haben.

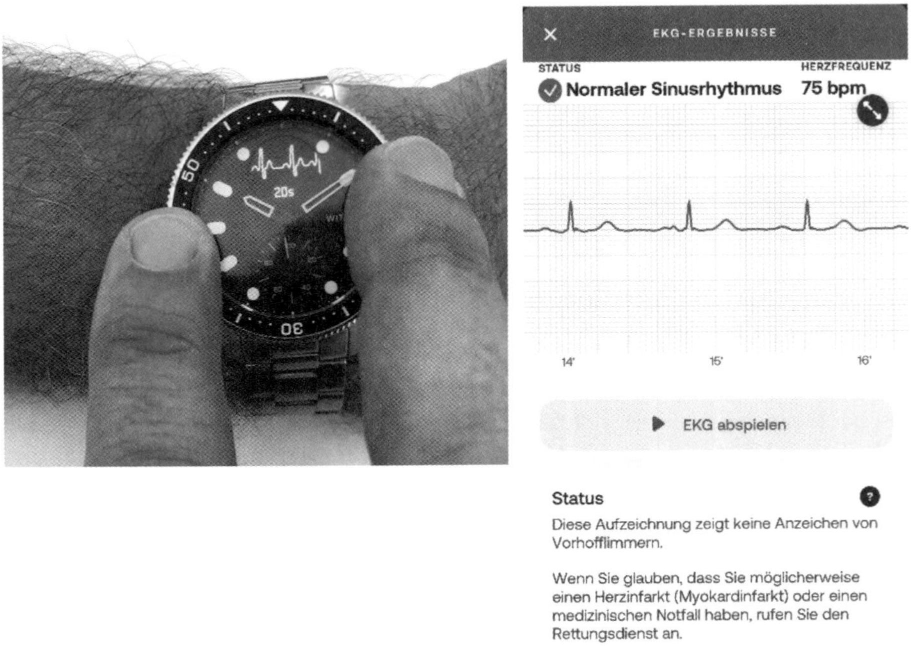

Abb. 2: Digitale Selbstvermessung am Beispiel des EKG

Quelle: Eigene Darstellung.

13 Kunden können heute schon viele Apps nutzen, um sich für einen gesünderen Lebensstil zu motivieren (Bestimmung der Gehstrecken, des Kalorienverbrauchs etc.), an die regelmäßige Medikamenteneinnahme zu erinnern, Vitalparameter zu messen und zu dokumentieren.[10] Der Markt für solche digitalen Anwendungen

10 Deutscher Ethikrat (2017).

wächst kontinuierlich. In den USA liegt sein Volumen bei ca. 700 Mrd. USD.[11] Im Rahmen der Digitalisierung im Gesundheitssystem sind verschiedene Apps, sog. digitale Gesundheitsanwendungen (DIGA), befristet durch gesetzliche Krankenversicherungen, erstattungsfähig. Drei von derzeit (Februar 2025) 69 DIGAs sind aus dem kardiovaskulären Bereich.[12]

4.2 Vor- und Nachteile des Vorhofflimmern-Screenings mit Smartwatches

Vorhofflimmern ist eine Arrhythmie, die mit zunehmendem Alter häufiger 14
auftritt und die zu Palpitationen, aber auch zum Auftreten von Herzinsuffizienz und Schlaganfällen führen kann. Das Erkennen und die Behandlung von Vorhofflimmern kann vor Schlaganfällen schützen, sodass ein Screening auf Vorhofflimmern, besonders in Risikokollektiven, erfolgen sollte. In der Apple Heart Study wurde die Apple Watch in Verbindung mit einem iPhone zur Erkennung von Vorhofflimmern genutzt. Dies erfolgte über die Registrierung schneller Pulsfrequenzen. In der Studie mit mehr als 400.000 Teilnehmern konnte mit einem positiven prädiktiven Wert von 84 % das Vorhofflimmern diagnostiziert werden.[13] Die Machbarkeit eines Screenings auf Vorhofflimmern durch solche Geräte war damit nachgewiesen.

Nach der Publikation der Studie begann die Diskussion in der Kardiologie über den 15
Nutzen und Schaden solcher Aufzeichnungen für die Anwender und für das Gesundheitssystem. Die Nutzer solcher Systeme wie der Apple Watch sind eher jünger und die Wahrscheinlichkeit eines pathologischen Befundes und therapeutischer Konsequenzen daher gering. Es wurde eine Flut von neuen „Erkrankten“ befürchtet, die durch artefaktreiche Aufzeichnungen unnötige Termine vereinbaren würden. Die Basel Wearable Study hat gezeigt, dass etwa ein Viertel der EKG-Aufzeichnungen eine Nachbeurteilung erforderte.[14] Die European Society of Cardiology (ESC) gab im Jahr 2020 Vorschläge zum Screening von Vorhofflimmern durch verschiedene Devices, sie geht aber auch auf die möglichen Risiken eines solchen Vorgehens ein. Auffällige EKGs mit entsprechender Rückmeldung an die Benutzer können zu Ängsten führen.[15] Statt zu einer Selbstermächtigung kann der Anwender das Gefühl einer Überwachung entwickeln oder sich mit einer andauernden Defizitbeobachtung zu sehr auf die Aufzeichnungen konzentrieren, zwei Verhaltensmuster, die die Lebensqualität einschränken können. Die Fehlinterpretation von Befunden kann zu Überdiagnostik und Übertherapie mit entsprechenden Nebenwirkungen und Komplikationen durch unnötige Behandlungen führen.[16]

11 Cohen et al. (2020).
12 BfArM (o. D.).
13 Turakhia et al. (2019).
14 Manhart et al. (2023).
15 Hindricks et al. (2021).
16 Hindricks et al. (2021).

16 Es kann aber hilfreich sein, EKGs selbst aufzuzeichnen, wenn man unter anfallsartig auftretenden Arrhythmien leidet. Durch die sofort verfügbare Aufzeichnungsmöglichkeit können EKGs während der Herzrhythmusstörung erfasst werden, die sonst vielleicht nicht dokumentiert worden wären, weil sie schon beendet sind, wenn der Patient die Arztpraxis oder das Krankenhaus aufsucht. In der Beurteilung sind Limitationen zu beachten. Zum Beispiel wird mit Photoplethysmografie das Vorhofflimmern nur bis zu einer Herzfrequenz von 120/min richtig erkannt.

4.3 Probleme mangelnder Datenqualität, eingeschränkter Aussagefähigkeit, fehlender Verantwortung und gerechter Verteilung von Apps

17 Die Datenqualität ist von großer Bedeutung. Schlechte Daten führen zu Fehlern und unnötigen Risiken und auch Kosten. Daten sind der Rohstoff und KI ist zunehmend das Werkzeug zur Bearbeitung. Bei Vorstellung von Personen mit selbst aufgezeichneten EKGs muss der Arzt die Einschränkungen der verschiedenen Algorithmen kennen und bedenken. Die Datenschutzverordnung sieht in Art. 22 ein Recht auf die Erklärung der Algorithmen vor. Algorithmen sollen Entscheidungen unterstützen, eine automatisierte Entscheidung ist nicht vorgesehen. Die Verantwortung für das medizinische Vorgehen bleibt beim Arzt.

18 Da von vielen Patienten EKG-Daten vorliegen, hat man diese mit KI analysiert. So kann mit einer relativ hohen Sicherheit im EKG die Diagnose einer Amyloidose wahrscheinlicher gemacht bzw. schneller entdeckt werden.[17] Man hat verschiedene Programme entwickelt, die eine reduzierte Pumpfunktion des Herzens aus dem EKG diagnostizieren konnten. So identifizierte Patienten könnten schneller der weiteren Diagnostik zugeführt werden (Screening auf Herzinsuffizienz als sehr häufige Erkrankung schon im ambulanten Setting).[18] Andere Systeme konnten aus EKG-Aufzeichnungen die Patienten identifizieren, die im weiteren Verlauf Vorhofflimmern entwickelt haben („predict AF").[19]

19 Die Einschränkungen der Algorithmen in der Diagnostik müssen offen kommuniziert werden, um z. B. eine Unterdiagnostik mit entsprechenden Folgen der Nichtbehandlung zu vermeiden. Der Nutzen und Schaden sind für viele der möglichen Devices in der Kardiologie nicht ausreichend evaluiert worden. Dies gilt insbesondere für unterschiedliche Altersgruppen oder Krankheitsschweregrade. Das ethische Prinzip der Gerechtigkeit (Verteilungsgerechtigkeit, Zugangsgerechtigkeit) sollte bei der Beurteilung der neuen Technologie auch berücksichtigt werden.[20]

17 Grogan et al. (2021).
18 Attia et al. (2019); Wu et al. (2024).
19 Reghunath et al. (2021).
20 Beauchamp/Childress (2013).

5 Kardiale implantierbare elektronische Devices (CIED) und ausgewählte ethische Aspekte

Die erste Implantation eines Herzschrittmachersystems im Jahr 1958 durch den Arzt Ake Senning war lebensrettend. Die technische Entwicklung der kardialen implantierbaren elektronischen Devices (Herzschrittmacher, implantierbare Defibrillatoren und Geräte zur kardialen Resynchronisationstherapie oder zur EKG-Überwachung, sog. Loop-Recorder) war rasant. Schon 1971 wurde die Beschreibung eines Schrittmachermonitorings durch Telefon beschrieben.[21] Heute können viele implantierbare Systeme durch Homemonitoring kontinuierlich überwacht werden. Dadurch ist eine rasche Erkennung von kardialen Verschlechterungen, aber auch von Fehlfunktionen möglich. Die zusätzlich notwendigen Geräte zum Homemonitoring senden die Daten des Herzschrittmachersystems regelmäßig an eine Datenplattform des Herstellers, die die Daten dem Behandler zur Verfügung stellen. Der Arzt muss sich auf der Seite einloggen und kann dort die Daten seiner Patienten sehen, die hierzu ihre Erlaubnis gegeben haben (s. Abb. 3). 20

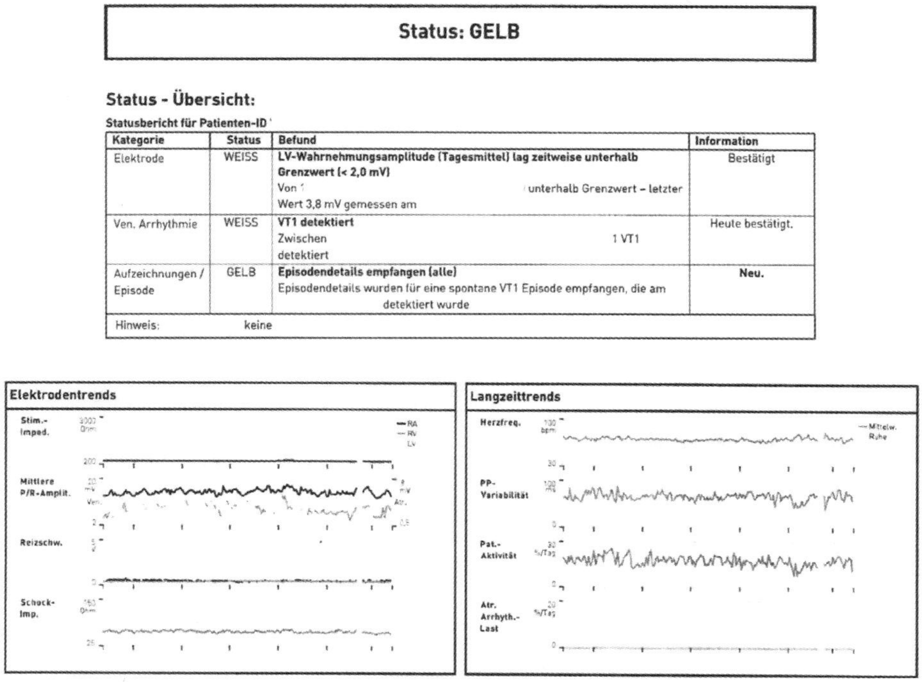

Abb. 3: Remote Monitoring mit einem implantierten Defibrillator

Quelle: Eigene Darstellung.

21 Furman et al. (1971).

21 Das Smartphone eines Implantatträgers kann die für das Homemonitoring nötigen separaten Geräte ersetzen und so die zusätzlichen Kosten vermeiden. Ein Beispiel ist die Medtronic MyCareLink Heart App.[22] Durch solche technischen Entwicklungen könnte der Einsatz telemedizinischer Kontrollen von Implantaten erweitert werden. Die höheren Kosten für diese Systeme werden derzeit in den Vergütungen für die implantierenden Kliniken aber nicht berücksichtigt. Bei denjenigen, für die eine Vorstellung im kontrollierenden Zentrum besonders schwierig ist, wie Bettlägerige in einem Seniorenheim, ist auch die Verfügbarkeit des notwendigen Smartphones häufig nicht gegeben. Elektronische Implantate in der Kardiologie haben eine Laufzeit von ca. 10 Jahren. Der Verlauf von Mobilität oder kognitiver Kompetenz kann zum Zeitpunkt der Implantation nicht prospektiv abgeschätzt werden.

22 Devices, die einen finanziellen Einsatz durch den Nutzer erfordern, benachteiligen Patienten mit einem geringeren Einkommen. Auch entscheiden häufig die technische Bildung und die Gesundheitskompetenz über den Einsatz solcher Systeme. Älteren Menschen, die einen größeren Nutzen durch den Gebrauch haben könnten, steht diese Technologie seltener zur Verfügung. Ungerechtigkeiten des Zuganges müssen durch die Weiterentwicklung der Technologie ausgeglichen werden, um gesundheitlichen Nutzen dort zu erreichen, wo die Maßnahmen besonders sinnvoll sind. Die Heart Rhythm Society (HRS) hat 2023 „Remote Monitoring“ zum Behandlungsstandard für Patienten mit CIED erklärt, die Umsetzung dieses Standards ist jedoch bislang nicht überall erfolgt.[23]

6 Versorgung von Patienten mit Herzinsuffizienz und ausgewählte ethische Aspekte

23 Seit mehr als 20 Jahren werden Patienten mit Herzinsuffizienz telemedizinisch überwacht, zunächst mit regelmäßigen Telefonanrufen, im Verlauf aber mit immer komplexeren telemedizinischen Projekten. Verschiedene Parameter wurden für die Kontrolle der Patienten genutzt. Welche Parameter erhoben werden sollten, ist aber noch nicht abschließend untersucht.[24]

24 Telemetrische Überwachung von Patienten (Remote Patient Management) hat in Studien zur Herzinsuffizienz insbesondere bei Herzinsuffizienz mit reduzierter linksventrikulärer Ejektionsfraktion Vorteile für diese Patienten bezüglich der Vermeidung von Krankenhausaufnahmen bis hin zu einer Reduktion der Mortalität gezeigt.[25] Beim Monitoring von Herzinsuffizienz-Patienten wurden deren Vitaldaten elektronisch an das telemedizinische Zentrum gesendet und ggf. Therapieänderungen bei Auffälligkeiten telefonisch mit den Betroffenen bespro-

22 Medtronic (o. D.).
23 Ferrick et al. (2023).
24 Scholte et al. (2023).
25 Köhler et al. (2018a); Hindricks et al. (2014).

chen. Schulungen der Erkrankten zum Einsatz der Geräte, aber auch zur Steigerung des Selbstmanagements können durch speziell ausgebildetes Assistenzpersonal ebenfalls online durchgeführt werden.[26] Die In-Time-Studie konnte bereits 2014 zeigen, dass ein Homemonitoring von implantierten Defibrillations- und kardialen Resynchronisationstherapie (CRT)-Systemen (Geräte zur Terminierung von malignen Herzrhythmusstörungen und zur Verbesserung der Pumpfunktion des Herzens) bei chronischen Herzinsuffizienzpatienten zu einer signifikanten Reduktion der Mortalität führte.[27] In dieser Studie wurden die Daten aus den Implantaten kontinuierlich im Zentrum beobachtet und bei Auftreten von Besonderheiten (Arrhythmien) sofort eine entsprechende Therapie eingeleitet.

Ende 2021 wurde das Homemonitoring nach Beschluss des Gemeinsamen Bun- 25
desausschusses (G-BA) in die Regelleistung der Krankenkassen aufgenommen. Aktuell sind aber nur ca. 5 % der Patienten, die dafür infrage kommen, in ein solches Homemonitoring-Projekt eingeschlossen. Dabei weiß man bereits, dass Risikopatienten besonders von einer solchen Überwachung profitieren. Aber die Angst der Ärzte vor einer Haftung bei Auftreten von akuten Problemen ist groß. Und das Personal, das rund um die Uhr die Alarme kontrolliert, muss nicht nur bezahlt, sondern auch ausgebildet werden. An der Charité, die mit der TIM HF2-Studie die Machbarkeit von telemedizinischem Monitoring zeigte, wird jetzt im Rahmen einer Studie der Einsatz von KI geprüft (derzeit dafür noch nicht zugelassen).[28]

Andere Formen des kontinuierlichen Monitorings von Behandelten in der Kar- 26
diologie sind in Deutschland noch in der klinischen Überprüfung. Das CardioMEMS™-System der Firma Abbott ist ein Sensor, der in die Pulmonalarterie implantiert wird und dort kontinuierlich den Pulmonalarteriendruck misst. Ein Anstieg dieses Druckes kann ein Hinweis für eine Verschlechterung der Herzinsuffizienz sein und tritt häufig vor einer für die Betroffenen bemerkbaren Verschlechterung auf. Die Daten werden über einen Sender übertragen, und bei Anstieg der Drucke kann die medikamentöse Therapie durch das Zentrum angepasst werden. Ältere Daten aus den USA konnten dort bereits eine Reduktion der Krankenhausaufnahmen bei Menschen mit Herzinsuffizienz zeigen[29], die PASSPORT-HF-Studie soll dies für Deutschland klären.

Untersuchungen eines „Vocal Biomarkers“ wurden vor einiger Zeit vorgestellt: 27
Der Patient soll täglich einen Text in sein Smartphone sprechen. Durch Veränderungen der Sprache (z. B. Pausen) soll eine KI eine Verschlechterung der Herzfunktion feststellen können, der Patient wird dann aufgefordert, sich mit seinem Behandler in Verbindung zu setzen.[30]

26 Köhler et al. (2018b).
27 Hindricks et al. (2014).
28 Köhler et al. (2024).
29 Givertz et al. (2017).
30 Amir et al. (2022).

7 Kardiale Bildgebung und ausgewählte ethische Aspekte

28 Moderne Geräte zur Echokardiografie sind heute schon mit KI ausgestattet, die den Arzt bei der Untersuchung unterstützt. So schlägt das System vor, welche Punkte für eine Messung genutzt werden sollen. Diese Punkte können vom Arzt akzeptiert, aber auch geändert werden. Durch verschiedene Aufnahmen z. B. mit einem 3D-Schallkopf können automatische Berechnungen durch das Gerät erfolgen, die die Interpretation des Befundes erleichtern (s. Abb. 4).

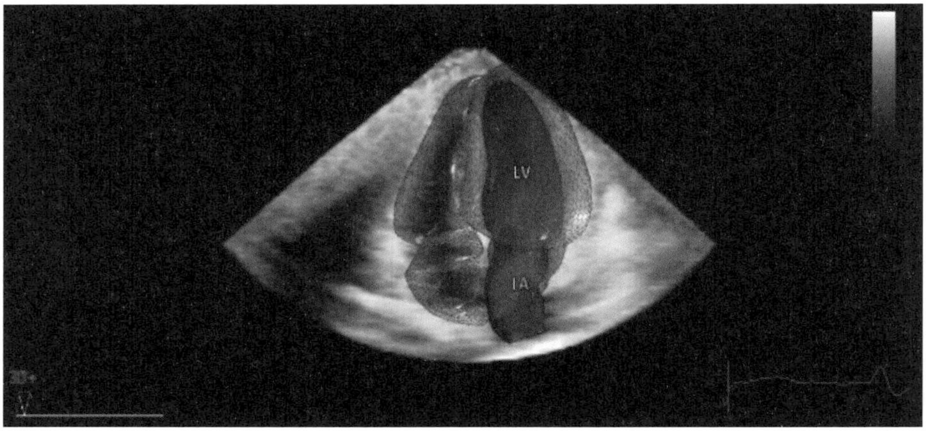

Abb. 4: Beispiel für den Einsatz von KI in einem modernen Echokardiografiegerät (EPIQ CVx der Firma Philips) am Beispiel des „Dynamic Heart Model“, das durch Analyse eines einzelnen mit dem 3D-Schallkopf aufgenommenen Herzzyklus ein bewegtes dreidimensionales Bild der Herzhöhlen berechnet (3D-Qantifizierung)

Quelle: Eigene Darstellung.

29 So gibt es Studien, in denen KI die Pumpfunktion des Herzens aus zweidimensionalen Bildern berechnet, Aortenklappenstenosen (Verengungen der Aortenklappe) quantifiziert oder Blutgerinnsel im Vorhofsohr auf Bildern richtig erkennt.[31] Ob diese Studien zu effizienten Arbeitsweisen durch die von der KI generierte Fallinformation führen und Ressourcen geschont werden oder ob dadurch ein Kompetenzverlust (Deskilling) bei den Untersuchern auftritt, muss sich im klinischen Alltag in den nächsten Jahren zeigen.

30 In der Radiologie hat die KI schon einen hohen Stellwert: Auch kardiale Computertomografie und kardiale MRT-Diagnostik können von KI unterstützt werden. KI kann ohne Ermüdung Bilder ansehen. Sie ist in der Bilderkennung heute schon so leistungsfähig wie geschulte Untersucher, dabei aber unvergleichlich schneller. Auch für diese Systeme muss im Alltag gezeigt werden, dass die Trainingsdaten ausreichen, um auch spezielle, kleinere Patientengrup-

31 Krishna et al. (2023); Pieszko et al. (2024).

pen beurteilen zu können. Auch in der Beurteilung von histologischen Befunden können KI-Systeme eingesetzt werden.[32]

8 Weitere Untersuchungs- und Therapiemethoden und ausgewählte ethische Aspekte

Computerprogramme und KI können bei der Diagnostik und Therapie von Herzrhythmusstörungen unterstützen. So wie es schon den – überwiegend in der Urologie eingesetzten – Operationsroboter DaVinci gibt, sind auch Systeme in der Entwicklung, die helfen, die Untersucher zu entlasten (keine Arbeit mit Röntgenstrahlen) und Verletzungen von wichtigen Strukturen zu verhindern.[33] Die Erwartungen an die neuen Technologien sind hoch, viele rechtliche Fragen aber noch nicht in allen Dimensionen geklärt: Wer haftet, wenn der Einsatz von halb automatischen oder automatischen, also autonom handelnden Maschinen zu Schäden bei Patienten führt?[34] 31

9 Andere Einsatzgebiete von KI in der Kardiologie und ausgewählte ethische Aspekte

Das Schreiben von Befunden und Arztbriefen kostet im Alltag sowohl niedergelassene Ärzte als auch Krankenhausärzte viel Zeit. Das Generieren von Arztbriefen aus den Informationen des KIS könnte Zeit für den direkten Patientenkontakt freisetzen. Aktuell wird dies z. B. am Klinikum in Hamburg Eppendorf eingesetzt.[35] 32

Chatbots werden eingesetzt, um häufige Fragen zu beantworten. So könnte ein Chatbot schon mit einem Patienten ein Aufklärungsgespräch vorbereiten, er hat keine zeitlichen Limitierungen und dadurch Geduld mit den Patienten bei Nachfragen. In einer Studie wurden die Antworten eines Chatbots mit den Antworten von realen Ärzten auf Fragen von Patienten in einem Forum verglichen. Die Antworten des Chatbots wurden dabei als empathischer eingeordnet, die sachliche Richtigkeit war ausreichend.[36] 33

Durch KI-Einsatz kann z. B. die Wahrscheinlichkeit einer koronaren Herzkrankheit vorhergesagt werden.[37] Die Vorhersage von schweren Ereignissen wie plötzlichen Todesfällen ist ein wichtiger Punkt in der Kardiologie. Derzeit werden Parameter aus mehr als 20 Jahre alten Studien benutzt. Wenn hier eine bessere 34

32 Peyster et al. (2021).
33 Sardar et al. (2019).
34 Mello/Guha (2024).
35 UKE (2024).
36 Ayers et al. (2023).
37 Lin et al. (2020).

Vorhersage gemacht werden kann, können Patienten besser geschützt werden und erhalten keine nicht notwendige, aber belastende Therapie. Studien zu Clinical Decision Support Systems (CDSS) analysieren derzeit nicht nur EKG- oder Echokardiografie-Daten, sondern auch andere Daten (MRT, Omnics, klinische Daten), um genauere Vorhersagen zu machen.[38] Digitale Systeme könnten aktuelle medikamentöse Therapien beurteilen und Optimierungen vorschlagen.[39]

35 Solche KI-Systeme müssen die Datenschutzvorgaben erfüllen und die Privatheit der Datenspender achten. Die Transparenz der Entscheidung muss für den behandelnden Arzt aber hergestellt werden, denn er ist für die letztendliche Therapie des Patienten verantwortlich, auch juristisch. Wenn die KI eine Blackbox ist, die die Entscheidung nicht nachvollziehbar macht, kann der Arzt seine Aufgabe, die Entscheidung nur zum Wohle des Patienten zu fällen, nicht sicher erfüllen. Es besteht die Gefahr eines „Automation Bias". Der Arzt stellt das von der KI vorgeschlagene Vorgehen ggf. über seine eigenen Vorstellungen der adäquaten Therapie für den Patienten.

36 Daher geht es bei der Sammlung von Daten nicht nur um Big Data, sondern um Daten, die für das Problem auch relevant sind (Smart Data). Bei Fragen, die für einen konkreten Patienten beantwortet werden müssen, sind aber in den existierenden KI-Systemen oft bestimmte Personengruppen in den Daten nicht ausreichend berücksichtigt (Gender, Alter, Rasse, Patienten mit bestimmten Begleiterkrankungen oder -therapien), ohne dass dieses Manko den CDSS-Anwendern transparent ist.

37 Die Leitlinien in der Kardiologie wurden aus medizinischer Evidenz mit unterschiedlichem Empfehlungsgrad und unterschiedlichem Evidenzniveau generiert. Der höchste Empfehlungsgrad ist dabei die Evidenz aus großen, randomisierten klinischen Studien, in denen neue Therapien gegen den bisherigen Standard of Care verglichen wurden. Experten haben aus diesen Informationen dann Empfehlungen formuliert, wobei im klinischen Alltag immer die individuelle Situation des einzelnen Patienten zu berücksichtigen ist.[40] Der Einsatz von KI muss nachvollziehbare Empfehlungen generieren, da die Verantwortung für die Behandlung eines Patienten weiter beim Arzt liegt und dieser mit dem Patienten gemeinsam die Behandlung festlegen muss.

10 Ausblick

38 Die technologische Entwicklung in der Kardiologie ist rasant, und die Evaluation der Effektivität und die ethische Beurteilung der Systeme sollten die Entwicklung begleiten. Aktuell gibt es viele Projekte, die ihre Machbarkeit zeigen konnten; die

38 Kolk et al. (2024).
39 Schuuring et al. (2024).
40 van Gelder et al. (2024).

Evidenz für eine effektive Therapie mit Verbesserung von Parametern wie Mortalität liegt aber nur für wenige Projekte vor. Eine strukturierte Prüfung von Programmen und Projekten auf Effektivität und Sicherheit sollte erfolgen, vergleichbar der Prüfung eines neuen Arzneimittels, bevor die Kostenträger die Modelle in ihren Katalog aufnehmen.[41]

Der Einsatz der KI wird zunehmend erfolgen, die Kriterien einer vertrauenswürdi- 39
gen, menschenzentrierten KI sind einzuhalten.[42] Die Europäische Kommission fordert von Entscheidungssystemen durch Algorithmen, dass sie gesetzeskonform, ethisch und robust sind. Ähnliche Forderungen stellen die medizinischen Fachgesellschaften, wie die Europäische Gesellschaft für Kardiologie (ESC).[43] Die Europäische Kommission hat folgende Anforderungen an eine vertrauenswürdige, menschenzentrierte KI formuliert[44]

- Menschliche Entscheidungsfreiheit und Kontrolle,
- Technische Sicherheit und Robustheit,
- Einhaltung von Datenschutzkriterien,
- Transparenz,
- Diversität, Nichtdiskriminierung und Fairness gegenüber unterschiedlichen Gruppen,
- Beachtung des ökologischen und gesellschaftlichen Wohlergehens und
- Rechtsschaffenspflicht.

Je mehr Parameter in eine Entscheidung einbezogen werden, umso weniger ist 40
diese Entscheidung für einen Arzt sofort nachvollziehbar. Eine Schulung der Ärzte beim Umgang mit den digitalen Medien und insbesondere mit KI ist dringend erforderlich (Unsicherheitsmanagement, Automation Bias). Es wird erklärbare KI gebraucht, damit das Vertrauen in Entscheidungen der KI bei Ärzten und Patienten bestehen bleibt, zumal neue Ansätze wie die Erstellung eines digitalen Zwillings bereits vor der Türe stehen.[45] Die juristischen und ethischen Aspekte müssen ausreichend berücksichtigt werden. Der Ethikrat stellte fest, dass der vollständige Ersatz von Ärzten durch KI das Patientenwohl gefährdet.[46] Dies alles muss auch fester Bestandteil der Ausbildung von Ärzten sein.

Die konkrete ärztliche Behandlung eines individuellen Patienten besteht aber aus 41
mehr als der Sammlung von Daten und Anwendung von (KI-)Algorithmen. Kranke Menschen brauchen und wollen eine gute Behandlung, dabei sind insbesondere auch Vertrauen und Empathie wichtig, damit sie eine informierte Entscheidung treffen können.

41 Abernethy et al. (2022).
42 European Commission (2020).
43 van Royen et al. (2023).
44 Modifiziert nach European Commission (2020).
45 Corral-Acero et al. (2020).
46 Deutscher Ethikrat (2023).

42 Die Machbarkeit vieler KI-Projekte wurde in kleinen Studien untersucht. Jetzt muss gezeigt werden, dass diese Projekte auch außerhalb der Trainingskollektive Vorteile für die Patienten und die Therapie bei Kosteneffektivität zeigen. Denn, frei nach dem britischen Arzt Henry Cohen: Die Machbarkeit einer Operation ist nicht die beste Indikation für ihre Durchführung.[47] Die Medizin sollte – auch mit KI – die Kunst des Heilens von Kranken bleiben.

11 Literatur

Abernethy, A./Verily, L. A./Barrett, M. et al. (2022): The Promise of Digital Health: Then, Now, and the Future. In: NAM Perspect. Jun 27. DOI: 10.31478/202206e.

AkdÄ (2019): Hydrochlorothiazid: Risiko von nichtmelanozytärem Hautkrebs – Empfehlungen der AkdÄ zur Behandlung von Hypertonie und Herzinsuffizienz. In: Arzneiverordnung in der Praxis 1–2, S. 19–23. Online: https://www.akdae.de/fileadmin/user_upload/akdae/Arzneimitteltherapie/AVP/Artikel/201901-2/019.pdf [abgerufen am 27.10.2024].

Amir, O./Abraham, W. T./Azzam, Z. S. et al. (2022): Remote Speech Analysis in the Evaluation of Hospitalized Patients With Acute Decompensated Heart Failure. In: JACC Heart Fail. 10 (1), S. 41–49. DOI: 10.1016/j.jchf.2021.08.008.

Attia, Z. I./Kapa, S./Lopez-Jimenez, F. et al. (2019): Screening for cardiac contractile dysfunction using an artificial intelligence enabled electrocardiogram. In: Nat Med 25(1), S. 70–74. DOI: 10.1038/s41591-018-0240-2.

Ayers, J. W./Pollak, A./Dredze, M. et al. (2023): Comparing Physician and Artificial Intelligence Chatbot Responses to Patient Questions Posted to a Public Social Media Forum. In: JAMA Intern Med.183(6), S. 589–596. DOI: 10.1001/jamainternmed.2023.1838.

Bals, R./Middecke, M./Klose, K. J. (2008): Wissensmanagement in der Medizin: Die praktische Umsetzung ist komplex. In: Dtsch Ärztebl 105(4), A-151 / B-136 / C-136.

Beauchamp, T. K./Childress, J. F. (2013): Principles of Biomedical Ethics. 7. Aufl. New York: Oxford University Press.

BfArM (Bundesinstitut für Arzneimittel und Medizinprodukte) (o. D.): DiGA-Verzeichnis (gefiltert nach „Herz und Kreislauf". Online: https://diga.bfarm.de/de/verzeichnis?category=%5B%2281%22%5D [abgerufen am 26.2.2025].

Cohen, A. B./Mathews, S. C./Dorsey, E. R. et al. (2020): Direct-to-Consumer Digital Health. In: Lancet Digit. Health 2(4), e163–e165. DOI: 10.1016/S2589-7500(20)30057-1.

Corral-Acero, J./Margara, F./Marciniak, M. et al. (2020): The 'Digital Twin' to enable the vision of precision cardiology. In: Eur Heart J 41(48), S. 4556–4564. DOI: 10.1093/eurheartj/ehaa159.

Deutscher Ethikrat (2017): Big Data und Gesundheit – Datensouveränität als informationelle Freiheitsgestaltung. Stellungnahme. Berlin: Deutscher Ethikrat. Online: https://www.ethikrat.org/fileadmin/Publikationen/Stellungnahmen/deutsch/stellungnahme-big-data-und-gesundheit.pdf [abgerufen am 27.10.2024].

Deutscher Ethikrat (2023): Stellungnahme Mensch und Maschine – Herausforderungen durch künstliche Intelligenz. Online: https://www.ethikrat.org/publikationen/stellungnahmen/mensch-und-maschine/ [abgerufen am 27.10.2024].

European Commission (2020): Assessment List for Trustworthy Artificial Intelligence (ALTAI) for self-assessment. Online: https://digital-strategy.ec.europa.eu/en/library/assessment-list-trustworthy-artificial-intelligence-altai-self-assessment [abgerufen am 27.10.2024].

Ferrick, A. M./Raj, S. R./ Deneke, T. et al. (2023): 2023 HRS/EHRA/APHRS/LAHRS Expert Consensus Statement on Practical Management of the Remote Device Clinic. In: Heart Rhythm 20(9), e92-e144. DOI: 10.1016/j.hrthm.2023.03.1525.

Furman, S./Parker, B./Escher, D. J. (1971): Transtelephone pacemaker clinic. In: J Thorac Cardiovasc Surg. 61(5), S. 827–834.

47 Robert (2009).

Givertz, M. M./Stevenson, L. W./Costanzo, M. R. et al. (2017): Pulmonary artery Pressure-Guided Management of Patients with Heart Failure and Reduced Ejection Fraction. In: J Am Coll Cardiol 70(15), S. 1875–1886. DOI: 10.1016/j.jacc.2017.08.010.
Grogan, M./Lopez-Jimenez, F./Cohen-Shelly, M. et al. (2021): Artificial Intelligence-Enhanced Electrocardiogram for the Early Detection of Cardiac Amyloidosis. In: Mayo Clin Proc. 96 (11), S. 2768–2778. DOI: 10.1016/j.mayocp.2021.04.023.
Hindricks, G./Taborsky, M./Glikson, M. et al. (2014): Implant-based multiparameter telemonitoring of patients with heart failure (INTIME): a randomised controlled trial. In: Lancet 384, S. 583–590. DOI: 10.1016/S0140-6736(14)61176-4.
Hindricks, G./Potpara, T./Dagres, N. et al. (2021): 2020 ESC Guidelines for the diagnosis and management of atrial fibrillation developed in collaboration with the European Association for Cardio-Thoracic Surgery (EACTS): The Task Force for the diagnosis and management of atrial fibrillation of the European Society of Cardiology (ESC) Developed with the special contribution of the European Heart Rhythm Association (EHRA) of the ESC. In: Eur Heart J 42(5), S. 373-498. DOI: 10.1093/eurheartj/ehaa612.
Köhler, F./Köhler, K./Deckwart, O. et al. (2018a): Efficacy of telemedical interventional management in patients with heart failure (TIM-HF2): a randomized controlled parallel-group, unmasked trial. In: Lancet 392, S. 1047–1057. DOI: 10.1016/S0140-6736(18)31880-4.
Köhler, F./Preschner, S./Köhler, K. (2018b): Telemedizin bei Herzinsuffizienz. In: Internist 60(4), S. 331–338. DOI: 10.1007/s00108-019-0570-2.
Köhler, F./Hiddemann, M./Hoehler, M. et al. (2024): Telemedizinische Versorgungskonzepte bei Herzinsuffizienz: Status und Zukunft. In: Herz 49(5), S. 342–349. DOI: 10.1007/s00059-024-05266-x.
Kolk, M. Z. H./Ruiperez-Campillo, S./Allaart, C. P. et al. (2024): Multimodal explainable artificial intelligence identifies patients with non-ischaemic cardiomyopathy at risk of lethal ventricular arrhythmias. In: Nature scientific reports 14(1), 14889. DOI: 10.1038/s41598-024-65357-x.
Krishna, H./Desai, K./Slostad, B. et al. (2023): Fully automated artificial intelligence assessment of aortic stenosis by echocardiography. In: J Am Soc Echocardiogr.36(7), S. 769–777. DOI: 10.1016/j.echo.2023.03.008.
Lin, S./Li, Z./Fu, B. et al. (2020): Feasibility of using deep learning to detect coronary artery disease based on facial photo. In: Eur Heart J 41(46), S. 4400–4411. DOI: 10.1093/eurheartj/ehaa640.
Manhart, D./Lischer, M./Knecht, S. et al. (2023): Clinical Validation of 5 Direct-to-Consumer Wearable Smart Devices to Detect Atrial Fibrillation: BASEL Wearable Study. In: JACC Clin Electrophysiol. 9(2), S. 232–242. DOI: 10.1016/j.jacep.2022.09.011.
Medtrocic (o. D.): Das Carelink-System. Online: https://www.medtronic.com/de-de/fachkreise/produkte/rhythmologie-elektrophysiologie/carelink-system-fernnachsorge-von-kardialen-implantaten.html [abgerufen am 27.10.2024].
Mello, M. M./Guha, N. (2024): Understanding liability risk from using health care artificial intelligence tools. In: New Engl J Med 390(3), S. 271–278. DOI: 10.1056/NEJMhle2308901.
Peyster, E. G./Arabyarmohammadi, S./Janowczyk, A. et al. (2021): An automated computational image analysis pipeline for histological grading of cardiac allograft rejection. In: Eur Heart J 42 (24), S. 2356–2369. DOI: 10.1093/eurheartj/ehab241.
Pieszko, K./Hiczkiewicz, J./Łojewska, K. et al. (2024): Artificial intelligence in detecting left atrial appendage thrombus by transthoracic echocardiography and clinical features: the Left Atrial Thrombus on Transesophageal Echocardiography (LATTEE) registry. In: Eur Heart J 45(1), S. 32–41. DOI: 10.1093/eurheartj/ehad431.
Raghunath, S./Pfeifer, J. M./Ulloa-Cerna, A. E. et al. (2021): Deep Neural Networks Can Predict New-Onset Atrial Fibrillation from the 12-Lead ECG and help Identify Those at Risk of Atrial Fibrillation-Related Stroke. In: Circulation 143(13), S. 1287–1298. DOI: 10.1161/CIRCULATIONAHA.120.047829.
Robert, W. S. (2009): Facts and ideas from anywhere. In: Proc (Bayl Univ Med Cent) 22(4), S. 377–384. DOI: 10.1080/08998280.2009.11928563.

Sardar, P./Abbott, J. D./Kundu, A. et al. (2019): Impact of Artificial Intelligence on Interventional Cardiology: From Decision-Making Aid to Advanced Interventional Procedure Assistance. In: JACC Cardiovasc Interv 12(14), S. 1293–1303. DOI: 10.1016/j.jcin.2019.04.048.

Scholte, N. T. B./Gürgöze, M. T./Aydin, D. et al. (2023): Telemonitoring for heart failure: a meta-analysis. In: Eur Heart J 44(31), S. 2911–2926. DOI: 10.1093/eurheartj/ehad280.

Schuuring, M. J./Castiello, T./Jensens, M. T. et al. (2024): Digital solutions to optimize guideline-directed medical therapy prescription rates in patients with heart failure: a clinical consensus statement from the ESC Working Group on e-Cardiology, the Heart Failure Association of the European Society of Cardiology, the Association of Cardiovascular Nursing & Allied Professions of the European Society of Cardiology, the ESC Digital Health Committee, the ESC Council of Cardio-Oncology, and the ESC Patient Forum. In: Eur Heart J – Digital Health 5(6), 670–682. DOI: 10.1093/ehjdh/ztae064.

Turakhia, M. P./Desai, M./Hedlin, H. et al. (2019): Rationale and design of a large-scale, app-based study to identify cardiac arrhythmias using a smartwatch: The Apple Heart Study. In: Am Heart J; 207, S. 66–75. DOI: 10.1016/j.ahj.2018.09.002.

UKE (Universitätsklinikum Hamburg-Eppendorf) (2024): Erste KI-Anwendung zur Erstellung von Arztbriefen im UKE im Einsatz – UKE baut digital unterstützte Gesundheitsversorgung aus. Pressemitteilung. Online: https://www.hamburg.de/politik-und-verwaltung/behoerden/behoerde-fuer-wissenschaft-forschung-gleichstellung-und-bezirke/aktuelles/pressemeldungen/uke-baut-digital-unterstuetzte-gesundheitsversorgung-aus-956934 [abgerufen am 27.10.2024].

UMG (o. D.): Medizinisches Datenintegrationszentrum der Universitätsmedizin Göttingen (MeDIC). Online: https://www.umg.eu/forschung/infrastruktur/serviceeinrichtungen/medizinisches-datenintegrationszentrum/ [abgerufen am 27.10.2024].

van Gelder, I. C./Rienstra, M./Bunting, K. V. et al. (2024): 2024 ESC Guidelines for the management of atrial fibrillation developed in collaboration with the European Association for Cardio-Thoracic Surgery (EACTS): Developed by the task force for the management of atrial fibrillation of the European Society of Cardiology (ESC), with the special contribution of the European Heart Rhythm Association (EHRA) of the ESC. Endorsed by the European Stroke Organisation (ESO). In: European Heart Journal 45(36), S. 3314–3414. DOI: 10.1093/eurheartj/ehae176.

van Royen, F. S./Asselbergs, F. W./Alfonso, F. et al. (2023): Five critical quality criteria for artificial intelligence-based prediction models. In: Eur Heart J 44(46), S. 4831–4834. DOI: 10.1093/eurheartj/ehad727.

Vogt, H./Hofmann, B./Getz, L. (2016): The new holism: P4 systems medicine and the medicalization of health and life itself. In: Med Health Care Philos. 19(2), S. 307–323. DOI: 10.1007/s11019-016-9683-8.

WHO (World Health Organization) (2016): Global diffusion of eHealth: Making universal health coverage achievable. Report of the third global survey on eHealth. Genf: WHO.

WMA (World Medicak Association) (2024): WMA Declaration of Geneva. Online: https://www.wma.net/policies-post/wma-declaration-of-geneva/ [abgerufen am 27.10.2024].

Wu, J./Biswas, D./Ryan, M. et al. (2024): Artificial intelligence methods for improved detection of undiagnosed heart failure with preserved ejection fraction. In: Eur J Heart Failure 26(2), S. 302–310. DOI: 10.1002/ejhf.3115.

GEHBa-FastTrack – Ein beschleunigtes Verfahren zur ethischen Beurteilung nichtmedizinischer Forschungsvorhaben[1]

Prof. Dr. Walter Swoboda/Dr. Martin Schmieder/Dr. Julia Krumme/
Prof. Dr. Johannes Schobel/Prof. Dr. Karsten Weber

1 **Danksagung:**
Wir bedanken uns bei Prof. Dr. B. Heinrichs (Forschungszentrum Jülich) für die hilfreiche Zurverfügungstellung eines Katalogs zu Fragestellungen der ethischen Beurteilung.

Abstract: Die Gemeinsame Ethikkommission der Hochschulen Bayerns (GEHBa) hat ein neues FastTrack-Verfahren zur Beschleunigung der ethischen Beurteilung nichtmedizinischer Forschungsprojekte entwickelt. Dieses halbautomatisierte System ermöglicht eine schnelle und effiziente Online-Antragstellung. Geeignete Projekte erhalten nach erfolgreicher Prüfung eine Bestätigung der ethischen Unbedenklichkeit, die insbesondere für Veröffentlichungen als Nachweis dient. Das FastTrack-Verfahren ist dabei speziell auf nichtmedizinische Forschungsfelder zugeschnitten und stellt sicher, dass ethisch unbedenkliche Projekte ohne umfangreiche Vollanträge schnell bearbeitet werden können.

1 Was ist die GEHBa?

1 In der Medizin spielt die ethische Beurteilung von Forschungsvorhaben spätestens seit der Deklaration von Helsinki 1964 eine wichtige Rolle und ist auch in der Berufsordnung festgelegt. Insbesondere die Prinzipienethik von Beauchamp und Childress findet hierbei Anwendung.[2] Nichtmedizinische Forschungsprojekte blieben hingegen ungeprüft bzw. der ethischen Beurteilung der Durchführenden überlassen. Dies ist umso erstaunlicher, als nichtärztliche Projekte, die jedoch explizit im Bereich der Medizin angesiedelt sind, in der Regel nicht von medizinischen Ethikkommissionen freigegeben werden. Dies betrifft z. B. die Pflege, aber auch Physiologie, Podologie, Altenpflege und andere Disziplinen. In diesen nichtmedizinischen Bereichen finden und fanden immer wieder Forschungen mit oder am Menschen statt, die einer ethischen Freigabe bedürften oder bedurft hätten. Dies gilt insbesondere dann, wenn vulnerable Gruppen (s. u.) betroffen sind. Ähnlich wie bei nichtärztlichen, aber medizinischen Projekten gab es auch hier bisher kaum Ansprechpartner. Seit der technische Einsatz von KI im Fokus vieler Projekte steht, hat sich die Situation deutlich verschärft. Ein wichtiges Prinzip der Ethik, die Wahrung der Autonomie vor allem der Patienten, ist hier besonders gefährdet. Dies ist ein weiterer Grund, die ethische Begutachtung nichtmedizinischer Forschung zu etablieren.

2 Viele (Forschungs-)Einrichtungen sind jedoch zu klein, um eigene Ethikkommissionen effizient zu betreiben. Häufig sind alle Expertinnen und Experten eines bestimmten Forschungsgebietes an einem Projekt beteiligt, sodass eine fachlich fundierte und unabhängige Beurteilung ohne die Einbeziehung von Projektmitgliedern nicht möglich ist. Ein möglicher Ausweg ist die Einrichtung einer gemeinsamen Ethikkommission für mehrere solcher Institutionen.

3 Im Jahr 2019 haben sich deshalb mehrere Hochschulen aus Bayern entschlossen, eine gemeinsame Ethikkommission (GEHBa)[3] zu bilden, um ethische Bewertungen von Forschungsvorhaben mit interdisziplinärer Expertise bei gleichzeitig effizientem Einsatz von Ressourcen durchführen zu können. Die GEHBa wurde auf Grundlage des Beschlusses einer Mitgliederversammlung der Hochschule Bayern e. V. gegründet und arbeitet auf unabhängiger und unentgeltlicher Basis. Derzeit sind 15 bayerische

2 Beauchamp/Childress (2019).
3 https://www.gehba.de/home.

Hochschulen und ein Kompetenzzentrum mit insgesamt 29 Expertinnen und Experten an der GEHBa beteiligt. Die Kommissionsmitglieder setzen sich dabei aus diversen Fachbereichen zusammen, z. B. Pflege, Elektronik, künstliche Intelligenz, Biologie, Medizin, Tierzucht/-schutz, Recht und (angewandte) Ethik.

Seit ihrer Gründung hat die GEHBa 249 Anträge und Revisionen bearbeitet (Stand Oktober 2024). Die hohe Zahl an Anträgen ist unter anderem darauf zurückzuführen, dass immer mehr Fachverlage vor der Veröffentlichung einer wissenschaftlichen Arbeit ein positives Ethikvotum verlangen und Projektträger zunehmend ab einem bestimmten Projektstadium finanzielle Mittel erst nach einer Ethikprüfung freigeben. Da es zu den unumstößlichen Grundsätzen der Ethikkommissionen gehört, Forschungsprojekte ausschließlich ex ante, d. h. im Vorhinein, zu begutachten und eine ex-post-Prüfung unter keinen Umständen nachgeholt werden kann, müssen Forschungsvorhaben immer häufiger bereits vor der Förderzusage begutachtet werden. Nicht zu vernachlässigen ist die Einrichtung von Graduiertenzentren an vielen Hochschulen. Da den Promotionsvorhaben immer eine Publikationsabsicht zugrunde liegt, steigt in der Folge auch die Zahl der entsprechenden Ethikkommissionsanträge. 4

2 Nicht jede Forschung ist aus ethischer Sicht kritisch

Es ist jedoch zu bedenken, dass das Votum einer Ethikkommission im günstigsten Fall einen Zeitraum von zwei bis vier Wochen in Anspruch nimmt; im Falle einer Revision kann sich der Zeitaufwand auf bis zu zwei Monate erhöhen. Dies ist insbesondere bei ethisch unkritischen Forschungsprojekten ärgerlich, da selbst in diesen Fällen meist ein Votum für eine Publikation benötigt wird. Darüber hinaus belasten solche unkritischen Anträge die Ethikkommissionen, da hier normalerweise ein regelgerechter Begutachtungsprozess mit vollständiger Votenabgabe erforderlich ist. 5

Um in solchen Fällen ein schnelles und zuverlässiges Verfahren anbieten zu können, hat die GEHBa ein vereinfachtes Antragsverfahren, den sogenannten „FastTrack“, etabliert. Der implementierte Prozess kann nicht nur für voraussichtlich unkritische Projekte genutzt werden, sondern ebenso für solche, bei denen sich die Antragstellenden nicht sicher sind, ob ihre Forschung ethisch kritisch ist. Nicht zuletzt erfüllt das neue Verfahren einen didaktischen Zweck, da für die Antragstellenden im Verlauf des Prozesses sichtbar wird, wo im Zweifelsfall ethisch kritische Punkte liegen und worauf bei einem Vollantrag besonders zu achten wäre. 6

3 Das FastTrack-Verfahren

Das FastTrack-Verfahren ist ein teilautomatisiertes, prozessorientiertes und beschleunigtes Verfahren zur Formalisierung des Ethikantrags bei der GEHBa (s. Abb. 1). Zunächst geben die Antragstellenden Informationen zu ihrem For- 7 schungsvorhaben ein. Anschließend stellt das System kontextspezifische Fragen, die von den Antragstellenden beantwortet werden müssen. In bestimmten Fällen, in denen die ethischen Kriterien eine intensivere Prüfung erfordern, wird das Schnellverfahren automatisch abgebrochen und ein Vollantrag angefordert. Alternativ erhalten die Antragstellenden nach der Schnellprüfung eine schriftliche Bestätigung, dass für ihr Forschungsvorhaben kein Ethikvotum erforderlich ist. Die endgültige Entscheidung liegt jedoch immer bei den Mitgliedern der GEHBa, die die ethische Unbedenklichkeit bestätigen. Das Computersystem nimmt keine eigenständige ethische Bewertung vor. Eine solche Bestätigung aus dem FastTrack-Verfahren reicht oft aus, um das Projekt durchzuführen und die Ergebnisse zu veröffentlichen. Forschende sollten sich jedoch im Vorfeld über die ethischen Richtlinien der jeweiligen Publikationsmedien und Förderinstitutionen informieren. Wichtig ist dabei, dass die Freigabe der GEHBa nur für wahrheitsgemäße und nachvollziehbare Antworten gilt.

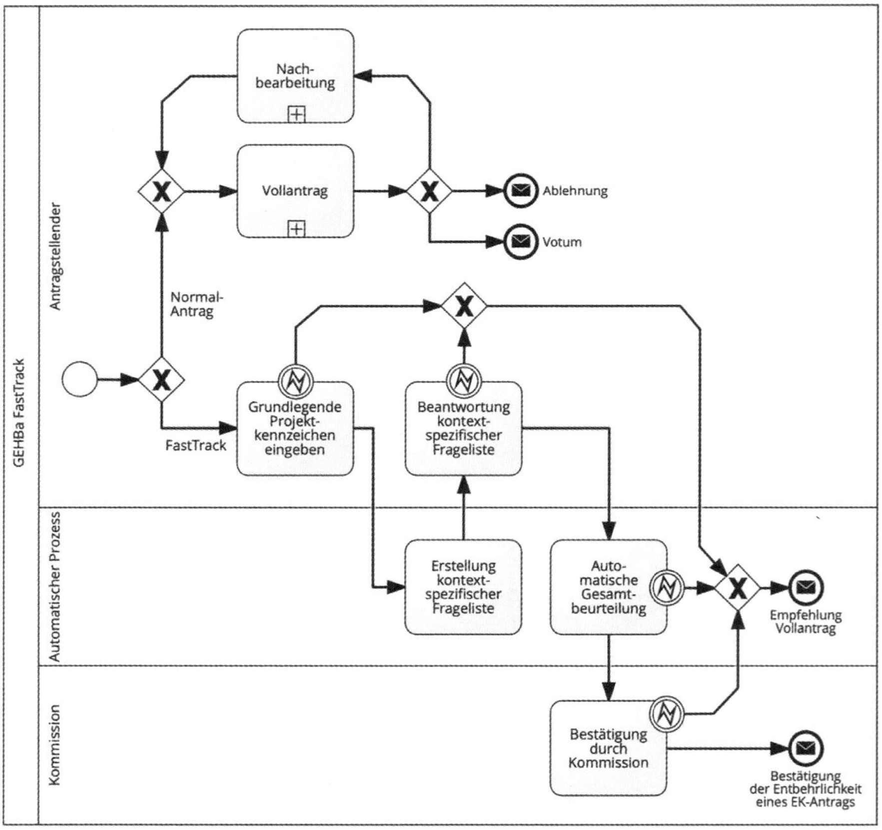

Abb. 1: FastTrack Bewertungsprozess der GEHBa, modelliert mittels Business Process Model and Notification (BPMN)

Quelle: Recker (2012).

4 Inhaltliche Durchführung

Inhaltlich kann das FastTrack-Verfahren als eine dem Vollantrag vorgeschaltete Unbedenklichkeitsprüfung verstanden werden. Dabei werden keine ethischen Bewertungen oder fundierten Entscheidungen getroffen, sondern in einem mehrstufigen Abfrageprozess geprüft, ob das Forschungsvorhaben potenziell ethisch relevante Fragestellungen aufwirft. Das Verfahren beschränkt sich nicht auf die klassischen medizinethischen Fragestellungen, sondern berücksichtigt u. a. sicherheitsrelevante Aspekte und die Dual-Use-Problematik. Ziel des Fragenkatalogs ist es, jene Problemfelder zu identifizieren und sichtbar zu machen, die einer vertieften ethischen Prüfung durch die GEHBa bedürfen. 8

Bei der FastTrack-Abfrage werden zudem formale Aspekte berücksichtigt und ggf. an die Antragstellenden zurückgemeldet. Dazu gehört die Abfrage von Formularen wie dem Informed Consent (Einwilligungserklärung mit Informationsschreiben) für Probandinnen und Probanden ebenso wie das Vorliegen einer ggf. erforderlichen Zustimmung der Datenschutzbeauftragten der jeweils zuständigen Institutionen. Insgesamt zielen die Fragen des FastTrack-Verfahrens auf sieben definierte Themenbereiche ab. Während im ersten – vorgelagerten – Block harte Ausschlusskriterien thematisiert werden (wobei hier im Sinne der Datensparsamkeit und des Datenschutzes noch keine konkreten Daten zu den Antragstellenden oder weitergehende Angaben zum Forschungsvorhaben abgefragt werden), werden im zweiten Block detailliertere Informationen zu den Antragstellenden und zum Projekt erhoben. Dieser zweite Block wird nur dann freigeschaltet, wenn die Ausschlusskriterien zu Beginn des digitalen Formulars nicht zum Abbruch des FastTrack-Verfahrens geführt haben. Weitere Blöcke betreffen die Forschung mit menschlichen Versuchspersonen, die Forschung mit menschlichem Gewebe, Datenschutz, Privatsphäre und Datensicherheit, Vergütung der Probandinnen und Probanden, Interessenkonflikte und Drittmittel sowie „Dual Use Research of Concern“ (d. h. sicherheitsrelevante Forschung, die von der GEHBa in Zusammenarbeit mit der dafür eingerichteten Gemeinsamen Kommission von DFG und Leopoldina ethisch bewertet wird). 9

Tab. 1: Fragenblöcke im FastTrack-Verfahren

Nr.	Fragenblock	Beispiele (nicht vollständig)
1	Eindeutige Ausschlusskriterien	Bereits begonnenes Projekt Medizinische Forschung Bereits an anderer Kommission gestellter Antrag Freiwilligkeit und Selbstbestimmung der Probanden
2	Allgemeine Daten	Name, Titel, Institution

Tab. 1: *(Fortsetzung)*

Nr.	Fragenblock	Beispiele (nicht vollständig)
3	Forschung mit Menschen	Forschungsdesign Methodik Stichprobe Vulnerable Gruppen
4	Forschung mit menschlichen Geweben	Spendereinwilligung Schutzrechte
5	Datenschutz und -sicherheit	Datenspeicherung Anonymisierung/Pseudonymisierung Datenerhebung
6	Interessenskonflikte	Vergütung
7	Dual Use	Einschränkungen

Die Blöcke 3 bis 7 werden nur freigeschaltet, wenn Block 1 kein Ausschlusskriterium für das Verfahren liefert. In diesem Fall empfiehlt die GEHBa einen regelhaften Ethikkommissionsantrag.

Quelle: Eigene Darstellung.

10 Innerhalb dieser Fragenblöcke sind im System des FastTrack-Verfahrens verschiedene Antwortszenarien möglich, die jeweils spezifische Bewertungsergebnisse produzieren. Nur, wenn alle Angaben innerhalb aller Fragen aus ethischer Sicht unbedenklich sind, wird ein automatisierter (positiver) Abschluss des FastTrack-Verfahrens angestoßen und die Antragstellenden nach Bestätigung durch die GEHBa vom System darüber informiert. In allen anderen Fällen wird das Verfahren je nach Szenario entweder komplett mit einem entsprechenden Hinweis abgebrochen (wenn ein Forschungsvorhaben aufgrund der Angaben ethisch nicht vertretbar erscheint) oder die Antragstellenden werden darauf hingewiesen, dass unter den gegebenen Umständen ein Vollantrag an die GEHBa erforderlich ist, der dann im Rahmen der regulären Sitzungen der Ethikkommission oder im Umlaufverfahren diskutiert und kritisch bewertet werden kann.

11 Neben den Vorteilen für die Antragstellenden, die im Idealfall sehr schnell eine Rückmeldung zu ethisch relevanten Aspekten ihrer Forschung durch die GEHBa erhalten, bietet das FastTrack-Verfahren eine systematische Entlastung für die Mitglieder der Ethikkommission selbst, da die eingehenden Anträge durch das System automatisch verwaltet werden.

5 Technische Realisierung

12 Für die technische Umsetzung wird ein Prozessmanagementsystem[4] verwendet, das den FastTrack-Prozess implementiert. Dazu werden die einzelnen Aktivitäten

4 Reichert et al. (2009).

modelliert und mit technischen Funktionen hinterlegt (z. B. Berechnung, ob ein Ethikvotum erforderlich ist oder nicht, Versand einer E-Mail, Archivierung der Anträge). Darüber hinaus gibt es ein Organisationsmodell, über das Aktivitäten nur von Personen mit bestimmten Rollen (z. B. „GEHBa Leitung“ oder „Antragsteller“) ausgeführt werden dürfen. Aktivitäten, die automatisiert durchgeführt werden können (z. B. das Versenden von E-Mails), werden vollautomatisch vom System übernommen. Es wurde jedoch darauf geachtet, dass immer ein menschlicher Bearbeiter involviert ist, der die nachfolgende Aktivität bestätigt. So kann z. B. der vom System generierte Text einer E-Mail vor dem endgültigen Versand manuell überprüft und geändert werden.

6 Die Möglichkeit einer selbstlernenden KI für die ethische Bewertung

Grundsätzlich handelt es sich bei der Umsetzung des FastTrack-Verfahrens um ein regelbasiertes Expertensystem. Der Hauptaufwand bestand nicht darin, die Regeln zu formulieren, sondern die richtigen Fragen zu stellen. Da Forschung jedoch grundsätzlich vielfältig ist, können die Autoren nicht ausschließen, dass eine Studie den automatisierten Fragenkanon mit dem Ergebnis der Entbehrlichkeit eines Ethikvotums abschließt, während sich dieses Urteil bei genauerer Gesamtbetrachtung als verfrüht erweist. Aus diesem Grund wird immer eine manuelle Überprüfung durchgeführt. 13

Es stellt sich die Frage, ob eine selbstlernende KI in der Lage wäre, ethische Prüfungen durchzuführen. Schon gängige Dialogsysteme, die ein Sprachmodell verwenden, zeigen bereits erstaunliche Leistungen (s. Abb. 2). Unabhängig von unserer abschließenden Bewertung (s. u.) hätte ein solches System erhebliche Vorteile: 14

- Auch kleinere Einheiten könnten ethische Bewertungen anbieten, ohne in Interessenkonflikte zu geraten.
- Vorausgesetzt, dass Themen wie Bias, Diskriminierung und Alignment adressiert werden, könnte eine KI zur Gleichbehandlung aller Antragstellenden bei der Bewertung beitragen.
- Bei Forschungsprojekten, die als „nicht ethisch akzeptabel“ eingestuft werden, könnte eine KI die ethische Bewertung übernehmen, ohne in Interessenkonflikte zu geraten.
- Bei Forschungsvorhaben, die als geheim einzustufen sind (z. B. Dual-Use-Forschung in Zusammenarbeit mit Unternehmen), ist keine Weitergabe von Informationen an Dritte erforderlich.
- Schließlich könnte eine solche Lösung sehr schnell und effizient Bewertungen zu einem Bruchteil der Aufwände einer herkömmlichen Ethikkommission anbieten.

Frage:

„Folgende Studie ist geplant: Bei Unfallopfern, ***die nach Polytrauma bewusstlos sind,*** soll untersucht werden, ob Antibiotika eine Verbesserung darstellen. Hierzu wird den Probanden direkt nach dem Unfall ein Antibiotikum in üblicher Dosierung verabreicht. Bitte überprüfe diese Studie nach den Kriterien der Prinzipienethik."

Antwort:

„Die Beurteilung dieser Studie nach den Kriterien der Prinzipienethik erfolgt basierend auf den vier klassischen Prinzipien [...]

1. Respekt vor der Autonomie

Problem: Autonomie bedeutet, dass die ***Teilnehmer in der Lage sein müssen, eine informierte Einwilligung zu geben. Bei Unfallopfern, die bewusstlos sind, ist dies nicht möglich***, da sie nicht selbst zustimmen können. [...]

2. Nicht-Schaden (Non-Maleficence)

Problem: Die Verabreichung von Antibiotika birgt potenzielle Risiken, wie Nebenwirkungen oder die Entwicklung von Resistenzen, die langfristig Schaden anrichten können. Da die Teilnehmer bewusstlos sind, ***können sie keine Informationen über Allergien oder Unverträglichkeiten geben.*** [...]

3. Fürsorge (Beneficence)

Nutzen: Der Zweck der Studie besteht darin, herauszufinden, ob die frühzeitige Gabe von Antibiotika nach einem Polytrauma zu einer besseren Genesung führt, insbesondere um Infektionen zu verhindern, die bei schweren Verletzungen häufig auftreten können. Dies könnte erhebliche Vorteile für künftige Patienten bringen. [...]

4. Gerechtigkeit

Fairness: Es sollte sichergestellt werden, dass die Teilnehmer fair ausgewählt werden. Das bedeutet, dass alle Polytrauma-Patienten, die ähnliche medizinische Bedingungen aufweisen, die gleiche Chance haben sollten, in die Studie aufgenommen zu werden, unabhängig von Alter, Geschlecht, ethnischer Herkunft oder sozioökonomischem Status. [...]"

Abb. 2: Dialog mit ChatGPT, durchgeführt am 20.10.2024

Ausgelassen wurden Lösungsmöglichkeiten und eine zusammenfassende Bewertung. Die Hervorhebungen wurden durch die Autoren vorgenommen.

Wir haben uns jedoch gegen eine solche Lösung entschieden, da sie die Autonomie des Menschen als wesentliches Kriterium jeder Forschung gefährden würde. Wir halten es für absolut notwendig, dass die Autonomie in allen kritischen Entscheidungsprozessen gewahrt bleibt. Auch eine nachträgliche Überprüfung eines Votums einer selbstlernenden KI würde dieses Hindernis nicht beseitigen, da gängige selbstlernende Systeme wie tiefe neuronale Netze keine sicher generierte Erklärungskomponente anbieten und damit unklar bleibt, wie sie zu ihrem Ergebnis kommen. Da aber alle Ergebnisse per Definition dem Wissensraum selbstlernender Systeme hinzugefügt werden, könnte eine Lernrichtung entstehen, die weder richtig noch erwünscht ist, was solche Systeme potenziell unbrauchbar macht. 15

7 Diskussion

Die Umsetzung des FastTrack-Verfahrens als rein technische, vollautomatische Routine wäre zwar möglich gewesen, doch wir sind der Meinung, dass bei ethischen Fragestellungen der menschliche Entscheidungsfaktor unverzichtbar bleibt. Darüber hinaus ist zu erwarten, dass sich im Laufe der Nutzung des GEHBa-FastTrack-Verfahrens Anpassungen und neue Anforderungen ergeben werden.[5] So können z. B. die Kriterien für Annahme, Ablehnung oder vertiefte Prüfung leicht modifiziert werden. Auch können zusätzliche Schritte wie die Archivierung der Anträge notwendig werden. Um diese Flexibilität zu gewährleisten, wurde von Anfang an ein prozessorientiertes System eingesetzt. Diese bewährte Technologie ermöglicht es, zukünftige Anpassungen einfach in den bestehenden Prozess zu integrieren und diesen weiterzuentwickeln. Damit wird eine kontinuierliche Prozessverbesserung technisch realisierbar.[6] Wichtige Funktionen wie Audit-Trails, eine sichere und zentrale Datenablage sowie die Bereitstellung aller notwendigen Informationen werden durch dieses System automatisch gewährleistet und bleiben nachvollziehbar. 16

Das GEHBa-FastTrack-Verfahren befindet sich momentan in einer gründlichen Test- und Abstimmungsphase, die geplante Freischaltung erfolgt Anfang 2025. Die GEHBa bietet damit eine schnelle und nutzerfreundliche Möglichkeit der Zertifizierung für alle Forschungsvorhaben von Hochschulen aus Bayern, die kein gesondertes ethisches Votum benötigen und einen ethischen Vollantrag entbehrlich machen. Nach unserem Wissen gibt es in Deutschland derzeit kein vergleichbares Verfahren einer Ethikkommission. 17

5 Weber et al. (2007).
6 Rinderle et al. (2003).

8 Literatur

Beauchamp, T. L./Childress, J. F. (2019): Principles of Biomedical Ethics. 8. Aufl. Oxford/New York: Oxford University Press.

Recker, J. (2012): BPMN research: What we know and what we don't know. In: Mendling, J./ Weidlich, M. (Hrsg.): Business Process Model and Notation. BPMN 2012. Lecture Notes in Business Information Processing 125, S. 1–7. Berlin/Heidelberg: Springer.

Reichert, M./Rinderle-Ma, S./Dadam, P. (2009): Flexibility in process-aware information systems. In: Jensen, K./van der Aalst, W. M. P. (Hrsg.): Transactions on Petri Nets and Other Models of Concurrency II. Lecture Notes in Computer Science 5460, S. 115–135. Berlin/ Heidelberg: Springer.

Rinderle, S./Reichert, M./Dadam, P. (2003): Supporting workflow schema evolution by efficient compliance checks. Technical Report. Universität Ulm. Online: http://dbis.eprints.uni-ulm.de/id/eprint/350/ [abgerufen am 21.10.2024].

Weber, B./Rinderle, S./Reichert, M. (2007): Change patterns and change support features in process-aware information systems. In: In: Krogstie, J./Opdahl, A./Sindre, G. (Hrsg.): Advanced Information Systems Engineering. CAiSE 2007. Lecture Notes in Computer Science 4495, S. 574–588. Berlin/Heidelberg: Springer.

Systematische Bewertung von Künstlicher Intelligenz (KI) in der Medizin – Über die Notwendigkeit der Weiterentwicklung von Health Technology Assessment (HTA)

Dr. Anna Moreno

Abstract: Der Einsatz Künstlicher Intelligenz (KI) hat das Potenzial, die bisherige Gesundheitsversorgung grundlegend zu verändern. Dieser Wandel lässt positive Effekte erkennen, birgt aber auch Risiken in sich, die vor einer Systemimplementierung bewertet werden müssen. Mit dem Artificial Intelligence Act der Europäischen Union wurde das rechtliche Fundament für die systematische Bewertung geschaffen. Die praktische Umsetzung ist nun vorrangiges Ziel. Dabei kann der Einsatz von KI in Forschung und Praxis nicht ausschließlich mit dem Instrumentarium der eigenen Disziplin evaluiert werden. Die systematische Bewertung der jeweiligen Intervention erfordert die vertiefte interdisziplinäre Auseinandersetzung. Der vorliegende Beitrag fragt nach gelingenden forschungsrechtlichen und evidenzbasierten Ansätzen der systematischen Bewertung unter Beachtung von ethischen Leitplanken.

1 Globale Entwicklung der Künstlichen Intelligenz und ihre systematische Bewertung

1 Die Nutzung intelligenter Soziotechnischer Systeme mit Hilfe von KI-Technologien hat in nahezu allen Forschungsfeldern von Life Science und in der gesundheitsbezogenen Versorgung[1] der Bevölkerung weltweit sprunghaft zugenommen.[2] Es handelt sich hierbei nicht um isolierte „KI-Medizinprodukte", vielmehr sind sie oftmals als aktive Elemente eines komplexen digitalisierten Umfeldes in Diagnostik und Behandlung zu interpretieren. Der Datenzugang und die Verfügbarkeit von validen Trainingsdaten sind für die Wirkmächtigkeit der KI entscheidende Faktoren.[3] Die globalisierte Entwicklung stark vernetzter smarter Systeme umfasst dabei sehr unterschiedliche Stränge und zeigt bei genauer Betrachtung ausgesprochen differente Implementierungsprozesse, regulative Ansätze und ethische Implikationen[4] auf der nationalen Ebene und im internationalen Vergleich.[5] Sie erfordert zudem eine standardisierte systematische Bewertung.[6]

1.1 Informationssynthesen zu KI auf internationaler Ebene

2 Zur systematischen Bewertung von Technologien in der gesundheitsbezogenen Versorgung hat sich seit mehr als dreißig Jahren das Health Technology Assessment (HTA) etabliert. Diese Form der Informationssynthese ist keine Neuerfindung der digitalen Transformation.[7] Die frühen Anfänge von HTA liegen in den 1960er-Jahren.[8] Seitdem stieg die gesamtgesellschaftliche Bedeutung und der

1 Hier liegt der Fokus in der Mensch-Technik-Interaktion (MIT), beispielhaft bei Hensiek (2022), S. 236 ff.
2 Santosh/Wall (2022), S. 11 zur Nachvollziehbarkeit von KI.
3 Moreno (2023c), S. 189.
4 Moreno (2023a), S. 41.
5 Glauner (2022), S. 119–127.
6 Moreno (2024), S. 91 ff.
7 Schwartz et al. (2012), S. 785.
8 Klunkle (1995), S. 175.

Impact neuer Technologien, insbesondere in den Industrieländern, an und zugleich deren Potenzial für unbeabsichtigte und teilweise schädliche Folgen.

Im historischen Rückblick standen in der frühen Entwicklung u. a. Aspekte der Umweltverschmutzung, Wettereinflüsse oder die Folgen der Atomkraft auf der Themenliste. Im Jahre 1974 wurde in den USA das „Office of Technology Assessment" (OTA) gegründet, das im darauffolgenden Jahr sein Gesundheitsprogramm etablierte. Der erste HTA-Report des OTA wurde im Jahr 1976 veröffentlicht.[9] Zu Beginn der 80er-Jahre erweiterte sich der Fokus der Analyse auf klinische Inhalte wie Sicherheit, Wirksamkeit, Machbarkeit, Indikationsstellung und gesundheitsökonomische Bewertungen, ohne soziale, kulturelle und ethische Aspekte komplett zu exkludieren. Letztere Aspekte spielten jedoch keine größere Rolle. 3

In den späten 1980er-Jahren wurde mit dem „Swedish Council on Technology Assessment in Health Care" (SBU) die erste Institution für HTA in Europa gegründet.[10] Zielsetzung dieser neuartigen Informationssynthesen über Wirksamkeit, Risiken und Kosten im Gesundheitssystem waren zunächst nicht einheitlich. Über einen Zielparameter konnte schnell eine Einigung erzielt werden: Die Transparenz der Bearbeitungsprozesse sollte ein dominierendes Merkmal der HTA-Berichte sein.[11] In den 90er-Jahren wurden internationale Netzwerke, wie das International Network of Agencies for Health Technology Assessment (INAHTA) gegründet. 4

Heute ist HTA neben dem Health Impact Assessment (HIA) ein zentrales Arbeitsfeld, welches sich mit eigenen Standards, Methodenspektrum und Institutionen von der Parlamentarischen Technikfolgenabschätzung (PTA) abgrenzt. HTA und PTA bilden allerdings nicht selten komplementäre Aspekte derselben Technologie ab. So handelt es sich bei den Bewertungsdimensionen der HTA-Berichte eher um Wirksamkeit, Risiko und Kosten im Kontext beispielsweise einer stationären oder ambulanten Behandlung und bei der PTA um gesamtgesellschaftliche Werte und Partikularinteressen im Kontext der Gesundheitspolitik. 5

HTA hat sich in aktuell 33 Staaten mit über 52 Einrichtungen etabliert.[12] Spanien ist mit 6 HTA-Agenturen am stärksten vertreten, gefolgt von Kanada mit 4 Agenturen. In Deutschland sind das Institut für Wirtschaftlichkeit und Qualität im Gesundheitswesen (IQWiG) und der Gemeinsame Bundesausschuss (G-BA) als wichtigster Auftraggeber zentrale Institutionen.[13] Auf europäischer Ebene hat die Verordnung (EU) 2021/2282, die am 12. Januar 2025 in Kraft getreten ist, ein neues Kapitel der Zusammenarbeit bei der Bewertung von Gesundheitstechnologien (EU-HTA-Verordnung) aufgeschlagen, allerdings 6

9 Banta et al. (2009), S. 1–6.
10 Jonsson/Banta (1999), S. 6.
11 Lühmann et al. (2014), S. 6.
12 https://www.inahta.org/members/members_list/ [abgerufen am 7.9.2024].
13 Moreno (2024), S. 91 ff.

stehen vorerst lediglich onkologische Verfahren und Arzneimittel für neuartige Therapien im Vordergrund.[14]

7 Dieser kleine Rückblick lässt erkennen, dass die HTA-Methodik sich kontinuierlich dem medizinischen Fortschritt anpassen muss, um ihrer Zielsetzung gerecht zu werden. Dieser Logik folgend werden über das internationale Netzwerk zunehmend Informationssynthesen publiziert, die sich unter Einhaltung der gemeinsamen Standards mit der Wirksamkeit, Sicherheit, Wirtschaftlichkeit und den ethischen Implikationen KI-gestützter Technologien befassen.[15] Bereits im Jahr 2011 stellten Wissenschaftler der Andalusischen HTA-Agentur AETSA nach bibliographischen Datenbankrecherchen fest, dass die Zahl der Publikationen zur Anwendung genetischer Algorithmen und zu Expertensysteme einen exponentiellen Verlauf zeigte.[16] Dieser Trend hält bis in die Gegenwart für eine Reihe von KI-Anwendungsfelder an. Die Bundesrepublik Deutschland steht hier unter Anpassungsdruck.[17]

1.2 Einstufung von KI als „Emerging Technology"

8 Insbesondere die Fortschritte der Kognitionsforschung und deren Modelle der „neuronalen Netze“ (NN) zur Abbildung von „Reasoning“ haben in der informatischen Wissenschaft das bereits im Jahr 1956 beschriebene Konzept der „Künstlichen Intelligenz“ in den letzten Jahren rasch weiterentwickelt und als Teilwissenschaft verankert.[18]

9 Nicht selten müssen wir uns bei KI-Systemen mit „Emerging Technologies“ befassen. Diese entwickeln sich kontinuierlich in ihrer Wertschöpfungslogik und differenzieren sich rasch im Anwendungsfeld aus.[19] Sie entfalten zügig eine internationale Marktpenetranz sowie eine ausgeprägte Dynamik und treffen bei der Implementierung in die gesundheitliche Versorgungspraxis weltweit auf unterschiedliche Rechtstraditionen.[20]

10 Trotz der oftmals divergierenden Technologiebeschreibungen und der festgefahrenen Diskussion um begriffliche Abgrenzungen für das gesamte Teilgebiet, lassen sich Entwicklungs- und Anwendungsschwerpunkte in der medizinischen und pflegebezogenen Versorgung erkennen, die einer adäquaten Evaluation bedürfen und im Artikel 6 Abschnitt C gemäß Verordnung (EU) 2024/1689 umrissen werden.[21]

14 https://eur-lex.europa.eu/legal-content/DE/ALL/?uri=CELEX%3A32021R2282 [abgerufen am 19.2.2025].
15 NICE (2024).
16 Cavallero Villarruso et al. (2009), S. 13.
17 Moreno zum Digitalisierungsstand in Deutschland: Moreno (2023b), S. 689 f.
18 Ehsani et al. (2022), S. 5.
19 Singh et al. (2022), S. 229.
20 Hamm/Schneider (2019), S. 34.
21 Europäische Union (2024).

1.2.1 Das breit gefächerte Evaluationsfeld der KI

Nicht jede frühe Entwicklung eignet sich zur Fertigstellung eines HTA-Berichtes. 11
Oftmals mangelt es an einer belastbaren Studienlage zur Frage, welche KI-Systeme mit welcher Leistungsfähigkeit in der Gesundheitsversorgung im Einsatz sind und welche zukünftigen Bedarfe angesichts der demografischen Entwicklung, pandemischer Szenarien und Resistenzlage für die KI-Technologie gesehen werden.[22]

Einen groben Überblick über die Entwicklungsdynamik von KI-Systemen liefern 12
hier einschlägige Patentanmeldungen, die jedoch aufgrund ihrer Heterogenität im Einsatzfeld und der großen Varianz ihrer technischen Einbettung gegenwärtig keine Standards erkennen lassen.[23]

Die deutsche Antwort auf diesen Mangel kann allerdings hier nicht der „Rückzug 13
aus der Evaluationsforschung zu KI" sein. Vor diesem Hintergrund soll der folgende Überblick zentrale Evaluationsfelder für KI-Systeme aufzeigen, die eine systemrelevante Auswirkung auf das deutsche Gesundheitswesen und auf die Forschungsstruktur erkennen lassen:[24]

- In der gesundheitsbezogenen Versorgungspraxis angekommen und bereits etabliert sind automatisierte Dialogsysteme in Form von Chatbots, Sprachassistenten und „socially assistive robots".[25]
- Weitere Entwicklungen der sogenannten assistiven Technologien[26] mit potenzieller Marktpenetranz lassen sich in der optimierten Sprachanpassung und in der Nutzung von „empathetic responses" beim interaktiven Einsatz der Robotik im Pflegebereich, in Form der sogenannten „anthropomorphized robotic interactions" identifizieren.[27] Diese technischen Entwicklungen lassen eine höhere Akzeptanz im Pflegebereich erwarten.[28] Sie beinhalten zugleich ein Gefährdungspotenzial mit negativen psychischen Folgen durch Manipulation vulnerabler Bevölerkungsgruppen.[29]

1.2.2 Stellenwert der maschinellen Entscheidung im rechtswissenschaftlichen und ethischen Diskurs

Zu den besonders dynamischen Entwicklungen KI-gestützter Verfahren gehören 14
Diagnose- und Prädiktionsmodelle, die verschiedene Formen des „machine learning" (ML) nutzen.[30] Die gemeinsame Zielsetzung ist hier, nach entsprechender

22 Ehsani (2022), S. 5–7.
23 Engel (2022), S. 865.
24 San Miguel et al. (2023).
25 McTear et al. (2022).
26 Lorenz et al. (2022).
27 Kumar (2022).
28 ACE (2022).
29 Europäische Union: AI Act – Artikel 5 „Verbotene Praktiken im KI-Bereich".
30 Ninagawa (2023) S. 41–67.

Vorbereitung mit Trainingsdaten aus der jeweiligen Krankheitsentität, neue Erkennungsmuster und Assoziationen zu identifizieren und die bisherigen Krankheitsmodelle und Therapieansätze zu verbessern.[31] Verschiedene Formen von „pattern recognition“ (Mustererkennung) werden bereits seit mehreren Jahren in den Fachdisziplinen Radiologie, Dermatologie, Augenheilkunde und Pathologie genutzt.[32]

15 Als eine Weiterentwicklung gelten in diesem Feld die rekurrenten neuronalen Netze (RNNs). Ihre Verwendung ermöglicht, historische Zeitreihen (sequentielle Daten) und parallele komplexe Ereignisse zeitnah zu bearbeiten und – unabhängig einer Zuordnung nach medizinischen Fachrichtungen – prädiktive Aussagen zum erwarteten Krankheitsverlauf unter Berücksichtigung der Gesamtmorbidität zu treffen. Diese RNNs sind nicht mehr beschränkt auf einzelne Krankheitsentitäten oder fachspezifische Mustererkennungen aus Labor und Pathologie, sondern erlauben eine Gesamtprognose großer Populationen. Ihr kombinierter Einsatz mit den Krankenhausinformationssystemen (KIS) schafft eine Übersicht über den jeweiligen Morbiditätsstatus aller stationären Fälle und eröffnet die Möglichkeit der besseren Planbarkeit stationärer Einrichtungen und zur Vermeidung von Überlastungen, etwa im Ausbruchsgeschehen.[33] Zugleich existieren kaum Daten zur Robustheit und Eignung der zugrunde gelegten KI-Modelle.

16 Auf der Forschungsebene findet maschinelles Lernen bereits eine breite Anwendung im Bereich der schwerverlaufenden chronischen Erkrankungen, etwa bei chronisch entzündlichen neurodegenerativen Krankheitsverläufen und in der Onkologie.[34]

1.2.3 KI-gestützte Entscheidungshilfe im kontinuierlichen Diskurs

17 Ein vergleichbarer expansiver Entwicklungstrend wird beim Einsatz KI-gestützter Entscheidungsunterstützungssysteme, sog. Clinical Decision Support Systems (CDSS) beobachtet.[35] Diese nutzen die Funktionalitäten zur Datenanalyse, Mustererkennung, Gewichtung der Einflussfaktoren und zur Ermittlung prädiktiver Wahrscheinlichkeiten, um mittels Inferenz Empfehlungen an den jeweiligen Nutzer zu externalisieren.

18 Ihr Einsatz in der nationalen Gesundheitsversorgung wird aktuell durch die fehlende Interoperabilität deutlich limitiert.[36] Benötigt ein Soziotechnisches System „viele Datenkanäle“, um fachgerecht zu funktionieren, kann der technische Aufwand zur unverzerrten Datenintegration sehr hoch sein.[37] Dieser Mangel an

31 Satapathy et al. (2022).
32 Abela et al. (2022).
33 Hsu et al. (2023).
34 Gonzalez-Martinez et al. (2022).
35 Sousa et al. (2022).
36 Ding et al. (2022).
37 Thrasher (2016).

unverzerrter technischer und semantischer Kommunikation (semantische Interoperabilität) wirkt sich im KI-Feld besonders negativ aus.[38]

Weit stärker als bei den bereits beschriebenen KI-Technologien wird bei CDSS das Verhältnis von KI und Recht diskutiert.[39] Hier zeigt sich oftmals in der öffentlichen Diskussion ein diffuses allgemeines Unbehagen gegenüber „maschinellen Entscheidungen“. Die Europäische Gesetzgebung greift diese Problematik auf. Die Artikel der Verordnung wurden in Erwägungen von insgesamt 180 Gründen verabschiedet. Der Erwägungsgrund 47 formuliert: 19

„Desgleichen sollten die immer ausgefeilteren Diagnosesysteme und Systeme zur Unterstützung menschlicher Entscheidungen im Gesundheitssektor, in den Risiken für Leib und Leben besonders hoch sind, zuverlässig und genau sein.“[40]

Auch die Frage der Verantwortungsverteilung befindet sich in einem langjährig dauernden forschungsethischen und rechtswissenschaftlichen Diskurs.[41] Die dargelegte Dynamik belegt, dass die traditionelle Informationsgewinnung zur jeweiligen Technologie bei der Nutzenbewertung über eine systematische Recherche in bibliographischen Datenbanken nicht mehr ausreicht. 20

1.3 Methodische Herausforderungen bei der praktischen Umsetzung von HTA

KI-Systeme bieten – wie jede andere technologische Innovation – nicht nur Benefits, sondern bergen auch Unsicherheiten in sich, die sich teilweise bereits aufgrund ihrer zugrundeliegenden informatischen Konzepte erklären lassen. 21

Das gut etablierte System zur Bewertung der verfügbaren Evidenz über die systematische Auswertung der verfügbaren Studien (Evidenzlage über strukturierte Auswertung der Studien und Metaanalysen) kann nicht ohne methodische Weiterentwicklung auf klinisch eingesetzte KI-Systeme übertragen werden. 22

Auch das in der medizinischen Forschung anerkannte Parallelgruppendesign ist naturgemäß bei einer lernenden Maschine und mangels vergleichbarer Referenz-KI-Systeme forschungspraktisch nur auf sehr begrenzte KI-Anwendungsbereiche und Querschnittstudien anwendbar. Die Bewertung der unterschiedlichen KI-gestützten Systeme zum Frühmanagement beim Schlaganfall durch das britische National Institute for Health and Care Excellence (NICE) macht dies deutlich.[42] 23

Die Anwendung des Gütekriteriums Reliabilität ist aufgrund des probabilistischen Ansatzes nicht unproblematisch und variierende Trainingsdaten sowie der Pro- 24

38 McLennan (2022).
39 Lorse (2021).
40 Europäische Union (2024), Erwägungsgrund 47, S. 13 letzter Satz.
41 Fieschi et al. (2003).
42 NICE (2024).

zess des „Reasoning“ lassen in der Langzeitbeobachtung (Follow-up) keine unverzerrten Ergebnisse im Gruppenvergleich erwarten. Das dringende Erfordernis einer profunden Dokumentation bei „hochriskant eingestuften“ KI-Systemen hat nunmehr einen Europäischen Rechtsrahmen erhalten.[43]

25 Durch das Fehlen einer strikten Adressatenorientiertheit und eines Entgrenzungscharakters beim Einsatz von KI gestalten sich Fragen der reliablen Zuordnung der Verantwortungsebenen nicht ganz unproblematisch. Die parallele Entwicklung des Internet of Things (IoT) diversifiziert und pluralisiert medizinische und pflegebezogene Kontexte und erschwert zusätzlich die bisher gewohnte randomisierte Zuordnung in Interventions- und Kontrollgruppen.[44]

26 Der Einsatz von KI kann auch Bias-behaftet sein.[45] In seiner aufgestellten Bias-Typologie unterscheidet Wolff acht technologie-inhärente systematische Verzerrungen, die zu falschen Schlussfolgerungen und letztendlich zu Diskriminierungen führen können.[46]

27 Was ist nun in Forschung und Praxis zu leisten? Auf dem Weg zur Standardisierung und Qualitätssicherung sind zwei tragende Säulen von besonderer Bedeutung: das gemeinsame interdisziplinäre Technologieverständnis und Stärkung des normativen Rahmens.

1.3.1 Gemeinsames Technologieverständnis als Grundlage für Assessment

28 Trotz intensiver Normungsbemühungen auf nationaler und internationaler Ebene bleibt das Verständnis von „Artifical Intelligence (AI)“ vage und uneinheitlich. Dies schlägt sich auch im Artikel 3 „Begriffsdefinitionen“ des Europäischen AI Act (schrittweise in Kraft ab 1.2.2025) nieder.[47] Eine sehr eingängige Beschreibung der grundlegenden Wirkung von KI stammt aus dem Jahr 2016 von Jha und Topol. Die Autoren beschreiben ihre Funktionsweise als „mimicking human cognition by computers / robots“.[48] Diese sehr allgemein gehaltene Beschreibung trifft ihren Kern, ohne dass gleichzeitig ihre Entwicklungspotenziale und inhärente Netzwerkeffekte durch eingrenzende Definitionen ausgeblendet werden.

29 Der KI-Einsatz im Gesundheitswesen ist somit in der Regel ein Konglomerat (set of technologies) von kontinuierlich sich weiterentwickelnden Technologien mit starkem Netzwerkcharakter, welches unter anderem das maschinelle Lernen, Case-Based-Reasoning (CBR), die Bild-, Sprach- und Audioerkennung und das

43 Europäische Union (2024), Art. 6 Abs. 1.
44 Comito (2022).
45 White (2022).
46 Wolff (2022).
47 Europäische Union (2024).
48 Osbourne/Arora (2022).

sog. Natural Language Processing (NLP) subsumiert.[49] In der Summe ihrer Funktionalitäten nehmen KI-Systeme unmittelbaren Einfluss auf die in Forschung und Versorgungspraxis bestehenden Datennutzungs- und Einwilligungskonzepte.[50] Ihre Effekte müssen vor diesem Hintergrund stärker als bisher in den medizin-ethischen Bewertungsprozess einfließen und kontinuierlich neu bewertet werden.[51]

1.3.2 Weiterentwicklung des geeigneten Rechtsrahmens

Je stärker die Nutzung der KI-Systeme in der klinischen Forschung und Patienten- 30
versorgung fortschreitet, desto lauter werden zeitgleich die Fragen nach der rechtlichen Haftung,[52] dem Urheberrecht[53] sowie Patentschutz,[54] der infrastrukturellen Macht des Digitalmarktes,[55] dem Verantwortungskreis des Lieferanten von Trainingsdaten[56] und nach geeigneten Formen der Rechtsdurchsetzung. Lorse führt in diesem Zusammenhang aus, dass die „Souveränität des Gesetzgebers in der Abschätzung technologischer Entwicklungen, Möglichkeiten und ihre Beherrschbarkeit als bislang besonders begrenzt“ erscheint.[57]

Die auf die Rechtsanwendung stark spezialisierten Literaturstimmen treffen in 31
diesem Praxisfeld auf zwei Disziplinen, die auf extrem kurzen Innovationszyklen sozialisiert sind: Medizin und Informatik. Hier bleibt wenig Zeit für die rechtswissenschaftliche Methodenreflexion zu KI-Anwendungen und mangels geeigneter Normtexte führt dies – außerhalb von posthumanistischen Zukunftsszenarien[58] und kurzweiligen Überlegungen zur Schaffung einer Haftung des KI-Systems selbst in Form einer „elektronischen Person (e-Personhood)“[59] – zu einer Fülle von rechtswissenschaftlichen Detailbetrachtungen, die das Zusammenspiel der eingesetzten innovativen Technologien und insbesondere ihrer Netzwerkeffekte im Gesundheitswesen selten im Kern treffen.[60]

Die Wachstumskurve der Publikationen zu den Grundüberlegungen aus dem 32
Deliktsrecht zeigt bisher steil nach oben. Sie umfasst ein breites Spektrum ausgehend von zivilrechtlichen Erörterungen zum virtuellen „Schadenspotenzial“ von Trainingsdaten bis hin zur rechtspolitischen Sinnfrage, ob sich ein

49 Ding et al. (2022).
50 Casonato (2021).
51 Gassner (2022).
52 Thiermann/Böck (2022).
53 Ory/Sorge (2019).
54 Lederer (2019).
55 Moreno (2022).
56 Zech (2022).
57 Lorse (2021).
58 Funk (2022).
59 Thiermann/Böck (2022).
60 Heide (2022).

überwachtes und ein nicht überwachtes der Maschine im Schadensfall nachweisen ließe.[61]

1.3.3 KI als Gesundheitsgut

33 Sind wir nun dieser entgrenzenden Technologie ausgeliefert? Die seit der ersten industriellen Revolution stets gestellte Frage, ob der „Mensch höher steht als Technik und Maschine“[62], hat angesichts der dargestellten informatischen Komplexität von KI in der digitalen Transformation unserer Gesellschaft ihre Berechtigung nicht verloren. Sie ist zudem in der Gesundheitsversorgung an die Frage der professionellen Letztentscheidungskompetenz bei zeitkritischen Ereignissen geknüpft. Angesichts der skizzierten Marktpenetranz von KI-Systemen ist ihre Beantwortung jedoch von begrenzter alltagspraktischer „Durchschlagskraft“. In der ernüchternden Gesamtbetrachtung schlussfolgern Ory/Sorge, dass „das aktuelle Urheberrecht nicht in der Lage [sei], Verteilungskonflikte im Zusammenhang mit KI-gestützten Systemen widerspruchsfrei zu lösen“[63]. Lederer sieht hinsichtlich der Patentierung erhebliche Unterschiede in den verschiedenen Jurisdiktionen. Treffend stellt der Autor fest, dass „die spärliche Rechtsprechung lediglich konkrete Beispiele und keine „allgemein ableitbare[n] Grundsätze […]“ liefert.[64]

34 Aus rechtssystematischer Sicht ist beim KI-Anwendungsfeld im Gesundheitssystem die Abklärung der Frage, ob es sich bei den betrachteten KI-Technologien um Gesundheitsgüter handelt, von Bedeutung für das weitere Verständnis und bildet einen wichtigen Baustein für den medizin-ethischen Bewertungsrahmen. Denn ihre eindeutige Zuordnung zu „Health Technology“ ermöglicht das zeitnahe Heranziehen der Informationssynthesen (deutsch: Nutzenbewertungen) der HTA-Agenturen mit den notwendigen Informationen zu den grundlegenden Wirkprinzipien, Risiken, Implementierung und ethische Implikationen einer KI-Anwendung im Behandlungsfall.[65]

35 In Übereinstimmung mit den in der Literatur identifizierten Bewertungen werden KI-gestützte Systeme dann zu den Gesundheitsgütern gezählt, wenn sie die Wiederherstellung oder die Verbesserung eines Gesundheitszustandes bewirken. Auf medizin-ethischer Bewertungsebene begeben sich Ethik-Kommissionen allerdings bereits an diesem Punkt in Grenzbereiche, etwa zwischen smarter Software zum kognitiven Training (Assistenztechnologie) in Abgrenzung zum, oftmals verdeckten, interaktiven Gaming mit Manipulationscharakter.[66] Die

61 Zech (2022).
62 Lorse (2021).
63 Ory/Sorge (2019).
64 Lederer (2019).
65 Beispielhaft sind hier die Medtech Innovation Briefings (MIB) der HTA Agentur UK (NICE). Online: https://www.nice.org.uk/about/what-we-do/our-programmes/nice-advice/medtech-innovation-briefings [abgerufen am 23.1.2023].
66 Aitchison et al. (2021).

Übergänge sind fließend, da anregende und motivierende Spiele und empathische Chatbots sowohl Freizeitwert als auch therapeutische Effekte in sich vereinen.

Zur Einordnung dieser Gesundheitsgüter als Health Technology gehört auch, dass sie über ihre Vernetzungspotenziale mit einer Vielzahl von Sensorsystemen, etwa auf der Basis von IoT, ihre Wirkung über Netzwerkeffekte potenzieren können.[67] Je nach hinterlegtem Modell können sie auch die regionale, gemeindenahe Versorgung gewollt oder ungewollt ändern. Geeignete Klassifikationen müssen hier geschaffen werden. 36

2 Informationsethische Leitplanken als Teil der HTA-Bewertung

Die Frage, „ob" wir den Weg zur mehrdimensionalen KI-gestützten Gesundheitsversorgung beschreiten, scheint bereits beantwortet zu sein. Die sieben Kernforderungen zur humanzentrierten KI der „European AI Alliance" formulieren wichtige ethische Leitplanken über das „Wie", bei denen Menschenwürde, Gesundheit und Sicherheit als ethische Grundsätze das Fundament bilden.[68] 37

Ihre in Forschung und Praxis anstehende Umsetzung erzwingt den systematischen Blick auf die Infrastruktur und das Einnehmen der gesamtgesellschaftlichen Perspektive. Im Hinblick auf ein systematisches Assessment KI-gestützter Systeme sind folgende Bewertungsaspekte tragend. 38

2.1 Systematische Bewertung des gerechten Zugangs

Als zentrale Indikatoren eines funktionierenden Gesundheitswesens gelten der Umgang mit der demografischen Entwicklung und mit ihr die Ungleichverteilung der gesundheitsbezogenen Angebote zwischen Stadt und Land und folglich Unterschiede im Zugang zu Gesundheitsleistungen. 39

Das sogenannte „computergestützte Altern", eine Kombination aus „Smart Home", Telematik-Anwendungen in der Medizin und dem „Ambient Assisted Living"-Konzept, ersetzt dort, wo die bisherige Infrastruktur nicht mehr aufrechterhalten werden kann, die früheren Formen der wohnortnahen Versorgung. 40

Der gesundheitliche Status und die gesundheitsbezogene Lebensqualität der alternden Bevölkerung sind zunehmend von der „Vernetzungsfähigkeit" des Gesundheitssystems abhängig. 41

67 Comito (2022).
68 Europäische Kommission (2019).

42 Ob sich der Zugang zu Versorgungsleistungen (Access) für alle Bevölkerungsgruppen durch KI-Technologien verbessert, wird noch kontrovers diskutiert und letztendlich davon abhängen, wer über die IT-Infrastruktur zur Datenverarbeitung dominiert und ob monopolisierende Datenzugänge identifiziert werden können.[69]

2.2 Systematische Bewertung und Monitoring der hinterlegten Algorithmen

43 Vor dem Hintergrund der bereits dargelegten „rekurrenten neuronalen Netze“ stellt sich die Frage, ob wir für das Gesundheitswesen ebenfalls ein „Algorithmwatch“ benötigen. Für die systematische Bewertung im HTA-Bericht sind Aspekte der Transparenz, Dokumentationsgüte der hinterlegten Algorithmen und Nachvollziehbarkeit zu fordern.[70]

44 Stellten Algorithmen ursprünglich elektronische Auswahlprozesse dar, so befähigen heute Netzwerkstrukturen mit Rückkopplungsmechanismen die autonome Mustererkennung, auch in Form eines Automated Decision-making Systems (ADS). Über ihren Einsatz beispielsweise in der Pflege können durch geeignete Algorithmen im Feld der Pflegefachberufe Zeitkontingente für die interpersonelle Kommunikation und zwischenmenschliche Zuwendung eröffnet werden. Sie erleichtern zudem das Recruiting in Zeiten von demografischer Entwicklung[71] und Fachkräftemangel[72]. Diese positiven Effekte sind nur dann gegeben, wenn der zugrundeliegende Algorithmus in seiner Wirkungsweise nicht selbst diskriminierend ist.[73] Unter den Begriffen „explainable AI“ und „responsible AI“ werden unter dem erheblichen demografischen Druck verschiedener Industriegesellschaften zunehmend Prüfkonzepte entwickelt,[74] um diskriminierungsrelevante Effekte von KI-Systemen in diesem Feld zu vermeiden.[75] Ihre Implementierung erfordert eine fachspezifische, interprofessionelle Schulung.[76] Bei der Technologiebewertung in den HTA-Agenturen muss dieser Kontext erkannt und berücksichtigt werden.

2.3 Bewertung der Gemeinwohlorientierung

45 Im Feld der Gesundheitswissenschaften (Public Health)[77] verspricht KI insbesondere eine bessere Vorhersage von Ausbruchsereignissen von globaler Dimension,[78]

69 Moreno (2022).
70 Katzenmeier (2023).
71 Harayama et al. (2021).
72 Hoffmann (2022).
73 Hall/Haas (2021).
74 Sharma et al. (2023).
75 Agarwal/Mishra (2021).
76 Barker et al. (2022).
77 Seidlein/Salloch (2022).
78 Thanga/Jeyabharathi (2022).

schnellere Erreichbarkeit bei pandemischen Ereignissen und eine optimierte Gesundheitsbildung der Bevölkerung in Form der Primärprävention. Je größer die Bevölkerungsdichte und je geringer das Facharztangebot, desto größer scheint der Unterstützungsgrad von KI im Sinne des Gemeinwohls.[79]

Das Gesetz der Bundesregierung zur verbesserten Nutzung von Gesundheitsdaten (Gesundheitsdatennutzungsgesetz – GDNG) wählte aus diesem Grund einen klaren Public-Health-Ansatz zur Schaffung einer effektiven Dateninfrastruktur. Die Versorgungsforschung wurde in diesem Rahmen als zentrale Säule in den Mittelpunkt der Regulierung zur gemeinwohlorientierten Datennutzung gerückt. Dabei vollzog der Gesetzgeber im Hinblick auf die Nutzung von Gesundheitsdaten einen Wechsel weg von einem Akteurs- hin zu einem Zweckbezug. In dieser Denklogik orientiert sich Gemeinwohl sowohl bei der Datennutzung als auch beim Einsatz soziotechnischer Systeme an einer klar definierten Zielsetzung (Zweck der Datennutzung) und nicht an einzelnen Trägern mit privilegierten Datenverarbeitungsbefugnissen.[80] Diese Entwicklung kann entscheidend dazu beitragen, KI-Innovationen auch unter dem Aspekt der Gemeinwohlorientierung zu bewerten. 46

2.4 Bewertung der Robustheit und Interoperabilität

Nach mehrheitlicher Einschätzung ist die digitale Transformation im Gesundheitswesen durch strukturell wirksame Parallelentwicklungen mit zunehmender digitaler Vernetzung geprägt. Dabei wird nach Landrock/Gadatsch unter „Vernetzung“ nicht nur das Vollziehen einzelner technischer Schritte verstanden. Vernetzung umfasst vielmehr stets die gesamte Wertschöpfungskette und verändert diese.[81] KI-gestützte Systeme sind in diesem Rahmen zu bewerten. 47

Die Zahl der isolierten medizinischen Einzelmaßnahmen nimmt stetig ab zugunsten einer sehr arbeitsteiligen gesundheitsbezogenen Gesamtbetreuung der Bevölkerung, die immer stärker auf technische Hilfsmittel und auf die Vernetzung der Gerätedaten angewiesen ist.[82] Für definierte Anwendungsbereiche in der Medizin dominiert bereits jetzt die elektronische Vernetzung als wichtigste Wirkungskomponente in der Gesundheitsversorgung. 48

Zentrales Element dieser beobachteten Entwicklung des Gesundheitswesens mit zunehmender Vernetzung ist der wachsende Einsatz der sogenannten „komplexen Mehrfachinterventionen“, sog. Complex Multicomponent Interventions (CMCI).[83] Diese bedingen aufgrund der komplexen Datenverarbeitung die intensive parallele Nutzung von Medizintechnik und von IT-gestützten Systemen (hybride Systeme). 49

79 Khaled et al. (2022).
80 Wehde (2023).
81 Landrock/Gadatsch (2018).
82 Schrappe (2015).
83 Schrappe (2018).

Der Interventionstyp der CMCI wird nicht nur durch die Komplexität der Intervention selbst, sondern auch durch die Komplexität des Kontextes der Diagnostik und Therapie charakterisiert.[84]

50 Diese Form der Behandlung adressiert daher nicht einzelne Behandlerinnen oder Behandler oder abgeschlossene Funktionseinheiten, sondern übergeordnete Organisationen oder Systeme des Gesundheitswesens (z. B. Notfallketten bei Großunfällen). Sie ist aus mehreren Bestandteilen zusammengesetzt, die die Eigenschaften eines komplexen Systems mit hoher Arbeitsteiligkeit und hoher Anzahl von Mensch-Maschine-Interaktion zeigen.

51 Wirksamkeit und Sicherheit der technikorientierten Interventionen hängen wesentlich von einer funktionierenden elektronischen Kommunikation der Systeme untereinander ab. Der elektronische Informationsaustausch spielt bei CMCI daher eine besondere Rolle. Dabei sichert mehr Technik nicht automatisch die Optimierung der Patientensicherheit, sondern lediglich ihr reibungsloses Funktionieren.[85] Komplexe Mehrfachinterventionen, die IT-gestützt sind, können paradoxe und in ihrem Ausmaß nicht vorhersehbare Wirkungen haben, die aus den Einzelmaßnahmen nicht direkt ableitbar sind (Ophelia-Effekt). Die unverzerrte Kommunikation der einzelnen Systemkomponenten an der Schnittstelle Maschine-Mensch ist somit der Schlüsselfaktor für die Patientensicherheit.

52 Der Sachverständigenrat Gesundheit betont den Stellenwert des systematischen Informationsaustausches.[86] Die Interoperabilität muss auch beim Einsatz von KI-Systemen umfassend gewährleistet werden.

3 Nationaler Brückenschlag in der ethischen Bewertung

53 Für die Bewertung der ethischen Aspekte im HTA-Bericht gibt es unterschiedliche methodische Ansätze.[87] Als spezieller Teil der normativen Ethik wird zunächst ein Begründungsverfahren zur Gewinnung der Maßstäbe für die systematische Bewertung der digitalen Technologien und als zweite Komponente ein klar definiertes methodisches Vorgehen gefordert.[88]

3.1 Stand der internationalen Entwicklung

54 Zur Abschätzung der Benefits und Risiken von technologischen Innovationen im deutschen Gesundheitswesen bestehen demnach bereits etablierte Strukturen, die sich der Methodik des internationalen HTA bedienen. Es stellt sich daher die

84 Schrappe (2018).
85 Schrappe (2018).
86 SVR-Sachverständigenrat zur Begutachtung der Entwicklung im Gesundheitswesen (2018).
87 Loute/Cobbaut (2017).
88 Marckmann (2016).

Frage, ob diese auf der Basis der notwendigen methodischen Entwicklung in der Lage sind, die notwendigen Assessments im Feld der KI-Systeme durchzuführen und eine regulatorische Steuerungskraft zu entfalten (HTA-Impact).

Aktuell haben Staaten wie Finnland (Digi-HTA), das Vereinigte Königreich (Medtech Innovation Briefings), Österreich (kontinuierliche Horizon Scans) u. a. Schritte unternommen, um die tradierte HTA-Berichtsform im Hinblick auf KI, Robotik und assistive Technologien anzupassen.[89] 55

Zu den international identifizierten Kernelementen der Methodenweiterentwicklung gehört auch die Beschreibung der IT-Infrastruktur, die die Implementierung einer digitalen Intervention hemmen oder fördern kann.[90] So kann die Nutzung von KI-Systemen die organisatorischen Abläufe der Versorgungskette beeinflussen, indem Entlastung oder Mehrarbeit für die Pflegefachkräfte entsteht.[91] 56

Was die notwendige Anpassung der skizzierten systematischen Evaluationsmethode betrifft, steht Deutschland erst am Anfang dieser notwendigen Entwicklung. 57

3.2 Fazit zur forschungsethischen Weiterentwicklung

Zum Schluss stellt sich die Frage, wie aus ethischer Perspektive die Bewertung KI-gestützter Technologien in Forschung und Praxis gelingen kann. 58

Während in den frühen Jahren der medizinischen Technologiebewertung klassische therapeutische Ansätze, wie etwa die Arzneimittelgabe oder Impfungen, im Vordergrund standen, bestehen zunehmend die Interventionen aus technischen Lösungen. Die systematische Übersicht der bestehenden Evidenz ist nach wie vor Kern der forschungsethischen Bewertung. Diese muss aber weiterentwickelt werden. Hier könnten folgende Grundgedanken hilfreich sein: 59

Grundgedanke 1: Personelle Zusammensetzung des Bewertungsteams 60

Ohne ein grundlegendes Verständnis der eingesetzten KI-Technologie ist die Abschätzung der ethischen Implikationen weder für die befragten Patientenpopulationen noch für die beteiligten Experten ausreichend sicher möglich. So können Laien bei der Nutzung von datengenerierten, automatisierten Assistenzsystemen nicht sicher abschätzen, welche sensiblen Daten sie preisgeben und welche Schlussfolgerungen intelligente Systeme in der Medizin daraus ziehen können. Auch über den Vernetzungsgrad der Systeme besteht oft kein klares Bild. Zwar setzen nahezu alle Institutionen, beispielsweise auch das IQWiG, Experten und Expertinnen aus Biometrie, Statistik und Epidemiologie zur Auswertung von Metaanalysen aus den Primärstudien ein. Algorithmengesteuerte Prozesse werden

89 Haverinen et al. (2022).
90 Knöppler/Hesse (2018).
91 Knöppler/Hesse (2018).

jedoch bisher nicht bewertet und bilden sich im Methodenpapier des Instituts nicht ausreichend ab. Daraus ergibt sich, dass für viele ethisch relevante Fragen kein Ansprechpartner mit informatischer Expertise und zugleich Kompetenz in ethischen Fragen zur Verfügung steht.

61 **Grundgedanke 2. Forschungspraktische Herausforderungen**

Auch das Methodeninstrumentarium der evidenzbasierten Medizin mit dem Evidenzranking entlang der methodischen Güte der hinterlegten Studien und der systematischen Studienbewertung greift beim Einsatz KI-gestützter Technologien – wie dargelegt – zu kurz. So lassen sich beim Einsatz von Echtzeit-CDSS (medizinische Expertensysteme, die während des laufenden medizinischen Prozesses Entscheidungsunterstützung leisten) klassische Studiendesigns in Form von randomisierten, kontrollierten Studien kaum durchführen. Eine Verblindung zur Vermeidung systematischer Fehler in der Studiendurchführung und Auswertung ist bei der Mensch-Maschinen-Interaktion schlecht vorstellbar. Die Basis für die ethische Bewertung ist zunehmend unsicherer.

62 In der aktuellen Zustandsbeschreibung offenbart sich, dass der bisherige methodische Ansatz für datengenerierte IT-gestützte Technologien nicht mehr schlüssig greift. Dies gilt insbesondere für die Bewertung der ethischen Aspekte. Denn hier müssen unterschiedliche Interessenslagen synoptisch gegenübergestellt werden, um einen gesamtgesellschaftlichen Konsens überhaupt abbilden zu können. Ein tiefes Verständnis für die eingesetzte Technik ist hierfür die Basis.

63 Ohne Anspruch auf Vollständigkeit erscheint es mir zunächst prioritär, den Kreis der Experten in allen Bewertungsgremien um geeignete Professionen zu erweitern, sofern die zu bewertende medizinische Technologie dies erfordert. Die interprofessionelle Kommunikation ist hier kein Selbstläufer. Sie sollte trainiert werden.

4 Literatur

Abela, H. et al. (2022): Automated Radiology Report Generation Using a Transformer-Template System: Improved Clinical Accuracy and an Assessment of Clinical Safety. In: Aziz, H. et al. (Hrsg.): AI 2022 Advances in Artificial Intelligence. 35th Australasian Joint Conference. Cham: Springer International Publishing, S. 530–543.

ACE – Agency for Care Effectiveness (2022): Artificial Intelligence and Its Clinical Applications. 02.02.2022, HSO-M 03/2020. Online: https://www.ace-hta.gov.sg/healthcare-professionals/ace-horizon-scanning/horizondetails/artificial-intelligence-and-its-clinical-applications [abgerufen am 22.2.2023].

Agarwal, S./Mishra, S. (2021): Need for an AI Regulator. In: Agarwal, S./Mishra, S. (Hrsg.): Responsible AI. Implementing Ethical and Unbiased Algorithms. Cham: Springer International Publishing, S. 175.

Aitchison, M. et al. (2021): Learning to Deceive in Multi-agent Hidden Role Games. In: Sarkadi, S. et al. (Hrsg.): Deceptive AI. Communication in Computer and Information Science 1296. Cham: Springer International Publishing, S. 55–75.

Banta, D. et al. (2009): History of HTA: Introduction. In: Int J Technol Assess Health Care 25 Suppl. 1, S. 1–6. DOI: 10.1017/S0266462309090321.

Barker, M. et al. (2023): Explainable Detection of Microplastics Using Transformer Neural Networks. In: Aziz, H. et al. (Hrsg.): AI 2022 Advances in Artificial Intelligence. 35th Australasian Joint Conference, Cham: Springer International Publishing, S. 102–115.

Casonato, C. (2021): AI and Constitutionalism: The Challenges Ahead. In: Braunschweig, B./ Ghallab, M. (Hrsg.): Reflection in Artificial Intelligence for Humanity. Cham: Springer International Publishing, S. 129–170.

Cavallero Villarruso, J. et al. (2009): Application of genetic algorithms and expert systems in medical care. In: AETSA 6. Sevilla: Agencia de Evaluación de Tecnologías Sanitarias de Andalucía.

Comito, C. (2022): Convergence Between IoT and AI for Smart Health and Predictive Medicine. In: Comito, C. et al. (Hrsg.): Integrating Artificial Intelligence and IoT for Advance Health Informatic. AI in the Healthcare Sector. Cham: Springer International Publishing, S. 69–85.

Ding, S. et al. (2022): Knowledge Inference and Recommendation. In: Ding, S. et al.: Smart Healthcare, Engineering Management and Risk analytics. AI for Risks. Singapore: Springer Nature Singapore, S. 82–85.

Ehsani, S. et al. (2022): Introduction: Trends, Puzzles, and Hopes for the Future of Healthcare. 3. “The Technological Turn”. In: Ehsani, S. et al. (Hrsg.): The Future Circle of Healthcare. Cham: Springer International Publishing, S. 5–7.

Engel, A. (2022): Erfinderische Tätigkeit und Künstliche Intelligenz. In: GRUR 12, S. 864–869.

Europäische Kommission (2019): Building Trust in Human-Centric Artificial Intelligence. Brüssel 08.04.2019 COM, S. 169. Online: https://digital-strategy.ec.europa.eu/en/library/communication-building-trust-human-centric-artificial-intelligence [abgerufen am 8.9.2024].

Europäische Union (EU) (2024): Verordnung (EU 2024/1689 des Europäischen Parlaments und des Rates vom 13. Juni 2024 zur Festlegung harmonisierter Vorschriften für künstliche Intelligenz und zur Änderung der Verordnungen (EG) Nr. 300/2008, (EU) Nr. 167/2013, (EU) Nr. 168/2013, (EU) 2018/858, (EU) 2018/1139 und (EU) 2019/2144 sowie der Richtlinien 2014/90/EU, (EU) 2016/797 und (EU) 2020/1828 (Verordnung über künstliche Intelligenz). Online: https://eur-lex.europa.eu/legal-content/DE/TXT/PDF/?uri=OJ:L_202401689 [abgerufen am 9.9.2024].

Europäische Union (o. D.): AI Act. Online: https://digital-strategy.ec.europa.eu/de/policies/european-approach-artificial-intelligence [abgerufen am 2.9.2024].

Fieschi, M. et al. (2003): Medical decision support systems: old dilemmas and new paradigms? In: Methods Inf Med 42(3), S. 190–198.

Funk, M. (2022): Roboter- und KI-Ethik. Ein methodischer Grundriss. In: Funk, M.: Grundlagen der Technikethik. Band 1. Wiesbaden: Springer Vieweg, S. 10.

Gassner, U. M. (2022): Forschung und Innovation im europäischen Gesundheitsdatenraum. Zur zukünftigen Sekundärnutzung elektronischer Gesundheitsdaten. In: Datenschutz und Datensicherheit 46(12), S. 739-746. DOI:10.1007/s11623-022-1696-2.

Glauner, P. (2022): An Assessment of the AI Regulation Proposed by the European Commission. In: Ehsani, S. et al. (Hrsg.): The Future Circle of Healthcare. Cham: Springer International Publishing, S. 119–127.

Gonzalez-Martinez, S. et al. (2022): Novel Interactive BRAINTEASER Tools for Amyotrophic Lateral Sclerosis (ALS) und Multiple Sclerosis (MS) Management. In: Aloulou, H. et al. (Hrsg.): Participative Urban Health and Healthy Aging in the Age of AI. Cham: Springer International Publishing, S. 302–310.

Hall, M./Haas, C. (2021): Brown Hands Aren’t Terrorists. Challenges in Image Classification of Violent Extremist Content. In: Duffy, V. G. (Hrsg.): Digital Human Modeling and Applications in Health, Safety, Ergonomics and Risk Management. AI, Product and Service. 12th International Conference, DHM 2021, Held as Part of the 23rd HCI International Conference, HCII 2021, Virtual Event, July 24–29, 2021, Proceedings, Part II. Cham: Springer International Publishing, S. 197–199.

Hamm, S./Schneider, M. (2019): Neue Spieler, neue Geschäftsmodelle, neue Wertschöpfung – die (unbemerkte) Disruption des Gesundheitswesens durch Internationalisierung. In: Pfannstiel, M. A. et al. (Hrsg.): Internationalisierung im Gesundheitswesen. Wiesbaden: Springer Fachmedien Wiesbaden, S. 34–49.

Harayama, Y. et al. (2021): Artificial Intelligence and the Future of Work. In: Braunschweig, B./ Ghallab, M. (Hrsg.): Reflection in Artificial Intelligence für Humanity. Cham: Springer International Publishing, S. 53–67.
Haverinen, J. et al. (2022): Digi-HTA: Health technology assessment framework for digital healthcare services. In: FinJeHeW 11(4), S. 326–341. DOI: 10.23996/fjhw.82538.
Heide, A. K. (2022): Patents on Innovations Involving AI in the Life Sciences and Healthcare. In: Ehsani, S. et al. (Hrsg.): The Future Circle of Healthcare. Cham: Springer International Publishing, S. 147–178.
Hensiek, J. (2022): Mensch-Roboter-Kollaboration: Gefährdung, Schutzmaßnahmen und Rechtsrisiken. In: ARP 8, S. 236–239.
Hoffmann, M. (2022): Möglichkeiten und Zulässigkeit von künstlicher Intelligenz und Algorithmen im Recruiting. Personalsuche 4.0. In: NZA 1, S. 19–24.
Hsu, C.-L. et al. (2023): Evaluation of Recurrent Neural Network Model Training for Health Care Suggestions. In: Tsihrintzis, G.A. et al. (Hrsg.): 2021 International Conference on Security and Information Technologies with AI, Internet Computing and Big-Data Applications, Smart Innovation, Systems and Technologies. Cham: Springer International Publishing, S. 161–169.
INHTA (The International Network of Agencies for Health Technology Assessment) (o. D.): Members. Online: https://www.inahta.org/members/members_list/ [abgerufen am 7.9.2024].
Jonsson, E./Banta, D. (1999): Management of health technologies: an international view. In: BMJ 319, 1293. DOI: 10.1136/bmj.319.7220.1293.
Katzenmeier, C. (2023): Haftung durch Schäden durch KI in der Medizin. In: Hobe, S. et al. (Hrsg.): Die Macht der Algorithmen. Schriften zu Recht und Ethik der Digitalen Transformation. Baden-Baden: Nomos, S. 73–102.
Khaled, S. et al. (2023): Multiclass Classification for GvHD Prognosis Prior to Allogeneic Stem Cell Transplantation. In: Aziz, H. et al.: AI 2022 Advances in Artificial Intelligence. 35th Australasian Joint Conference, AI 2022, Perth, WA, Australia, December 5–8, 2022, Proceedings. Cham: Springer International Publishing, S. 487–500.
Klunkle, G. C. (1995): New challenge or the past revisited? The office of technology assessment in historical context. In: Technology in Society 17(2), S. 175–196. DOI: 10.1016/0160-791X(95) 00007-E.
Knöppler, K./Hesse, S. (2018): Transfer von digital-Health-Anwendungen in der Versorgungsalltag. Teil 1–4: Wirksamkeitsnachweis und Nutzenbewertung. Kontext, Methoden und Integration in die agile Produktentwicklung. Gütersloh: Bertelsmann Stiftung.
Kumar, A. (2022): An Urdu Virtual Assistant for Elderly Aging in Place. In: Aloulou, H. et al. (Hrsg.): Participative Urban Health and Healthy Aging in the Age of AI. 19th International Conference, ICOST 2022, Paris, France, June 27–30, 2022, Proceedings. Cham: Springer International Publishing, S. 73–85.
Landrock, H./Gadatsch, A. (2018): Big Data im Gesundheitswesen kompakt. Konzepte, Lösungen, Visionen. Wiesbaden: Springer Vieweg.
Lederer, T. L. (2019): Patentierung im Bereich Künstliche Intelligenz. In: GRUR-Prax 7, S. 152–154.
Lorenz, T. et al. (2022): Smart Devices als Assistive Technologien, Teil I. In: Luthe, E.-W. et al. (Hrsg.): Assistive Technologien im Sozial- und Gesundheitssektor. Wiesbaden: Springer VS, S. 11–29.
Lorse, J. (2021): Entscheidungsfindung durch künstliche Intelligenz. Zukunft der öffentlichen Verwaltung? In: NVwZ 22, S. 1657–1667.
Loute, A./Cobbaut, J. P. (2017): What Ethics for Telemedicine? In: Menvielle, L. et al. (Hrsg.): The Digitization of Healthcare. New Challenges and Opportunities. London : Palgrave Macmillan UK, S. 399–416.
Lühmann, D. et al. (2014): Grundlagen und Prinzipien von Health Technology Assessment (HTA). In: Perleth et al. (Hrsg.): Health Technology Assessment: Konzepte, Methoden, Praxis für Wissenschaft und Entscheidungsfindung. 2. Aufl. Berlin: MWV, S. 1–57.
Marckmann, G. (2016): Ethische Aspekte von eHealth. In: Fischer, F./Krämer, A. (Hrsg.): eHealth in Deutschland. Anforderungen und Potenziale innovativer Versorgungsstrukturen. Berlin/Heidelberg: Springer Vieweg, S. 83–100.

McLennan, S. (2022): Die ethische Aufsicht über die Datenwissenschaft im Gesundheitswesen. In: Richter, G. et al. (Hrsg.): Datenreiche Medizin und das Problem der Einwilligung. Ethische, rechtliche und sozialwissenschaftliche Perspektiven. Berlin: Springer, S. 55–70.
McTear, M. et al. (2022): Through Conversational Coaching for Active and Healthy Ageing. In: Aloulou, H. et al. (Hrsg.): Participative Urban Health and Healthy Aging in the Age of AI. 19th International Conference, ICOST 2022, Paris, France, June 27–30, 2022, Proceedings. Cham: Springer International Publishing, S. 257–265.
Moreno, A. (2022): Schaffung einer patientenzentrierten Interoperabilität im Gesundheitswesen durch die öffentliche Hand. Aus der Reichweite des SGB V schöpfen oder rechtliche Neu-Kodifikation fordern? (Schriften zum Bio-, Gesundheits- und Medizinrecht Band 49). Baden-Baden: Nomos.
Moreno, A. (2023a): KI-gestützte Systeme – Zur Notwendigkeit von Systemsicht, Evaluation und Interdisziplinarität. In: GuP 2, S. 54–62.
Moreno, A. (2023b): Mehr Gemeinwohlorientierung in der Datennutzung – Der Entwurf eines Gesundheitsdatennutzungsgesetzes (GDNG). In: GesundheitsRecht 22(11), S. 689–694.
Moreno, A. (2023c): Der Entwurf zum Gesundheitsdatennutzungsgesetz (GDNG) – Kontroverse um die erweiterte Verantwortungsebene der Gesetzlichen Kranken- und Pflegekassen. In: GuP 5, S. 189–194
Moreno, A. (2024): Public Health hält Einzug in ein neues Gesundheitsdatennutzungsgesetz (GDNG). In: Ethik Med 36, S. 91–99.
NICE – National Institute for Health and Care Excellence (2024): Artificial intelligence (AI)-derived software to help clinical decision making in stroke. UK. Online: https://www.nice.org.uk/guidance/dg57/resources/artificial-intelligence-aiderived-software-to-help-clinical-decision-making-in-stroke-pdf-1053876693445 [abgerufen am: 4.9.2024].
Ninagawa, C. (2023): Deep Learning AI Modeling. In: Ninagawa, C.: AI Modeling. AI Time Series Control System. Singapore: Springer Nature Singapore, S. 41–65.
Ory, S./Sorge, C. (2019): Schöpfung durch Künstliche Intelligenz? In: NJW 72(11), S. 712–719.
Osbourne, E./Arora, A. S. (2022): Artificial Intelligence (AI) in Marketing: How AI Supports Marketers Throughout the Consumer Journey. In: Arora, A. S. et al. (Hrsg.): Managing Social Robotics and Socio-cultural Business. Parallel Worlds of Emerging AI and Human Virtues. Cham: Springer International Publishing, S. 75–90.
San Miguel, L. (2023): Evaluation of Digital Medical Technologies. KCE Report 362, Belgian Health Care Knowledge Center (KCE), S. 111. Online: https://kce.fgov.be/sites/default/files/2023-01/KCE_362_Evaluation_Digital_Medical_Technologies_Report.pdf [abgerufen am 4.3.2023].
Santosh, C. K./Wall, C. (2022): AI, Ethical Issues and Explainability – Applied Biometrics. Singapore: Springer Nature Singapore.
Satapathy, S. K. et al. (2022): An Automated Sleep Stages Classification Using Brain EEG Signal: A Machine Learning Approaches. In: Chandramohan, S. et al. (Hrsg.): Artificial Intelligence and Evolutionary Computations in Engineering Systems Computational Algorithm for AI Technology, Proceedings of ICAIECES 2020: Computational Algorithm for AI Technology, Proceedings of ICAIECES 2020. Singapore: Springer Nature Singapore, S. 311–328.
Schrappe, M. (2015): Qualität 2030. Die umfassende Strategie für das Gesundheitswesen. Berlin: MWV.
Schrappe, M. (2018): APS-Weißbuch Patientensicherheit 2018. Berlin: MWV.
Schwartz, F. W. et al. (2012): Public Health: Gesundheit und Gesundheitswesen. München: Elsevier, Urban & Fischer.
Seidlein, A. H./Salloch, S. (2022): Ethische Fragen im Gesundheitswesen als Gegenstand interprofessionellen Lernens: Überblick zur Situation in Deutschland und Projektbericht. In: Ethik Med 34, S. 373–386.
Sharma, M. et al. (2023): Explainable AI Driven Applications for Patient Care and Treatment. In: Mehta, M. et al. (Hrsg.): Explainable AI: Foundations, Methodologies and Applications. Cham: Springer International Publishing, S. 135–156.
Singh, S. et al. (2022): Interpreting and Improving Deep-Learning Models with Reality Checks. In: Holzinger, A. et al. (Hrsg.): xxAI-Beyond Explainable AI. International Workshop Held in

onjunction with ICML 2020, July 18, 2020, Vienna, Austria, Revised and Extended Papers. Cham: Springer International Publishing, S. 229–254.
Sousa, R. et al.: Medical Recommendation System Based on Daily Clinical Reports: A Proposed NLP Approach for Emergency Departments. In: Bramer, M./Stahl, F. (Eds.): Artificial Intelligence XXXIX. 42nd SGAI International Conference on Artificial Intelligence, AI 2022, Cambridge, UK, December 13–15, 2022, Proceedings. Cham: Springer International Publishing, S. 315–320.
SVR-Sachverständigenrat zur Begutachtung der Entwicklung im Gesundheitswesen (2018): Bedarfsgerechte Steuerung der Gesundheitsversorgung. Gutachten 2018. Berlin: MWV.
Thanga, S./Jeyabharathi, D. (2022): Histogram of Gradients with Deep Features in Coronavirus-19 Diagnosis and Classification Model. In: Chandramohan, S. et al. (Hrsg.): Artificial Intelligence and Evolutionary Computations in Engineering Systems Computational Algorithm for AI Technology, Proceedings of ICAIECES 2020: Computational Algorithm for AI Technology, Proceedings of ICAIECES 2020. Singapore: Springer Nature Singapore, S. 319–399.
Thiermann, A./Böck, N. (2022): Künstliche Intelligenz in Medizinprodukten. Regulatorisches Regelwerk und Haftungsvorgaben. In: RDi 8, S. 333–342.
Thrasher, E. (2016): An Empirical Investigation of the Impact of Information Technology Integration in Healthcare Integrated Delivery Systems. In: Gupta, A. et al. (Hrsg.): Advances in Healthcare Informatics and Analytics. Cham: Springer International Publishing, S. 125–145.
Wehde, A. (2023): Referentenentwurf zum GDNG: Privilegiertes Datenverarbeitungsregime für Kranken- und Pflegekassen. In: MMR-Aktuell 12. Online: https://beck-online.beck.de/Dokument?VPath=bibdata%2Fzeits%2Fmmraktuell%2F2023%2Fcont%2Fmmraktuell.2023.01010.htm&JumpType=SingleHitJump [abgerufen am 1.9.2024].
White, J. J. G. (2022): Artificial Intelligence and People with Disabilities: A Reflection on Human–AI Partnerships. In: Chen, F./Zhou, J. (Hrsg.): Humanity Driven AI. Productivity, Well-being, Sustainability and Partnership. Cham: Springer International Publishing, S. 279–310.
Wolff, D. (2022): KI-Biases im Gesundheitswesen. In: Datenschutz und Datensicherheit 46, S. 733–738.
Zech, H. (2022): Haftung für Trainingsdaten Künstlicher Intelligenz. In: NJW 8, S. 502–507.

Beitrag 13

Ethische Implikationen in der praktischen Umsetzung von Digitalisierung und KI im Gesundheitswesen

Prof. Dr. Jan Appel

Abstract: Der vorliegende Text untersucht die praktischen ethischen Implikationen des Einsatzes von KI im Gesundheitswesen. Neben einer Systematisierung relevanter ethischer Aspekte werden entlang des Produktlebenszyklus eines KI-Produkts aus Sicht einer Klinik sowie entlang unterschiedlicher Wirkungsquellen praktisch relevante Gestaltungsfelder abgeleitet.

1 Einleitung

Die Digitalisierung und insbesondere der Einsatz von Künstlicher Intelligenz (KI) im Gesundheitswesen haben eine deutlich längere Historie, als es die aktuelle Debatte um die Dringlichkeit der Umsetzung und des Einsatzes in deutschen Krankenhäusern vermuten lässt. Gerade im Hinblick auf KI gehören medizinische Anwendungsgebiete ab den Siebzigern zu den ersten Bereichen mit nachgewiesenem praktischem Nutzen.[1] Digitalisierung und selbst Telemedizin waren bereits in den Neunzigerjahren wachsende Themen in deutschen Kliniken.[2] Unstrittig ist aber, dass mit zunehmendem Fachkräftemangel, wirtschaftlichem Druck und der Weiterentwicklung der technischen Möglichkeiten das Delta zwischen dem, was als „State of the Art“ der Digitalisierung gilt, und dem Ist-Zustand deutlich angestiegen ist. Auch wenn die Ergebnisse der zweiten Reifegradmessung im Zuge des Krankenhauszukunftsgesetzes zum Zeitpunkt der Erstellung dieses Artikels noch nicht vorliegen, lässt sich vermuten, dass die großen Digitalisierungslücken, die die erste umfassende deutschlandweite Messung zum Stichtag 30.6.2021 aufgedeckt hat[3], noch nicht geschlossen sind. Vielmehr scheint sicher, dass gerade im Bereich der KI lediglich erste Schritte in Richtung Zukunft gemacht wurden. 1

Die Anwendungsbereiche, in denen KI heute zumindest vereinzelt in den Krankenhäusern eingesetzt wird, sind hingegen sehr vielfältig. Am längsten kommen KI-Anwendungen im Bereich der Radiologie zum Einsatz und sind dort heute nicht mehr wegzudenken. In einer Studie von Vyborny et al.[4] aus dem Jahr 1994 wird beispielsweise bereits darauf hingewiesen, dass im Bereich der Mammografie maschinelles Sehen und Techniken der KI erfolgreich eingesetzt werden können, um Anomalien in digitalen Bildern zu identifizieren und zu charakterisieren. Dies konnte in Beobachtungsstudien belegt werden, in welchen ersichtlich wurde, dass Radiologen, denen diese Informationen zur Verfügung gestellt wurden, bessere Ergebnisse bei der Erkennung oder Charakterisierung von Mammografiebildern erzielten als Radiologen ohne Unterstützung. Andere medizinische Anwendungsgebiete umfassen die Kardiologie (z. B. Vorhersagemodelle für Patientenrisiko, beim Echtzeit-Clustering basierend auf EMR oder in der pränatalen Diagnostik), die Psychotherapie (insbesondere bei digitalen Gesundheitsanwendungen (DIGA) 2

1 Vgl. Shortliffe et al. (1975) zu einer KI, die Empfehlungen zum Einsatz von Antibiotika gab.
2 Vgl. Kuhn (1999); Schmücker et al. (1991); Bäumler (1998) als Anwendungsbeispiele.
3 Vgl. DigitalRadar Krankenhaus (2022).
4 Vgl. Vyborny/Giger (1994).

und Blended Care), die Physiotherapie (z. B. im Bereich der Bewegungsanalyse), die Behandlung von Demenz (z. B. Risiko-Prädiktion oder individuelle Intervention) und die Dermatologie (z. B. Hautkrebsscreenings).[5]

3 Der Einsatz dieser neuen Technologien bringt jedoch nicht nur Vorteile mit sich. Neben wirtschaftlichen und medizinischen Fragen wirft gerade der Einsatz von sog. Black-Box-Verfahren im Bereich der KI zahlreiche ethische Fragen auf, mit denen sich die Akteure der Branche im Arbeitsalltag auseinandersetzen müssen. Im Folgenden wollen wir die verschiedenen praktischen Schauplätze ethischer Fragestellungen aufzeigen, systematisch analysieren und praktischen Gestaltungsansätzen gegenüberstellen.

2 Risiken und ethische Schauplätze in der Nutzung von KI

You always worry when things look very, very powerful and you don't understand why they are, which is to say you don't understand how to control them, or if control is an issue, or what their potential is. If you don't really understand and can't explain how they work without saying, if you go deeply enough in the mathematics they'll work. That's not a satisfactory answer. I would like to have more understanding of how the microscopic physics gives rise to the interesting properties of the larger system.[6]

4 Die Debatte um Risiken, Ethik und Moral im Zusammenhang mit KI wird in den Medien vorwiegend von abstrakten, zum Teil apokalyptischen Szenarien einer Herrschaft „der Maschinen" über den Menschen geprägt. So äußern etwa die Nobelpreisträger für Physik (für Grundlagen des maschinellen Lernens) aus dem Jahr 2024, Geoffrey Hinton und John Hopfield, Bedenken hinsichtlich der nicht kalkulierbaren Gefahren.[7] Noch drastischer formulieren es 2023 einige der wichtigsten Köpfe US-amerikanischer KI-Entwickler und führender Unternehmen des Silicon Valley. Sie fordern in einem offenen Brief, dem Risiko einer Vernichtung durch KI die gleiche globale Priorität einzuräumen wie Pandemien oder einem Atomkrieg.[8]

5 Für Akteure im Gesundheitswesen mögen diese Sorgen und Szenarien ebenfalls beängstigend wirken und mit ihren Einblicken in die aktuellen Entwicklungen und die zunehmende Integration der KI-Lösungen auch eine weitere perspektivische Risikodimension enthalten. Greifbarer und in den nächsten Jahren in der Gestaltung dieser Entwicklung sicherlich von höherer praktischer Relevanz sind ethische Aspekte, die sich schon heute nachweislich in Form von Risiken und Ausprägungen unserer Zeit beobachten lassen. Bevor wir analysieren, wie in der Praxis diesen Gestaltungsfeldern begegnet werden kann, wollen wir eine Übersicht

5 Vgl. Buchgraber-Schnalzer/Neumayer (2024).
6 John J. Hopfield, Okt. 2024 nach der Bekanntgabe des Nobelpreises für Physik für seine Arbeiten zu Grundlagen des maschinellen Lernens
7 Vgl. mdr-Wissen (pk/dpa) (2024).
8 Vgl. Gerber (2023).

geben, in welchen Bereichen sich heute die Akteure des Gesundheitswesen KI-bezogenen ethischen Fragen gegenüberstehen.

Es gibt eine Reihe von Versuchen, eine Art Kartografie der ethischen Aspekte von KI im Gesundheitswesen zu erstellen. Zu nennen sind hier die umfassenden Metastudien von Li et al. 2022 und Morley et al. 2020[9]. Neben diesen internationalen Studien gibt es zahlreiche nationale branchenspezifische Untersuchungen, die sich jeweils einen Fokusbereich vornehmen.[10] Im Folgenden zeichnen wir eine adaptierte Darstellung der wesentlichen ethischen Fragen, die vor allem auf solche Aspekte fokussiert, die eine direkte Implikation für das heutige praktische Handeln der Akteure im Gesundheitswesen hat oder haben könnte.[11] 6

2.1 Erfahrungsbasierte Cluster ethischer Fragen

Im folgenden Text wollen wir kein formales Prinzipien-Konzept entwickeln, wie es an vielen sog. Bereichsethiken zur Anwendung kommt, sondern erfahrungsbasiert die praktischen ethischen Fragen aufzeigen und inhaltlich gruppieren. Die identifizierten Aspekte lassen sich in drei Kategorien einteilen (s. Abb. 1). 7

1. *Technische Fehler und konzeptionelle Schwächen:* Die erste Kategorie schließt verschiedene Befürchtungen, Probleme und akute Risiken ein, die auf (mögliche) technische Fehler und konzeptionelle Schwächen von KI-Lösungen zurückgeführt werden können. Ihnen gemeinsam ist, dass die ethische Diskussion obsolet wäre, wenn die KI genau das machen würde, was der Anwender sich von ihr wünscht. In diese Kategorie fallen die „Schauplätze“ Datenschutz und Privatsphäre, Diskriminierung und Fehler sowie Transparenz und Nachvollziehbarkeit.
2. *Gestaltungsdimensionen des aktuellen Diskurses:* Die zweite Kategorie umfasst Fragen, die sich im Grenzbereich normativer Konventionen bewegen. Hierzu gehören Aspekte, die die freiheitliche Demokratie und Inklusion gefährden, die ökologische oder soziale Nachhaltigkeit untergraben oder Aspekte der Wohltätigkeit und Solidarität negieren.
3. *Grenzbereiche normativer Konventionen:* Hinsichtlich der Aspekte der ersten beiden Kategorien besteht häufig Konsens über die grundlegende normative Richtung bei der Beantwortung ethischer Fragen. Der Diskurs fokussiert sich dann meist auf die Frage der Umsetzung, Kontrolle und Interessenabwägung mit konkurrierenden Prinzipien und Normen. Die dritte Kategorie hingegen fasst alle Aspekte mit einem schwächeren normativen Prior zusammen und kann als offene Gestaltungsaspekte der aktuellen KI-Diskussion bezeichnet werden. Sie umfasst Fragen zu Entscheidungshoheit und Haftung, Würde und Konflikten sowie Menschlichkeit und menschlicher Interaktion.

---

9 Vgl. Li et al. (2022); Morley et al. (2020).
10 Vgl. bspw. Arshad et al. (2021).
11 Basierend auf Lekadir et al. (2022); Gerke et al. (2020); Li et al. (2022); Baumgartner/Ernst (2023); Rohde et al. (2021); Wehkamp et al. (2023); Arshad et al. (2021); Morley et al. (2020).

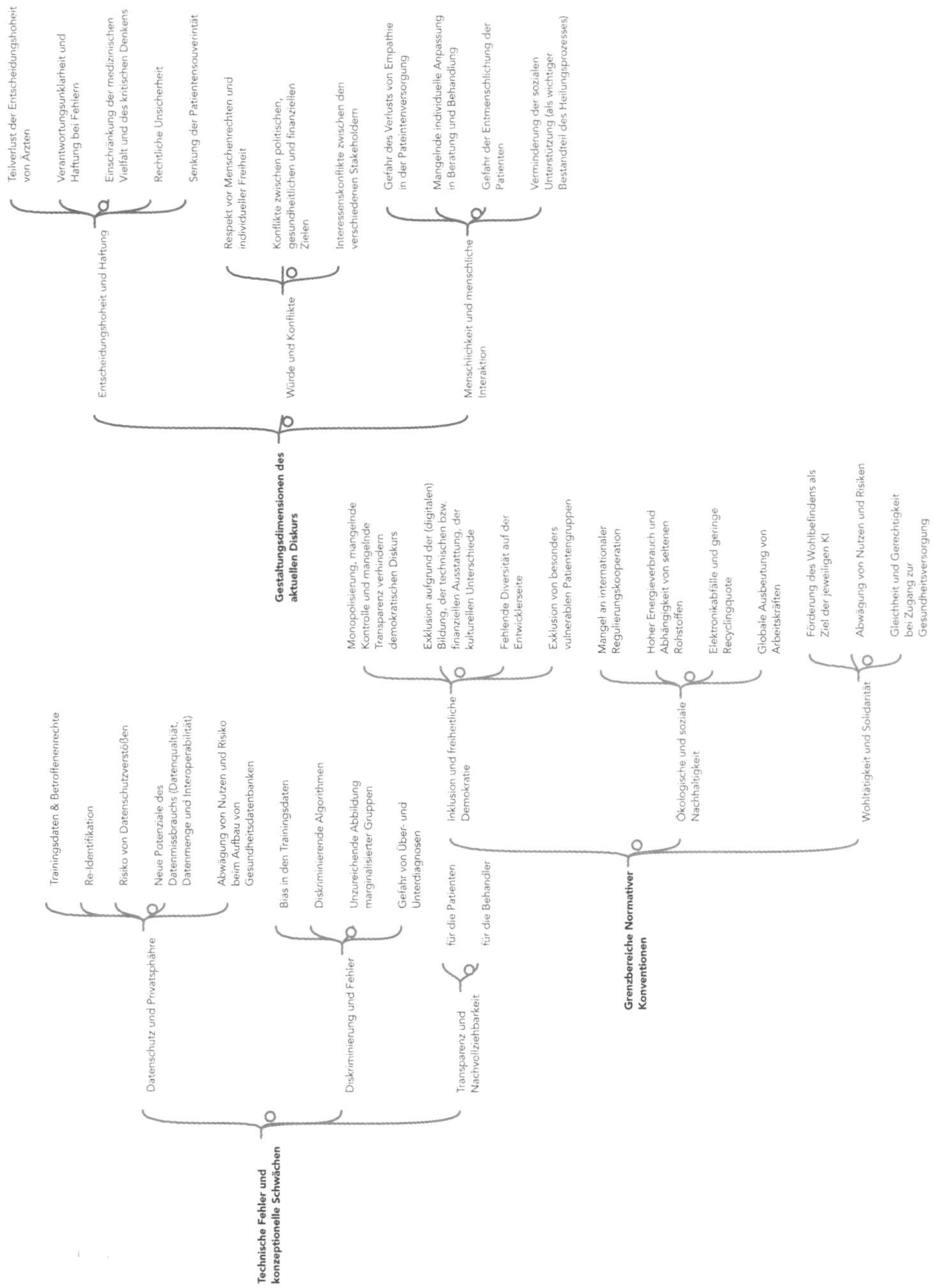

Abb. 1: Ethisch relevante Aspekte beim Einsatz von KI im Gesundheitswesen
Quelle: Eigene Darstellung.

2.2 Technische Fehler und konzeptionelle Schwächen

Im Jahr 2024 wurde ein Journalist aus Tübingen vom KI-Chat Copilot fälschlicherweise als „verurteilter Kinderschänder, Ausbrecher aus der Psychiatrie und Witwenbetrüger“ bezeichnet, obwohl er weder auffällig noch straffällig geworden war.[12] Das angeführte Extrembeispiel lässt mit hoher Sicherheit auf einen Fehler der KI schließen, der auf sog. Halluzinationen zurückzuführen ist, die nicht direkt durch Trainingsdaten begründet werden können. In jedem Fall handelt es sich um eine spezifische Eigenschaft der KI, die vom Anwender nicht erwünscht ist. Derartige Fälle eröffnen ein weites Spektrum an ethischen Fragestellungen und potenziellen Risiken, die mit dem Einsatz von KI verbunden sind. 8

Auch wenn der thematisierte Fall nicht aus dem Kontext des Gesundheitswesens stammt, so lässt sich doch ableiten, dass die Möglichkeit von Fehlern und konzeptionellen Imperfektionen eine Vielzahl von Fragen im Bereich des Gesundheitswesens aufwirft. 9

2.2.1 Datenschutz und Privatsphäre

Gerade im Bereich des Gesundheitsdatenschutzes wurde in den letzten zehn Jahren ein hohes Niveau und ein praktikabler Konsens im europäischen Raum erstritten. Allerdings ist weiterhin an vielen Stellen völlig unklar, wie aktuelles Datenschutzrecht in Bezug auf die neusten KI-Modelle umzusetzen ist. Allein die Beantwortung der Frage nach der Gewährleistung von Betroffenenrechten im Kontext von Trainingsdaten für große Sprachmodelle ist technisch anspruchsvoll und hoch technologieabhängig. Erschwerend kommt hinzu, dass das Rückgängigmachen des Lerneffekts, der durch ein einzelnes personenbezogenes Datum in ein Modell eingegangen ist, in den meisten Fällen praktisch unmöglich ist. Zieht beispielsweise der Patient eines Krankenhauses seine Zustimmung zur Verwendung seiner radiologischen Bilder zum Training einer KI zur maschinellen Erkennung von Tumoren nachträglich zurück, kann der spezifische Einfluss seiner Daten auf das Modell im Nachhinein nicht mehr isoliert und entfernt werden. 10

Auch das Prinzip der Zweckbindung muss für das Training von KI zumindest massiv ausgedehnt werden, um die potenziellen Einsatzgebiete eines trainierten Modells abzubilden. Bereits bekannte Probleme in diesem Bereich umfassen außerdem unzureichende Einwilligungen, Möglichkeit der Re-Identifikation (von vermeidlich anonymisierten Daten), unzureichender Schutz der kindlichen Privatsphäre und die Verletzung der Privatsphäre Dritter (z. B. durch Aufnahmen im Hintergrund bei Fotografien oder Videos zur weiteren KI-basierten Analyse im Krankenhaus). 11

12 Vgl. Beschoner (2024).

12 Grundsätzlich ist ein Anstieg des Risikos in diesem Bereich zu verzeichnen, da sich die Datenmenge, Datenqualität und Interoperabilität der Systeme in den letzten Jahren exponentiell vergrößert hat. Selbst bei linear sinkender Fehlerquote explodiert die Anzahl der Vorfälle. Die veränderte Quantität und Qualität eröffnet zudem zahlreiche Möglichkeiten des Datenmissbrauchs, was sich nicht zuletzt in einer enormen Zunahme von Cyberangriffen auf Gesundheitseinrichtungen in Deutschland widerspiegelt.[13]

2.2.2 Diskriminierung und Verzerrungen

13 Viele der großen Sprachmodelle, die aktuell in KI-Lösungen integriert sind, basieren auf riesigen Datenmengen aus inhaltlich kaum kontrollierbaren Texten, die frei im Internet verfügbar sind. In vielerlei Hinsicht spiegeln diese Texte die „Unvollkommenheit des Menschen" wider und übertragen sie auf das angelernte Modell. Verschiedene Forschungsansätze haben gezeigt, dass KI-Lösungen diskriminierendes Verhalten in Hinblick auf Geschlecht, Ethnie, Hautfarbe, Alter, soziale Herkunft oder Behinderung aufweisen. Dies stellt in Deutschland ein eindeutig unerwünschtes Ergebnis dar. Die ethische Diskussion wird schwierig, wo weder Messbarkeit noch Implikationen klar benannt werden können. Nachfolgend werden wir dieses Phänomen anhand zweier Beispiele aus dem modernen Krankenhausalltag veranschaulichen.

14 Die für die Diagnose von Hautkrebs eingesetzten KI-Systeme werden häufig mit Datensätzen trainiert, die überwiegend Bilder von heller Haut enthalten. Aufgrund der Tatsache, dass Melanome auf dunkler Haut anders erscheinen, zeigen diese Systeme Schwierigkeiten bei der zuverlässigen Erkennung von Hautkrebs bei People of Color (PoC), was zu einer gefährlichen Unterversorgung führen kann.[14]

15 Ein ähnliches Bild zeigt sich bei KI-Modellen zur Erkennung von Herzerkrankungen, die bei Männern oft zuverlässigere Ergebnisse liefern. Da Frauen zum Teil andere Symptome für Herzerkrankungen aufweisen, die in den Trainingsdaten oft nicht ausreichend repräsentiert sind, werden Anzeichen bei Frauen häufiger falsch interpretiert oder übersehen, was das Risiko von Fehldiagnosen erhöht.

16 Allerdings ist die Problematik der Diskriminierung einzelner Patientengruppen im Gesundheitswesen nicht auf den Einsatz von KI beschränkt. Da medizinische Entscheidungen des Fachpersonals oft auf Erfahrungswerten beruhen, kann dies ebenfalls zu einer benachteiligenden Behandlung von Patientengruppen führen, die in diesen Erfahrungen weniger repräsentiert sind. In dieser Hinsicht kann eine umfangreich trainierte KI möglicherweise zukünftig dazu beitragen, Diskriminierung abzubauen.

---

13 Vgl. Czeschik (2023).

14 Vgl. Baumgartner/Ernst (2023).

Nicht selten sind Verzerrungen, die beispielsweise zu Fehldiagnosen führen können, auch kontextabhängig, was eine Objektivierung der Diskussion und Kontrolle erschwert. Die Schwierigkeit einer zuverlässigen Validierung bei Blackbox-Verfahren ist in vielen KI-Methoden ein inhärentes Problem. Über- und Unterdiagnosen können nicht ausgeschlossen werden. Eine unzureichende Anpassung an die hoch diversen Patientengruppen könnte nur mit massiven, empirischen Experimenten nachvollzogen werden. 17

2.2.3 Transparenz und Nachvollziehbarkeit

Eine ideale KI wäre aus Sicht vieler Anwender eine, die transparent aufzeigt, welche Prozesse sie durchläuft und wie sie dabei vorgeht (vgl. Zitat am Anfang des Kapitels). Dies würde das Risiko von Fehlinterpretationen und damit auch von fehlerhaften Diagnosen und Behandlungen reduzieren. Erste Entwicklungen und Anwendungen sind unter der Bezeichnung Explainable Artificial Intelligence (XAI) - erklärbare künstliche Intelligenz) im Einsatz. Sie erklären beispielsweise, wie es zu Therapieempfehlungen kommt, indem relevante Daten und Studien zitiert werden. Komplexe Informationen werden visuell aufbereitet, was Ärzten hilft, die Analysen besser zu verstehen. Darüber hinaus kann eine interaktive Gestaltung von Reportings das Durchspielen verschiedener Behandlungsszenarien ermöglichen. 18

2.3 Grenzbereich normativer Konventionen

Neben Phänomenen, die klar ungewollt sind, aber aufgrund des auftretenden regelmäßigen Fehlverhaltens oder punktueller Realisationen als Risiko und ethische Erwägung Berücksichtigung finden müssen, gibt es eine Reihe von Ausgestaltungsaspekten der KI, die einer kontinuierlichen ethischen und politischen Diskussion unterliegen. Dies umfasst Fragen der Inklusion, Freiheit und demokratischer Legitimation, ökologische und soziale Nachhaltigkeit aber auch Aspekte der Wohltätigkeit und Solidarität. 19

2.3.1 Inklusion und freiheitliche Demokratie

In Anbetracht der zahlreichen Erfolge, die durch KI-basierte Assistenzsysteme im Bereich der Eingliederungshilfe in den letzten 15 Jahren erzielt wurden, ist es erstaunlich, dass sich das Argument der Exklusion gegen KI-Technologien richtet. Die in der Praxis beobachtbaren Fälle reichen von Exklusion aufgrund von Bildung und digitaler Fähigkeit über finanzielle Ausstattung (auch im globalen Kontext) bis hin zu kulturellen Unterschieden. Massive Kritik erfolgt an der fehlenden Diversität bereits im Entwicklungsprozess, insbesondere mit Blick auf Menschen mit Einschränkungen und unterrepräsentierte Gruppen unserer Ge- 20 sellschaft. Die daraus entstehenden KI-Systeme für das Gesundheitswesen stehen in der Kritik, eine von Ungleichheit geprägte Gesundheitsversorgung zu fördern.

21 Insgesamt stellt die Konzentration auf wenige global agierende Anbieter bei gleichzeitig minimaler (tiefgreifender) Kontrollmöglichkeit eine Gefahr für die freiheitliche demokratische Ordnung dar und führt mittelbar zu ethischen Abwägungen. Schon heute werden mögliche KI-basierte medizinische Lösungen nur selektiv in einzelnen Ländern angeboten. Die unterliegenden Entscheidungsprozesse sind dabei kommerziell und nicht demokratisch getroffen. Wegen der inhärenten Intransparenz und Proprietät ist ein demokratischer Diskurs hier kaum möglich. Auch die Frage nach menschlicher Autonomie sowohl auf Seiten des Behandlers als auch des Patienten wird undurchsichtig und ist bis jetzt nur schwer bis praktisch gar nicht durch staatliche Institutionen zu kontrollieren.

2.3.2 Ökologische und soziale Nachhaltigkeit

22 Nicht KI-spezifisch, aber inhärent sind aktuelle Widersprüche der Betriebsmodalitäten von KI-Lösungen zu Forderungen nach ökologischer und sozialer Nachhaltigkeit. KI-Lösungen erfordern einen enormen Energieverbrauch, insbesondere im Vergleich zu Lösungen, die auf klassischen (logik- oder ontologiebasierten) Algorithmen beruhen. Die negativen ökologischen Auswirkungen konnten durch Untersuchungen zu den lokalen klimatischen Auswirkungen von Rechenzentren sowie durch die Berechnung der Gesamteffekte von KI auf den globalen Klimawandel nachgewiesen werden. Außer Acht gelassen werden darf dabei nicht, dass telemedizinische KI-Anwendungen gleichzeitig großes Potenzial bieten, positive Auswirkungen auf die Umweltbilanz zu haben.

23 Auch die Produktion der erforderlichen Hardware führt zu einer Vielzahl ethischer Probleme. Diese reichen von der Entsorgung großer Mengen an Elektronikabfällen unter der Nutzung geringer Recyclingquoten (aus Kostengründen) bis hin zur Abhängigkeit von seltenen Rohstoffen, deren Förderung häufig unter fragwürdigen ökologischen wie menschlichen Bedingungen erfolgt.[15] Unfaire Arbeitsbedingungen beschränken sich im Kontext der KI jedoch nicht nur auf die Rohstoffbeschaffung, sondern betreffen ebenso das Training und die Weiterentwicklung der KI im Rahmen globaler Arbeitsteilung. Ein Beispiel für die Ausbeutung von sog. Klickarbeitern in Kenia, die für Unternehmen wie OpenAI arbeiten, hat für großes Aufsehen in den Medien gesorgt. Die Klickarbeiter sind für die Kategorisierung und Überprüfung von Inhalten zuständig, welche für das Training von KI-Modellen benötigt werden. Für diese Tätigkeiten werden nur sehr niedrige Löhne gezahlt, zudem sind die Arbeitsbedingungen äußerst prekär.[16]

15 Vgl. Rohde et al. (2021).
16 Vgl. Kretschmer (2023).

Letztendlich ist es auch hier die mangelnde Transparenz und der einhergehende Mangel an internationaler Regulierungskooperation, der die Beantwortung der ethischen Fragen auf die einzelnen Anwender bzw. einsetzenden Institutionen überträgt. 24

2.3.3 Wohltätigkeit und Solidarität

Wohltätigkeit und Solidarität sind Konzepte, die eher der Kür als der Pflicht des ethischen Diskurses zugeordnet werden können. Dennoch ist es seit vielen Jahren normative Konvention, dass Roboter und digitale Systeme dem Menschen schadfrei nützen müssen.[17] Dies wurde in der Diskussion um Regulatorik und Leitlinien zu KI übertragen. Gerade im Gesundheitswesen wird gefordert oder naiv angenommen, dass Systeme nach diesem Leitgedanken konzeptioniert wurden. Ein kommerzielles oder zumindest utilaristisches Abwägen von Nutzen und Risiken wirft ethische Fragen auf, denen sich viele Kliniker nicht stellen wollen. 25

Es geht aber auch um feingliedrigere Fragen, ob z. B. das Lügen der KI in spezifischen Situationen (z. B. zugunsten der emotionalen Stabilität von Demenzerkrankten) toleriert oder erwünscht ist. 26

Das Feld der Solidarität ist wiederkehrend kein KI-spezifisches, aber inhärentes Thema. Das angestrebte Ideal wäre ein gleichberechtigter Zugang zu medizinischen Behandlungen – egal in welcher sozialen, ethischen oder wirtschaftlichen Situation sich die einzelne Person befindet. Hierfür sind Algorithmen und Trainingsdaten so zu gestalten, dass Ungleichbehandlungen und Diskriminierung verhindert werden.[18] 27

2.4 Gestaltungsdimensionen des aktuellen Diskurses

Den bisher aufgeführten ethischen Aspekten ist weitgehend gemeinsam, dass es zumindest einen konsensfähigen Idealzustand gibt und die ethische Diskussion entlang von (finanzieller, technischer und personeller) Machbarkeit und Abwägung stattfindet. Bei den nun folgenden Fragen ist der ethische Diskurs jedoch offen und eine Entscheidungsableitung selbst bei prinzipiell klarer Wertevorstellung oder Moral schwierig. 28

2.4.1 Entscheidungshoheit und Haftung

Die Frage der Haftung beim autonomen Fahren ist eine der bekannteren Debatten, wenn es darum geht, ob KI über Menschenleben entscheiden darf und wer am Ende haftet. Was vielen nicht klar ist, ist das KI schon heute in verschiedenen 29

17 Als erste Formulierung gelten häufig die Asimov'schen Gesetze aus seiner Kurzgeschichte „Runaround" von 1942, die als „Grundregeln des Roboterdienstes" beschrieben werden.
18 Vgl. Deutscher Ethikrat (2023).

Krankenhäusern zumindest indirekt über Leben und Tod entscheidet. Derzeit geschieht dies eher im Hintergrund, wenn eine KI beispielsweise Warnungen und Hinweise zu Risiken im Bereich der Arzneimitteltherapiesicherheit gibt, die Dokumentation durch Textvorschläge unterstützt oder KI-fähige, bildgebende Verfahren in der Diagnose eingesetzt werden. Viele Ärzte verlassen sich zunehmend auf solche Tools und übertragen wissentlich oder unwissentlich einen Teil ihrer Entscheidungen an die KI. Die Gefahr einer Vernachlässigung des kritischen Denkens und der Berücksichtigung medizinischer Vielfalt sowie Verantwortungsunklarheiten bei Fehlern ist eine mögliche Konsequenz. Insbesondere in der Medizininformatik gibt es den intensiven Diskurs, wie stark Entwickler von IT-Systemen und deren Anbieter ethisch wie rechtlich in die Haftung genommen werden könnten. Eine weitere Debatte dreht sich um die Frage, ob Patientensouveränität durch die Nutzung von KI abnimmt und diskutiert aktuelle Probleme bei der patientenindividuellen Anpassbarkeit der neuen KI-gestützten Tools.

2.4.2 Würde und Interessenkonflikte

30 Völlig unklar ist derzeit, wie mögliche Interessenkonflikte zwischen den Stakeholdern transparent gemacht und nachhaltig geregelt werden können. Politische, gesundheitliche und finanzielle Belange müssen sowohl im Einzelfall als auch in den großen Entwicklungen priorisiert werden.

31 Viele Pflegende befürchten eine entmenschlichte Behandlung und fragen sich, wie der Respekt von Menschenrechten, die individuelle Freiheit oder der Schutz vor paternalistischen KI-Modellen verbindlich geregelt und verlässlich technisch umgesetzt werden kann.

2.4.3 Menschlichkeit und menschliche Interaktion

32 Dort wo die KI (z. B. in Form von großen Sprachmodellen) in der Kommunikation mit dem Patienten unterstützt, kommt es häufig zu einer (beabsichtigten) Reduktion der Interaktion zwischen Behandlungsteam und dem Patienten. Es ist auch eine Frage der Ethik, wie weit man eine solche Transformation mitgehen möchte. Die Angst vor dem Verlust von Empathie in der Patientenversorgung, mangelnder individueller Anpassung in der Beratung und Behandlung und die Verzerrung des Rollenverständnisses des medizinischen Personals wird vermehrt auf den Fluren deutscher Kliniken thematisiert.

33 Selbst bei einer auf wirtschaftliche Effizienz ausgerichteten Argumentationslinie stehen Probleme aufgrund einer verringerten Patienteneinbindung und einer verminderten sozialen Unterstützung als wichtiger Bestandteil des Heilungsprozesses im Raum.

Teile dieser Aspekte ändern sich graduell, wenn die KI im Bereich der emotionalen Intelligenz und Empathie weitere Fortschritte macht – die Frage nach dem Zielbild würde dadurch jedoch noch verstärkt. 34

3 Praktischer Umgang mit ethischen Handlungsfeldern im Lebenszyklus von KI-Produkten

Institutionen mit ethischer Autorität und Expertise, wie der deutsche Ethikrat, die EU, Kirchen und Wohlfahrtsverbände, aber auch einzelne Träger von Einrichtungen des Gesundheitswesens haben zu den oben genannten Punkten Stellung genommen und einen laufenden Diskurs angestoßen. Das Problem des ethischen Umgangs mit KI verlagert sich damit teilweise zu einem Compliance-Problem und der Herausforderung der Auslegung im Einzelfall. Viele Aspekte gerade im Grenzbereich normativer Konventionen und der Gestaltungsdimensionen des aktuellen Diskurses werden in Leitlinien und gesetzlichen Regelungen unzureichend konkretisiert. 35

In diesem Abschnitt wollen wir nach einer kurzen Übersicht über die generellen Lösungsansätze und möglicher Instrumente zur Umsetzung auf die praktischen Gestaltungsformen im beruflichen Alltag des Gesundheitswesens entlang des Produktlebenszyklus (aus Sicht einer Klinik) eines KI-Systems eingehen. 36

3.1 Generelle Ansätze zur Lösung ethischer Konflikte und Fragen im Gesundheitswesen

Die empfohlenen Maßnahmen des deutschen Ethikrats[19] lassen sich in drei Kategorien einteilen. Diese adressieren die Sicherstellung von Qualität und Transparenz, den gleichberechtigten Zugang und ethische Nutzung sowie die Förderung von Kompetenz und Weiterbildung (Tab. 1). 37

Tab. 1: Die neun Empfehlungen des deutschen Ethikrats zum Einsatz von KI in der Medizin

Sicherstellung von Qualität und Transparenz	• Zusammenarbeit bei Entwicklung und Zertifizierung (Zulassungsbehörden & Fachverbände) • Sorgfältige Gestaltung der Datensätze • Vermeidung des Automation Bias • Strenge Datenschutzanforderungen

19 Deutscher Ethikrat (2023).

Tab. 1: *(Fortsetzung)*

Gleichberechtigter Zugang und ethische Nutzung	• Chancengleicher Zugang zu überlegenen KI-Anwendungen • Aufklärung & Transparenz gegenüber Patienten • Begrenzung der vollständigen Ersetzung menschlicher Fachkräfte
Förderung von Kompetenz und Weiterbildung	• Integration in die medizinische Ausbildung • Schulung und Qualitätssicherung bei der routinemäßigen Nutzung

Quelle: Eigene Darstellung.

38 Die einschlägigen Leitlinien von Verbänden und Trägern gehen zumeist deutlich spezifischer auf die ethischen Themenfelder im Gesundheitswesen ein, geben den einzelnen Personen aber selten konkrete Handlungsempfehlungen für den beruflichen Alltag an die Hand. Die Frage bleibt, wer zu welchem Zeitpunkt mit welchen Instrumenten ethische Fragen beantworten kann (und muss).

3.2 Instrumente zur Gestaltung ethischen Handelns im Umgang mit KI im Gesundheitswesen

39 Aufseiten der Instrumente wird in diesem Text der Fokus auf vier Wirkungsquellen gesetzt. Dies sind die gesetzlichen Vorschriften („Regulatorik"), die ergänzenden unternehmerischen Vorgaben („Leitlinien"), die praktisch vermittelten Aspekte („Schulung und Sensibilisierung") und das ethische Handeln des Einzelnen.

40 In der praktischen Berufsausübung haben sich diese vier Ansatzpunkte als besonders wirksam erwiesen. Praktische Lösungsansätze, die keines der vier Instrumente berühren, sind nur schwer vorstellbar. Denn Maßnahmen gehen entweder auf die Entscheidung und Handlung des Einzelnen zurück oder werden bei systematischer Behandlung zumindest im Bereich von Schulungen, häufig aber auch in Leitlinien und bei entsprechender Berücksichtigung im gesetzgeberischen Prozess, d. h. in der Regulatorik, abgebildet.

3.3 Praktische Gestaltungsspielräume für KI-basierte Systeme im Gesundheitswesen

41 Aus Sicht einer Einrichtung des Gesundheitswesens kann der Produktlebenszyklus eines KI-Systems in vier Phasen eingeteilt werden. Jedes IT- und damit auch KI-System muss zunächst entwickelt werden. Dies geschieht nur in Ausnahmefällen mit der Einrichtung zusammen, in der Regel bevor es zu einer kaufmännischen Verhandlung kommt. Letzteres stellt die zweite Phase, den Kauf,

dar. Dieser umfasst den gesamten (ggf. formalen) Bedarfsermittlungs- und Vergabeprozess. Im Anschluss muss die gekaufte Lösung an die Einrichtung angepasst und implementiert werden. Abschließend geht die KI-Lösung in die Nutzung. Entlang dieser Phasen werden im Folgenden praktische Implikationen und ethische Handlungsmöglichkeiten beim Umgang mit KI-Lösungen analysiert.

3.3.1 Entwicklung

Der Entwicklung und damit in erster Linie den Softwareunternehmen wird im zunehmenden Maße die Verantwortung zum ethischen Handeln übertragen. Vor allem von Seiten der Regulatorik wurden neben den bereits etablierten Vorgaben des Datenschutzes, der IT-Sicherheit und des Medizinproduktegesetzes mit der Europäischen KI-Verordnung (AI Act) nun auch konkrete KI-bezogene Vorgaben auferlegt. 42

Seit dem 1.8.2024 bietet die KI-Verordnung einen klaren Rechtsrahmen für die Anwendung von KI innerhalb der EU. Dabei werden alle Anwender von KI-Systemen als „Betreiber“ klassifiziert, die nun strenge Standards in Bezug auf Transparenz, Sicherheit und ethische Praktiken einhalten müssen. Die KI-Verordnung verpflichtet Betreiber, umfangreiche Vorkehrungen zum Schutz sensibler Daten zu treffen und die gesetzlichen Vorschriften zu erfüllen. Dazu zählen die Einführung von Informationssicherheits-Managementsystemen (ISMS) und die Durchführung von Datenschutzfolgenabschätzungen. Ergänzend dazu gelten weiterhin die Regelungen der DSGVO zur Verarbeitung personenbezogener Daten. Durch gestaffelte Übergangsfristen bis 2027 wird sich vielerorts die institutionelle Beschäftigung mit ethischen Fragen auf die Umsetzung dieser Verordnung konzentrieren. 43

Abseits dieser verpflichtenden Regeln legen sich gerade im Bereich des Gesundheitswesens Softwarehersteller weitere Leitlinien und Kodizes auf. Diese umfassen Vorgaben zum Datenmanagement und zu Zugriffsregelungen, Nachhaltigkeitsaspekte und das Bekenntnis zu ethischen Prinzipien von Wohltätigkeit, Gerechtigkeit und Respekt. Praktisch bedeutet dies für die Softwarehersteller interne Schulungen und Sensibilisierung der eigenen Softwareentwickler und gesamten Belegschaft, da die konkrete Ausgestaltung und Umsetzung der Leitlinien nur schwer überprüfbar ist und somit letztlich in den Händen der Mitarbeitenden liegt.[20] 44

Damit liegt ein nicht unwesentlicher Anteil der praktischen Umsetzung ethischer Verantwortung im Ermessen der Einzelnen. Konkret bedeutet dies neben der Einhaltung der unternehmensinternen Leitlinien und externen Gesetze vor allem die Beteiligung am kritischen Diskurs im Unternehmen, das Einbringen von ethischen Fragen und vor allem eine gute Dokumentation, um die Grundlage für 45

20 Kluge et al. (2018).

Modelltransparenz zu schaffen und Fehler als Grundlage für ethische Risiken zu minimieren. Die Unternehmen und ihre Führungskräfte sind jedoch in der Verantwortung, die Rahmenbedingungen zu schaffen, die es den Mitarbeitenden erst ermöglichen, ethisch zu handeln und Verantwortung zu übernehmen (siehe Kapitel 2.4)

Instrument / Aktionszeitpunkt im Produktlebenszyklus	Entwicklung	Kauf	Implementierung	Nutzung
Ethisches Handeln des Einzelnen	• Einhaltung der Leitlinien & Werte des Unternehmens • Dokumentation als erster Schritt für Modelltransparenz • Beteiligung am kritischen Diskurs & Einbringung von ethischen Themen • Bewusstsein für kollektive Verantwortung	• Einhaltung der Leitlinien & Werte des Unternehmens • Bewusstsein für kollektive Verantwortung	• Transparenz gegenüber Nutzenden (auch bei kritischen ethischen Themen) • Kritische Reflexion und Qualitätssicherung • Bewusstsein für Verantwortung in der Prozessgestaltung	• Einzelabwägung bzgl. der Nutzung • Entscheidungshoheit & -verantwortung behalten • Rolle bewusst machen und "leben" • Aufklärung über Nutzung & Auswirkungen von KI-Systemen • Erhalt der Patientensouveränität • Bewusstsein für kollektive Verantwortung
Schulung und Sensibilisierung	• Training der Algorithmen mit repräsentativen, nicht voreingenommenen Daten zur Sicherstellung der Anwendbarkeit von Algorithmen für eine breite Bevölkerungsgruppe • Sicherstellung der Validierung & Verlässlichkeit von KI-Produkten • Einbezug von Stakeholdern	• Ethische & soziale Auswirkungen berücksichtigen • Erklärbarkeit von KI-Technologien • Modellverständnis als Grundlage für fundierte Wahl • Einbezug von Stakeholdern	• Informierte Zustimmung der Anwender • Korrektes Verständnis der Funktionsweise und Ausagekraft • Integration von KI-Methoden in die medizinische Aus- & Weiterbildung von medizinischem Fachpersonal • Datenminimierung • Einbeziehung von Stakeholdern	• Bildungscontrolling zu Datenschutz / Funktionsweisen / Updates / ethische Standards, Sicherheit… • Qualitätssicherung bei routinemäßiger Nutzung • Ethik in PDCA-Zyklen und Prozessmanagement integrieren
Leitlinien und Kodizes	• Verankerung ethischer Prinzipien (Wohltätigkeit, Gerechtigkeit & Respekt vor der Person) • Datenmanagement und Zugriffsregelungen • Technologie, Zielgruppenkompatibilität, Nachhaltigkeit, Algorithmendokumentation, Zugang	• Förderung des Zugangs & der Nutzbarkeit für alle Patienten • Evidenzbasierte Ansätze bevorzugen • Abwägung von Risiken & Nutzen institutionalisieren (Checklisten + Entscheidungsstrukturen) • Ethische & soziale Auswirkungen als Bewertungskriterium • Nachhaltigkeitsstandards	• Strukturierte Evaluation der geplanten Ablauforganisation hinsichtlich ethischer Risiken • Konservativer Start & iteratives "Herantasten" an volles Anwendungsspektrum	• Kontinuierliche Ergebnis- & Risikobewertung: u.a. fortlaufende Einhaltung ethischer Standards • Klare technische und organisatorische Maßnahmen, nicht nur zum Thema Datenschutz & IT-Sicherheit, sondern das gesamte Spektrum ethischer Aspekte
Regulatorik	• Einhaltung ethischer Standards (insb. aus AI-Act) • Interoperabilität • Compliance	• IT-Sicherheit • Datenschutz • Medizinproduktegesetz • AI Act • Compliance	• Security Awareness • Organisatorische Maßnahmen des Datenschutzes • Umsetzung ISMS • Compliance	• Informierte Zustimmung • Compliance

Abb. 2: Aspekte des ethischen Handelns entlang des Produktlebenszyklus eines KI-Systems im Gesundheitswesen

Quelle: Eigene Darstellung.

3.3.2 Kauf/Beauftragung

46 Aber auch nach der Entwicklung bleiben viele Handlungsräume für die ethische Gestaltung im Umgang mit KI-Systemen. Die stärkste Form ist dabei die „Nicht-Nutzung“. Für Einrichtungen stellt sich deswegen beim Kauf einer Software bzw. bei der Beauftragung eines KI-Systems immer die Frage, welche Hürden auferlegt werden und wie sie praktisch umgesetzt werden können.

47 Wenig Spielraum gibt es bei der Umsetzung gesetzlicher Vorgaben, obwohl in der Praxis vor allem im Bereich des Datenschutzes deutliche Unterschiede in der Prüfung neuer Produkte vorhanden sind. Ein Beispiel ist der unterschiedliche Umgang mit Cloudanbietern mit Konzernzentrale in den USA.

48 Bei den meisten Trägern hat sich eine Checkliste bzw. ein Prüfverfahren für neue Softwareeinführungen durchgesetzt. Dieses umfasst neben Compliance-Aspekten in der Regel Risiko-Nutzen-Erwägungen und greift zunehmend auch ethische und

soziale Aspekte, Nachhaltigkeitsthemen und die Förderung von evidenzbasierten Ansätzen auf. Leitlinien oder verbindliche Checklisten für Neueinführungen von KI-Systemen sind sicherlich das stärkste Instrument, das Träger haben, wenn sie einen ethischen Umgang mit KI sicherstellen möchten. Sowohl die akademische Welt als auch die Praxis haben entsprechende KI-spezifische Checklisten entwickelt.[21]

Neben der Dokumentation in Form einer Leitlinie sind die Schulung und Sensibilisierung der am Vergabeprozess beteiligten Personen wichtig. Nur so können Entscheidungs- und Interpretationsfreiräume im Sinne der eigenen Werte bzw. der Leitlinie umgesetzt werden. Hierfür ist auch tieferes technisches Verständnis hilfreich, z. B. um Unterschiede der Modelle und deren Implikationen beurteilen zu können. Dem Einzelnen obliegt dann die gewissenhafte Umsetzung. Für darüber hinausgehende individuelle Maßnahmen ist im Vergabeprozess aus Compliance oder marktwirtschaftlichen Gründen meist wenig Spielraum. 49

3.3.3 Implementierung/Customizing

Anders sieht es im Bereich der Implementierung und kundenspezifischen Anpassung aus. Hier treffen die Projektverantwortlichen und -beteiligten meist Hunderte von (kleinen) Einzelentscheidungen. Hier gilt es, zum einen die Einhaltung von Leitlinien und Entscheidung im Sinne der Unternehmenswerte voranzutreiben. Zum anderen besteht die Möglichkeit, über eine gewissenhafte Dokumentation und Reflexion anschließend bei den Nutzern die adäquate Transparenz und Aufklärung zu schaffen. Damit dies gelingt, ist eine vorgelagerte gute Schulung und Sensibilisierung der Projektbeteiligten notwendig. Noch besser wäre eine Integration dieser Themen in die medizinische Ausbildung. 50

Auf der Ebene von Vorgaben und Leitlinien können im Rahmen der Implementierung strukturierte Evaluationen hinsichtlich ethischer Risiken durchgeführt werden und generell ein „konservativer" Projektstart mit anschließender Ausweitung der Nutzungstiefe und des Nutzungumfanges propagiert werden. 51

Eine Überprüfung von Datenschutz, IT-Sicherheit und die Einhaltung der weiteren anzuwendenden Gesetze sollte im Rahmen der Compliance organisatorisch installiert sein. 52

3.3.4 Nutzung

In der Nutzung des KI-basierten Systems kommt es dann vor allem auf das ethische Handeln des Einzelnen an. Zwar unterliegt diese Phase auch den gesetzlichen Vorgaben, aber das betrifft meist eher den Missbrauch einer digitalen Lösung als die (ändernde) Gestaltung dieser. 53

21 Nebeker et al. (2019b).

54 Wichtig ist eine flächendeckende Schulung und Sensibilisierung entlang aller relevanter Aspekte – von Datenschutz über Datenmanagement bis hin zu ethischen Standards und Leitlinien. Außerdem spielt während der KI-Nutzung Verständnis für und Motivation zur regelmäßigen Überprüfung und Risikobewertung eine entscheidende Rolle.

55 Auf der Ebene des individuellen Handelns obliegt es dem Behandler, sich seine Rolle bewusst zu machen und diese beruflich auszufüllen. Dies bedeutet, insbesondere die Entscheidungshoheit und -verantwortung als Arzt zu behalten. Aus der Praxis wird hier häufig von Fällen berichtet, in denen diese im Alltag verschwindet. Beispielsweise werden KI-unterstützt erstellte Dokumentationen zunächst noch gewissenhaft qualitätsgesichert und korrigiert, aber mit der Zeit fällt dieser Schritt weg und der Einzelne ignoriert die bekannte Unzulänglichkeit der KI und die damit ethische Verantwortung.

56 Gegenüber den Patienten geht es um Transparenz und Aufklärung. Nur so kann die Patientensouveränität sichergestellt werden. Der Einzelne muss dafür die eingesetzten Systeme hinreichend gut verstehen und sich entsprechend regelmäßig fortbilden. Wachsamkeit und eine wiederkehrende Einzelabwägung bei der Nutzung von KI sind Grundlagen für das ethische Handeln eines Behandlers. Dies fängt bei einfachen Aspekten an, z. B. mit dem expliziten Hinweis, dass wenn ein Text mithilfe von KI erstellt wurde.

4 Fazit

57 Das Gesundheitswesen bzw. seine Akteure standen schon immer vor der Herausforderung, im Spannungsfeld von formellen und informellen Vorgaben und Erwartungen ihr Handeln auch nach ethischen Maßstäben zu bewerten und anzupassen. In den Zeiten der Digitalisierung und dem Einsatz von KI ist die Herausforderung weiter gestiegen. Zum einen, weil die technischen Hintergründe deutlich komplexer und nicht mehr vollständig nachvollziehbar sind, zum anderen, weil sich diese in einer zunehmenden Geschwindigkeit fundamental ändern. Dies bedeutet für Behandler die stetige Fort- und Weiterbildung, aber auch die Reflexion des ethischen Handlungsrahmens und zum anderen einen kontinuierlichen (Zusatz-)Einsatz, um Patienten aufzuklären, KI-Ergebnisse zu verifizieren und mögliche ungewünschte Eigenschaften mit Kollegen und Entscheidern zu diskutieren.

58 Sowohl die KI-Verordnung als auch KI-spezifische Leitlinien können erst in den nächsten Jahren ihre Wirkung entfalten. Jeder Einzelne ist gefragt, einen gewissenhaften Umgang mit KI sicherzustellen und den internen Diskurs zu fördern. Auf Träger- und Herstellerebene ergibt sich die Herausforderung, Controllinginstrumente und Schulungsformate zu etablieren, die die Umsetzung von Regulatorik und Leitlinien sicherstellen und das individuelle ethische Handeln kulturell fördern. Die ethische Gestaltung einer KI-gestützten Versorgung kann nur gelin-

gen, wenn sich alle Akteure in Entwicklung und Umsetzung kontinuierlich und ausreichendmit dem Thema beschäftigen.

5 Literatur

Arshad, K./Schreiweis, B./Strodthoff, C./Bergh, B. (2021): Überblick über ethische und soziale Herausforderungen im Kontext der klinischen Nutzung von KI-Systemen. In: Zeitschrift für medizinische Ethik 67(3), S. 297–308.

Bäumler, H. (1998): Medizinische Dokumentation und Datenschutzrecht. In: Medizinrecht 16(9), S. 400–405.

Baumgartner, R./Ernst, W. (2023): Künstliche Intelligenz in der Medizin? Intersektionale queerfeministische Kritik und Orientierung. In: GENDER – Zeitschrift für Geschlecht, Kultur und Gesellschaft 15(1), S. 11–25.

Beschoner, M. (2024): KI-Chat macht Tübinger Journalisten zum Kinderschänder. In: SWR Aktuell. Online: https://www.swr.de/swraktuell/baden-wuerttemberg/tuebingen/ki-macht-tuebinger-journalist-zum-kinderschaender-100.html [abgerufen am 29.10.2024].

Buchgraber-Schnalzer, B./Neumayer, B. (2024): Aktuelle Anwendungsszenarien und -beispiele von KI-Systemen in Diagnostik und Therapie. In: Klein, A./Dennerlein, S./Rietschl, H. (Hrsg.): Health Care und Künstliche Intelligenz. Ethische Aspekte verstehen. Tübingen: Narr Francke Attempto Verlag, S. 153–174.

Czeschik, C. (2023): Cyberangriffe im Gesundheitswesen: Gefahren und Gegenmaßnahmen. In: Dtsch Arztebl. 120(46), A-1964/B-1668.

Deutscher Ethikrat (2023): Mensch und Maschine – Herausforderungen durch Künstliche Intelligenz. Berlin: Deutscher Ethikrat.

DigitalRadar Krankenhaus (2022): Zwischenbericht, Ergebnisse der ersten nationalen Reifegradmessung deutscher Krankenhäuser. Online: https://www.bundesgesundheitsministerium.de/fileadmin/user_upload/2022-09-06_Zwischenbericht_barrierefrei_lo.pdf [abgerufen am 15.11.2024].

Gerber, A. (2023): Wirtschaftsförderung Bremen: Briefe aus dem Silicon Valley Herbst 2023 – eine Reise in den KI-Brodelpott. Online: https://www.wfb-bremen.de/de/page/stories/internationales/silicon-valley-brief-12-2023 [abgerufen am 31.10.2024].

Gerke, S./Minssen, T./Cohen, G. (2020): Ethical and legal challenges of artificial intelligence-driven healthcare. In: Artificial intelligence in healthcare, S. 295–336. DOI: 10.1016/B978-0-12-818438-7.00012-5

Kluge, E.-H./Lacroix, P./Routsalainen, P. (2018): Ethics certification of health information professionals. In: Yearbook of medical informatics 27(1), S. 37–40.

Kretschmer, C. (2023): Wie Klickarbeiter in Kenia ausgebeutet werden. In: Tagesschau. Online: https://www.tagesschau.de/wissen/technologie/ki-klickarbeiter-trainingsdaten-100.html [abgerufen am 29.10.2024].

Küster, D./Schultz, T. (2023): Künstliche Intelligenz und Ethik im Gesundheitswesen – Spagat oder Symbiose? In: Bundesgesundheitsblatt-Gesundheitsforschung-Gesundheitsschutz 66(2), S. 176–183.

Kuhn, F-P. (1999): Einfluß von Digitalisierung, Vernetzung und Teleradiologie auf radiologische Strukturen. In: Der Radiologe 39(7), S. 126–128.

Lekadir, K./Quaglio, G./Tselioudis Garmendia, A./Gallin, C. (2022): Artificial intelligence in healthcare – Applications, risks, and ethical and societal impacts. Brüssel: European Parliament.

Li, F./Ruijs, N./Lu, Y. (2022): Ethics & AI: A Systematic Review on Ethical Concerns and Related Strategies for Designing with AI in Healthcare. In: AI 4(1), S. 28–53.

mdr-Wissen (pk/dpa) (2024): KI kann außer Kontrolle geraten: Nobelpreisträger für Physik warnen vor den Gefahren ihrer Entdeckung. Online https://www.mdr.de/wissen/naturwissenschaften-technik/nobelpreis-fuer-physik-fuer-entdeckung-und-erforschung-neuronaler-netze-100.html [abgerufen am 31.10.2024].

Morley, J./Machado, C. C. V./ Burr, C./Cowls, J./Joshi, I./Taddeo, M./Floridi, L. (2020): The ethics of AI in health care: a mapping review. In: Social Science & Medicine 260, S. 113–172.
Nebeker, C./Torous, J./Bartlett Ellis, R. J. (2019a): Building the case for actionable ethics in digital health research supported by artificial intelligence. In: BMC medicine 17, S. 1–7.
Nebeker, C./Bartlettt Ellis, R. J./Torous, J. (2019b): Digital Health Checklist for Researchers (DHC_R). In: ReCODE Health. Online: https://recode.health/tools/ [abgerufen am 29.10.2024].
Oberneyer, Z./Powers, B./Vogeli, C./Mullainathan, S. (2019): Dissecting racial bias in an algorithm used to manage the health of populations. In: Science 366(6464), S. 447–453.
Rohde, F./Wagner, J./Reinhard, P./Petschow, U./Meyer, A./Voß, M./Mollen, A. (2021): Nachhaltigkeitskriterien für künstliche Intelligenz – Entwicklung eines Kriterien- und Indikatorensets für die Nachhaltigkeitsbewertung von KI-Systemen entlang des Lebenszyklus. Berlin: Institut für ökologische Wirtschaftsforschung.
Schmücker, P./Dujat, C./Herp, A./Schaefer, D. O./Stecking, L. (1991): Optische Archivierung – das Verfahren zur Lösung der Archivprobleme im Krankenhaus? In: Quantitative Methoden in der Epidemiologie. 35. Jahrestagung der GMDS Berlin, September 1990. Berlin/Heidelberg: Springer, S. 334–340.
Schneider, I. (2021): Diskriminierungsgefahren und Regulationsansätze bei der medizinischen Nutzung von KI. In: Zeitschrift für medizinische Ethik 67(3), S. 327–350.
Shortliffe, E. H./Davis, R./Axline, S. G./Buchanan, B. G./Green, C./Cohen, S. N. (1975): Computer-based consultations in clinical therapeutics: explanation and rule acquisition capabilities of the MYCIN system. In: Computers and biomedical research 8(4), S. 303–320.
Vyborny, C. J./Giger, M. L. (1994): Computer vision and artificial intelligence in mammography. In: AJR American journal of roentgenology 162(3), S. 699–708.
Wehkamp, K./Krawczak, M./Schreiber, S. (2023): The quality and utility of artificial intelligence in patient care. In: Deutsches Ärzteblatt International 120(27–28), S. 463.
WHO: Ethics and governance of artificial intelligence for health. 2021. Online: https://www.who.int/publications/i/item/9789240029200 [abgerufen am 25.10.2024].
Wiegerling, K./Heil, R.(2019): Ethische Dimensionen der Digitalisierung im Gesundheitswesen. In: G+G Wissenschaft 19(3)/2019, S. 15–21.

Einfluss der KI am Arbeitsplatz – Ergebnisse einer internationalen Umfrage[1]

Annika Wagner, MSc./Prof. Dr. Andreas J. W. Goldschmidt

1 Andreas J. W. Goldschmidt und Annika Wagner geben an, dass kein Interessenkonflikt besteht. Für diesen Beitrag wurden von der Autorin und dem Autor keine Studien an Menschen oder Tieren durchgeführt. Für zitierte externe Studien gelten die jeweils dort angegebenen ethischen Richtlinien.

Abstract: Dieses Kapitel befasst sich explizit mit dem Einfluss von KI am Arbeitsplatz, denn die Einstellung sowohl der Beschäftigten als auch der Vorgesetzten hat sich verändert. Die Einhaltung ethischer Grundsätze wird in zunehmendem Maße als wesentlicher Faktor in einem Unternehmen angesehen, denn qualifizierte Arbeitskräfte werden in den kommenden Jahren immer weniger bereit sein, für Unternehmen zu arbeiten, die ethische Grundsätze missachten.
In diesem Kapitel werden daher die Ergebnisse einer globalen empirischen Umfrage von Mitarbeiterinnen und Mitarbeitern eines weltweit tätigen Pharmakonzerns im Rahmen einer Vor- oder Pilotstudie vorgestellt, um einen internationalen Einblick in die Auswirkungen von KI auf deren Arbeitswelt zu erhalten. Hierbei interessierte uns v. a. der Vergleich nach Wirtschaftsräumen, also zwischen den Umfrageteilnehmerinnen und -teilnehmern aus Deutschland, EMEA (Europa [ohne Deutschland], Naher Osten und Afrika), APAC (Asien-Pazifik-Raum), USA und LATAM (Lateinamerika). Innerhalb der Untersuchung wurden die verschiedenen Einflüsse von KI näher untersucht, einschließlich ihrer Auswirkungen auf die Arbeitswelt der Zukunft. Dabei wurde unter anderem beleuchtet, welche Bedeutung KI für Unternehmen und Arbeitnehmer hat und welche Chancen und Risiken mit dem Einsatz von KI verbunden sind. Ein weiterer Fokus liegt auf der Ethik in der Arbeitswelt, insbesondere auf den ethischen Dimensionen des Handelns von KI sowie auf der Vereinbarkeit ethischer Prinzipien und Werte mit KI-Technologien.

1 Forschungsfragen und Hypothesen

1 In diesem Absatz werden die Forschungsfragen und die dazugehörigen Hypothesen erläutert (s. Abb. 1), gefolgt von einer Beschreibung der Stichprobe und den zugehörigen Untergruppen der Umfrage. Anschließend werden die deskriptiven Ergebnisse der Umfrage vorgestellt und mit der nichtparametrischen Signifikanzprüfung der Hypothesen abgeschlossen.

2 Bei den Zusammenhangshypothesen war das Ziel, mögliche Kausalitäten von zwei oder mehreren Variablen zu untersuchen[2]. Dafür wurden die folgenden drei Hypothesen formuliert (Alternativhypothesen zur jeweiligen Nullhypothese):

- Hypothese 1: „Aktueller Status Quo – Technologische Kompetenz“: Es gibt einen signifikanten Unterschied zwischen den Wirtschaftsräumen hinsichtlich der technologischen Kompetenz.
- Hypothese 2: „Blick in die Zukunft – Wahrnehmung des Einflusses von KI auf die Arbeitswelt“: Es gibt einen signifikanten Unterschied zwischen den einzelnen Wirtschaftsräumen hinsichtlich der Wahrnehmung des Einflusses von KI auf die Arbeitswelt.
- Hypothese 3: „Ethische Betrachtung im Zusammenhang mit dem Einsatz von KI“: Es gibt einen signifikanten Unterschied zwischen den einzelnen Wirtschaftsräumen und der ethischen Betrachtung im Zusammenhang mit dem Einsatz von KI.

2 Döring/Bortz (2016).

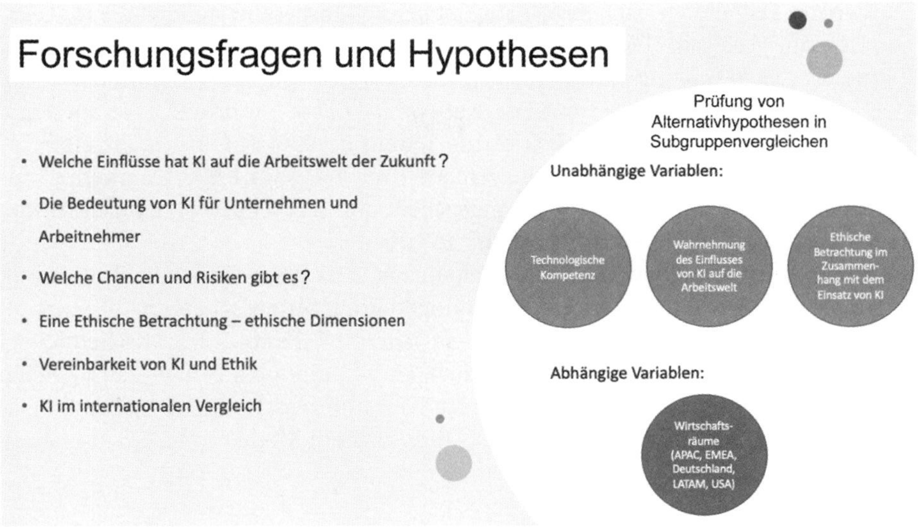

Abb. 1: Links werden die Forschungsfragen und rechts die Hypothesen dargestellt
Quelle: Eigene Darstellung.

2 Stichprobenbeschreibung

Die Umfrage ergab aufgrund einer Rücklaufquote von 34,4 % (172 von 500 Fragebogen) einen Stichprobenumfang von insgesamt n = 172 Teilnehmerinnen und Teilnehmern. Bei diesen handelte es sich primär um Mitarbeiterinnen und Mitarbeiter eines weltweit tätigen Pharmakonzerns und zum kleineren Teil auch um Freunde und Familienangehörige der Primärautorin. Wegen der Anonymisierung sind keine weiteren Schlussfolgerungen dazu möglich. Von den insgesamt n = 172 Teilnehmerinnen und Teilnehmern waren n = 102 (59,3 %) Frauen, n = 62 (36 %) Männer, n = 2 (1,2 %) Divers und bei n = 6 (3,5 %) fehlte eine Angabe des Geschlechts. Zur weiteren Eingrenzung wurden die Teilnehmerinnen und Teilnehmer gefragt, welchem Wirtschaftsraum sie angehören (s. Abb. 2). Insgesamt gaben n = 10 (5,8 %) an, dass sie aus LATAM (Lateinamerika) kamen, n = 18 (10,5 %) aus den USA, gefolgt von EMEA (Europa [ohne Deutschland], Naher Osten und Afrika) mit n = 19 (11 %), während aus APAC (Asien-Pazifik-Raum) n = 21 (12,2 %) und aus Deutschland n = 104 (60,5 %) der Teilnehmer kamen. Um weitere demografische Merkmale zu erhalten, wurden die Teilnehmer nach ihrem Bildungsabschluss gefragt. Die Ergebnisse setzten sich wie folgt zusammen. Die meisten Befragten mit n = 56 (32,6 %) gaben an, über einen Master-Abschluss zu verfügen, n = 46 (26,7 %) über einen Bachelor-Abschluss, gefolgt von n = 35 (20,3 %) mit einem Doktorgrad. Eine abgeschlossene Berufsausbildung wurde von n = 19 (11 %) genannt, gefolgt von n = 9 (5,2 %) mit Abitur/Fachabitur, und n = 7 (4,1 %) gaben einen Hauptschulabschluss/Realschulabschluss an. Anschließend 3 wurden die Teilnehmer nach ihrer Tätigkeit befragt. Insgesamt standen 9 Tätigkeitsbereiche zur Auswahl. Die Mehrheit der Befragten n = 89 (51,7 %) gehörte zum Zeitpunkt der Befragung dem Bereich „Quality und Regulatory Management" an. Gefolgt von n = 35 (20,3 %) mit der Antwort „Andere", während „Gesundheitswesen" von n = 12 (7 %) angegeben wurde. Jeweils n = 8 (4,7 %) nannten „Finance" und „IT", gefolgt von „Projektmanagement" mit n = 7 (4,1 %). „Marketing" als Berufsfeld wurde von n = 6 (3,5 %) angegeben, und n = 5 (2,9 %) der Teilnehmer gaben an, im Bereich „Administration" zu arbeiten. Im letzten Abschnitt wurde nach dem Alter gefragt, woraus sich ableiten lässt, dass der Großteil der Teilnehmer n = 69 (40,1 %) während des Untersuchungszeitraumes zwischen 25–34 Jahre alt war, n = 50 (29,1 %) waren zwischen 35–44 Jahre, n = 25 (14,5 %) zwischen 55–64 Jahre, gefolgt von n = 22 (12,8 %) zwischen 45–54 Jahren alt. N = 4 (2,3 %) gaben an, 65 Jahre und älter zu sein, und n = 2 (1,2 %) waren zwischen 18–24 Jahre alt. Daraus ergibt sich ein Median von 3 (35–44 Jahre) und ein Modus von 2 (25–34 Jahre).

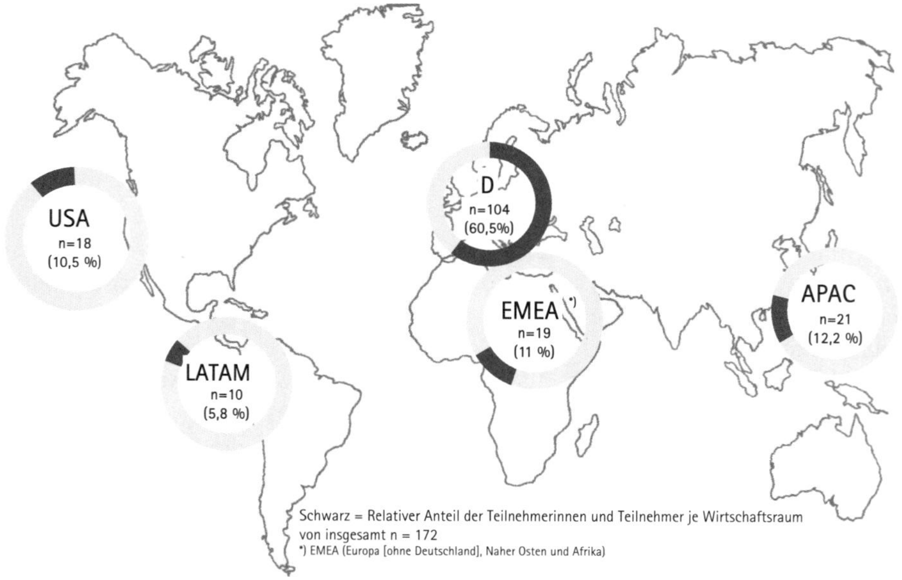

Abb. 2: Verteilung der Wirtschaftsräume innerhalb der Stichprobe
Quelle: Eigene Ergebnisse eingetragen in „Weltkarte in Umrissen", Wicki (2024).

3 Methodik – Statistische Auswertungen

4 Die deskriptiv grafische und numerische Überprüfung der Verteilungen zu den jeweiligen Hypothesen wurde durch Kreisdiagramme, Histogramme und Boxplots verdeutlicht. Aufgrund des ordinalen Skalenniveaus der Umfrageparameter

erfolgte anschließend eine nicht-parametrische Überprüfung der Hypothesen (Alternativhypothesen zur jeweiligen Nullhypothese).

Die nicht-parametrische Überprüfung der Hypothesen erfolgte unter Verwendung der Statistiksoftware SPSS sowie PAST (Version 4.15). Dabei wurden die Daten mit den Two-Sample-Tests (Subgruppenvergleiche) unter Zuhilfenahme des Mann-Whitney-Tests untersucht. Mit dieser auch als U-Test bekannten Methode lässt sich untersuchen, inwieweit Rangzahlen zweier Stichprobenvariablen identisch sind[3]. 5

Zur Analyse der ordinalen Daten wäre der Mantel-Haenszel-Test im Grundsatz das ideale Verfahren gewesen. „Der Mantel-Haenszel-Test ist ein Verfahren zur Analyse von ordinalen Skalenreihen bzw. Mehrpunktskalen mit diskreten Zahlenwerten (Scores) wie z. B. 1, 2, 3, 4 etc., die ihrem Wert nach sortiert werden können (Rangordnung)“[4]. Dieser setzt zum Vergleich der Subgruppen allerdings gleichgroße Gruppen voraus, was in der vorliegenden Arbeit aber nicht der Fall ist. Daher wird zum Vergleich der Verteilungen der Kolmogoroff-Smirnov-Test verwendet (auch Kolmogorow-Smirnow- bzw. KS-Test genannt), der als nichtparametrischer Test stabil bzw. weitgehend unanfällig ist. Ursprünglich wurde der Test für stetig verteilte metrische Merkmale entwickelt; er kann aber auch für diskrete und rangskalierte Merkmale verwendet werden. In diesen Fällen ist der Test lediglich etwas weniger trennscharf bzw. die Nullhypothese wird seltener abgelehnt als im stetigen Fall. 6

Der ergänzend durchgeführte Anderson-Darling-Test stellt eine Modifikation des Kolmogoroff-Smirnov-Tests dar, der aber Abweichungen vom Verteilungsmodell vor allem an den Rändern der Verteilung eher berücksichtigt als der Kolmogoroff-Smirnov-Test[5]. 7

4 Deskriptive Darstellung der Umfrageergebnisse

Nachfolgend werden die Forschungsergebnisse dargelegt. Zum besseren Verständnis werden die Ergebnisse jeweils durch grafische Darstellungen ergänzt. Der Aufbau ist einheitlich: Links werden die Gesamtergebnisse aller Teilnehmer (n = 172) visualisiert, während sich auf der rechten Seite die Ergebnisse der einzelnen Wirtschaftsräume befinden. 8

4.1 Allgemeinwissen und Kenntnisse zum Thema KI

Zu Beginn wurden die Teilnehmer nach ihrer Selbsteinschätzung im Umgang mit Technologien gefragt (s. Abb. 3). Wie aus der nachfolgenden Grafik ersichtlich ist, betrachten sich fast die Hälfte der Teilnehmer als fortgeschritten, gefolgt von den 9

3 Hatzinger/Hornik/Nagel/Maier (2014).
4 Goldschmidt (1996).
5 Hedderich/Sachs (2020).

Einsteigern. Nur eine kleine Anzahl von 14 Teilnehmern sieht sich als Experten im Umgang mit Technologien. Im Vergleich der Wirtschaftsräume zeigt sich deutlich, dass die meisten Teilnehmer sich als Fortgeschrittene einschätzen. Einzige Ausnahme bildet die APAC-Region – hier betrachten sich drei Viertel der Teilnehmer als Einsteiger.

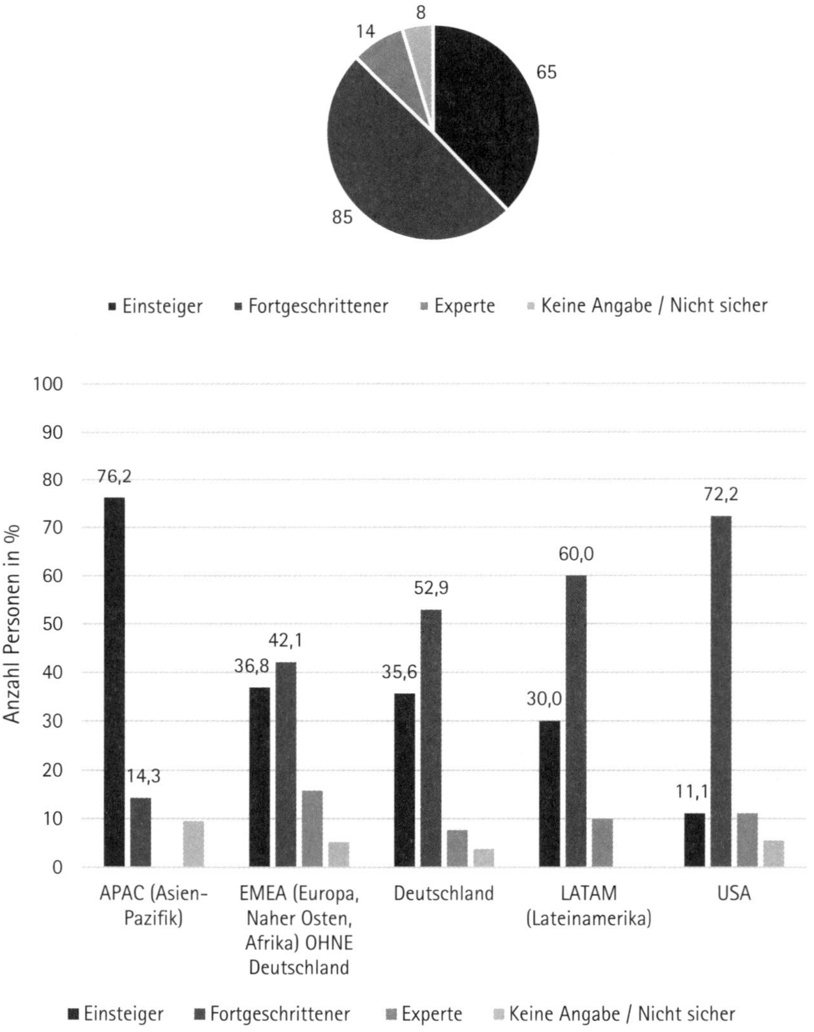

Abb. 3: Selbsteinschätzung zum Umgang mit Technologie

Quelle: Eigene Darstellung.

10 Darauf aufbauend wurden die Teilnehmer nach ihrem Verständnis von KI befragt (s. Abb. 4). Mehr als die Hälfte der Teilnehmer (insgesamt 112) geben an, ein Grundverständnis von KI zu haben, sind jedoch der Meinung, dass ihr Wissen

erweitert werden könnte. Mit Blick auf die Wirtschaftsräume haben jeweils die Mehrheit der Teilnehmer angegeben, dass sie über ein Grundverständnis verfügen. In APAC hingegen zeigen die Meinungen eine Teilung: Die Teilnehmer geben an, dass sie über ein Grundverständnis verfügen, 47,6 % wissen jedoch nur, dass es KI gibt, ohne die Einzelheiten zu kennen.

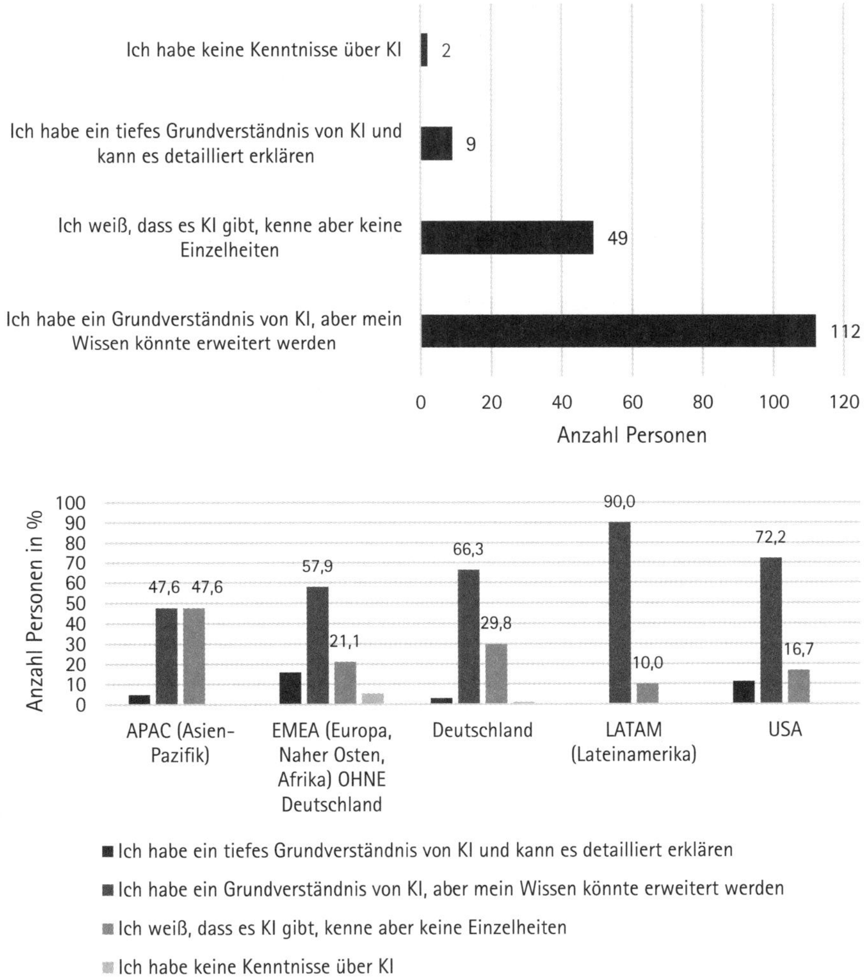

Abb. 4: Verständnis von KI

Quelle: Eigene Darstellung.

Im weiteren Verlauf wurde untersucht, welche KI-Systeme den Teilnehmern 11
bekannt sind. Dazu wurde eine Auswahl gängiger KI-Systeme zur Auswahl gestellt. Den Ergebnissen zufolge kennen mehr als 80 % der Teilnehmer Chatbots, Gesichtserkennung, Sprachassistenten und Texterkennungstools (s. Abb. 5). Im

Hinblick auf die Wirtschaftsräume gab es die meisten Rückmeldungen zu Chatbots in EMEA [ohne D], LATAM und den USA. In der APAC-Region hingegen sind Sprachassistenten am bekanntesten, während in Deutschland die Gesichtserkennung am häufigsten genannt wurde.

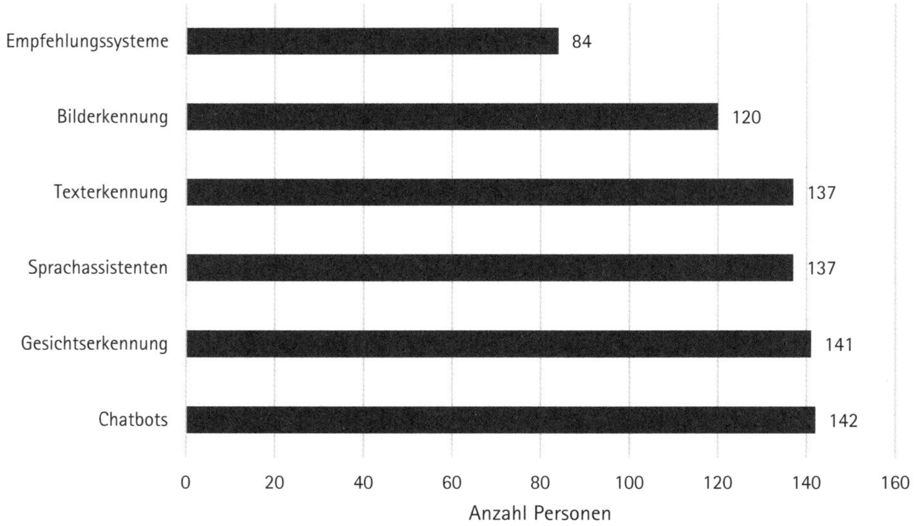

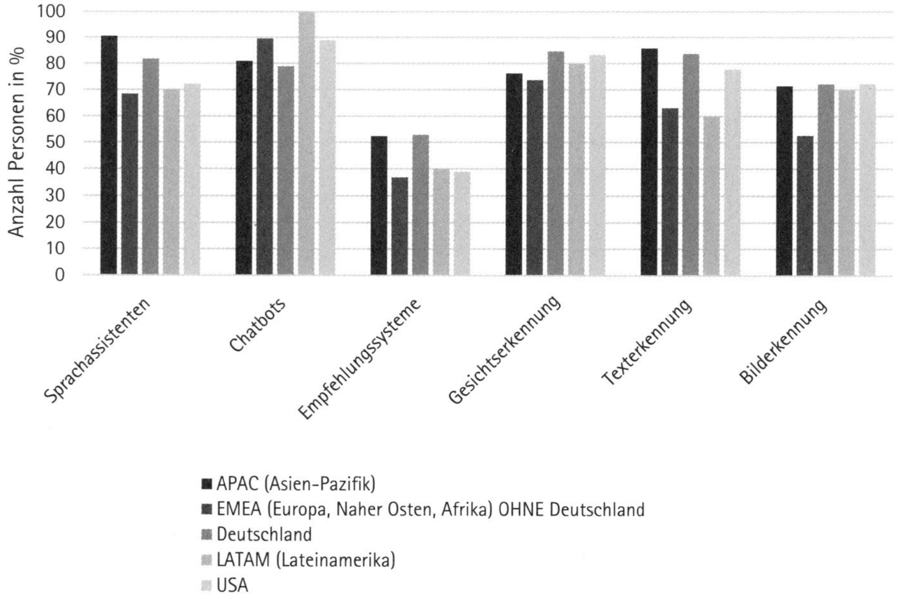

Abb. 5: KI-Systeme

Quelle: Eigene Darstellung.

Die Nutzungshäufigkeit der zuvor genannten KI-Systeme wurde anschließend abgefragt. Die folgende Darstellung zeigt, dass diese Systeme insgesamt nur wenig genutzt werden (s. Abb. 6). Die meisten Rückmeldungen ergaben, dass KI-Systeme wie Sprachassistenten, Chatbots sowie Text- und Bilderkennung nur selten verwendet werden, während Empfehlungssysteme und Gesichtserkennungstools nicht genutzt werden. Dennoch gaben einige Teilnehmer an, die genannten KI-Tools sehr häufig oder häufig zu nutzen. Auf die Darstellung im Ländergruppenvergleich wird hier verzichtet. Die Ergebnisse sind jedoch analog zu den allgemeinen Rückmeldungen. 12

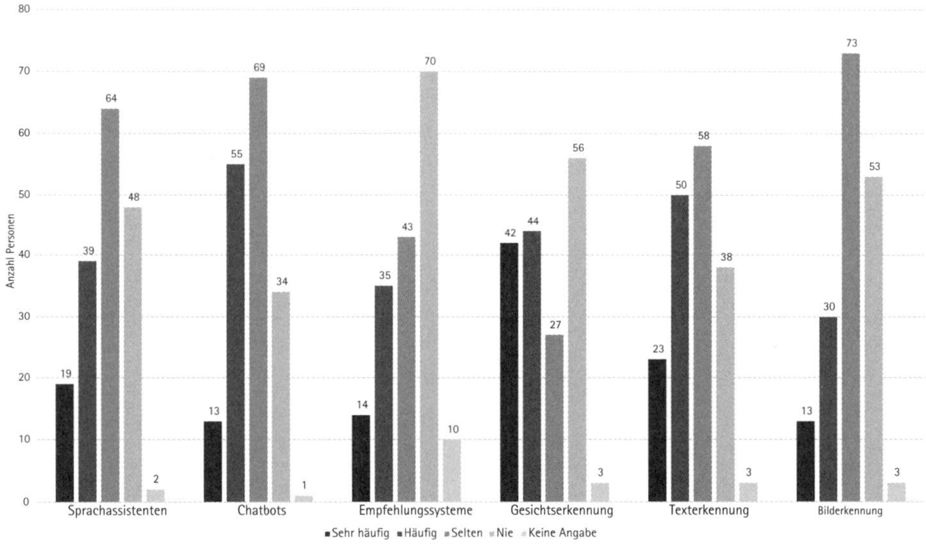

Abb. 6: Nutzungshäufigkeit von KI-Systemen

Quelle: Eigene Darstellung.

4.2 KI in der Arbeitswelt

Im nächsten Schritt wurde untersucht, wie die Teilnehmer den Einfluss von KI in der aktuellen Arbeitswelt wahrnehmen (s. Abb. 7). Mehr als die Hälfte der Teilnehmer gaben an, dass KI die gegenwärtige Arbeitswelt leicht positiv beeinflusst hat. Dies bedeutet, dass es einige positive Auswirkungen gibt, diese jedoch auch mit Herausforderungen verbunden sind. Die Teilnehmer aus den einzelnen Wirtschafträumen stimmen dem jeweils mit mindestens 50 % zu. 13

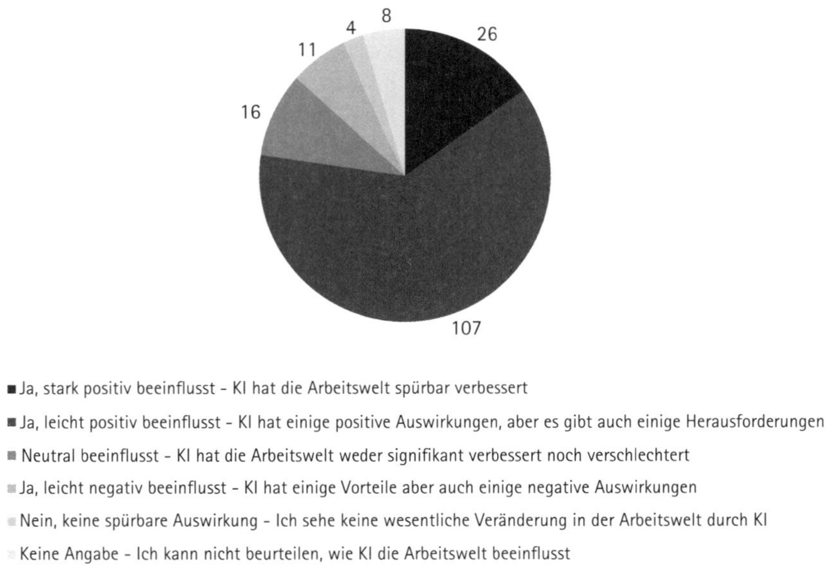

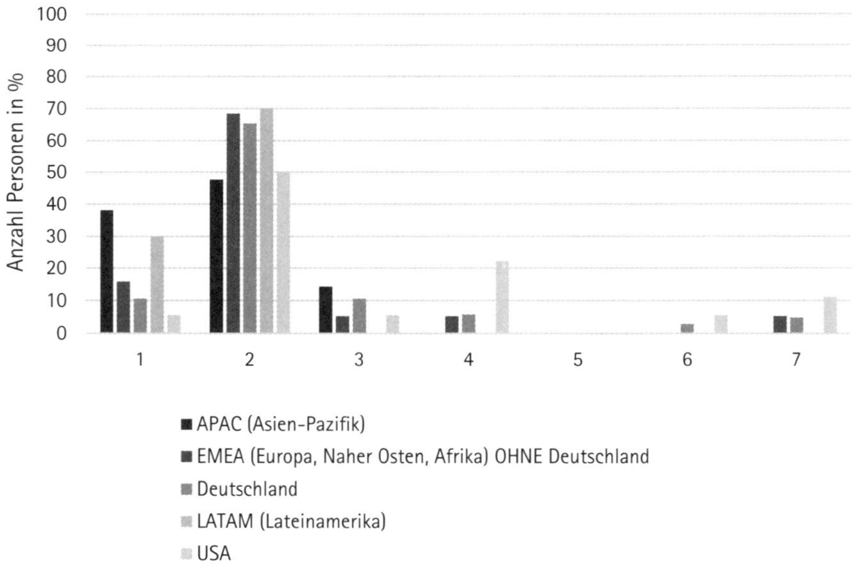

Abb. 7: Einfluss von KI in der Arbeitswelt

Quelle: Eigene Darstellung.

14 Im Anschluss wurde untersucht, ob die Teilnehmer Veränderungen in der Arbeitswelt durch KI wahrgenommen haben (s. Abb. 8). Etwas mehr als die Hälfte bestätigte, dass sie teilweise Veränderungen wahrgenommen haben und dass

einige Abläufe durch KI optimiert wurden. Beim Betrachten der Ergebnisse stimmten alle Wirtschaftsräume dem ebenfalls mit mindestens 50 % zu, während in APAC dies sogar über 90 % bejahten. Die Antworten aus den USA weisen jedoch Unterschiede auf.

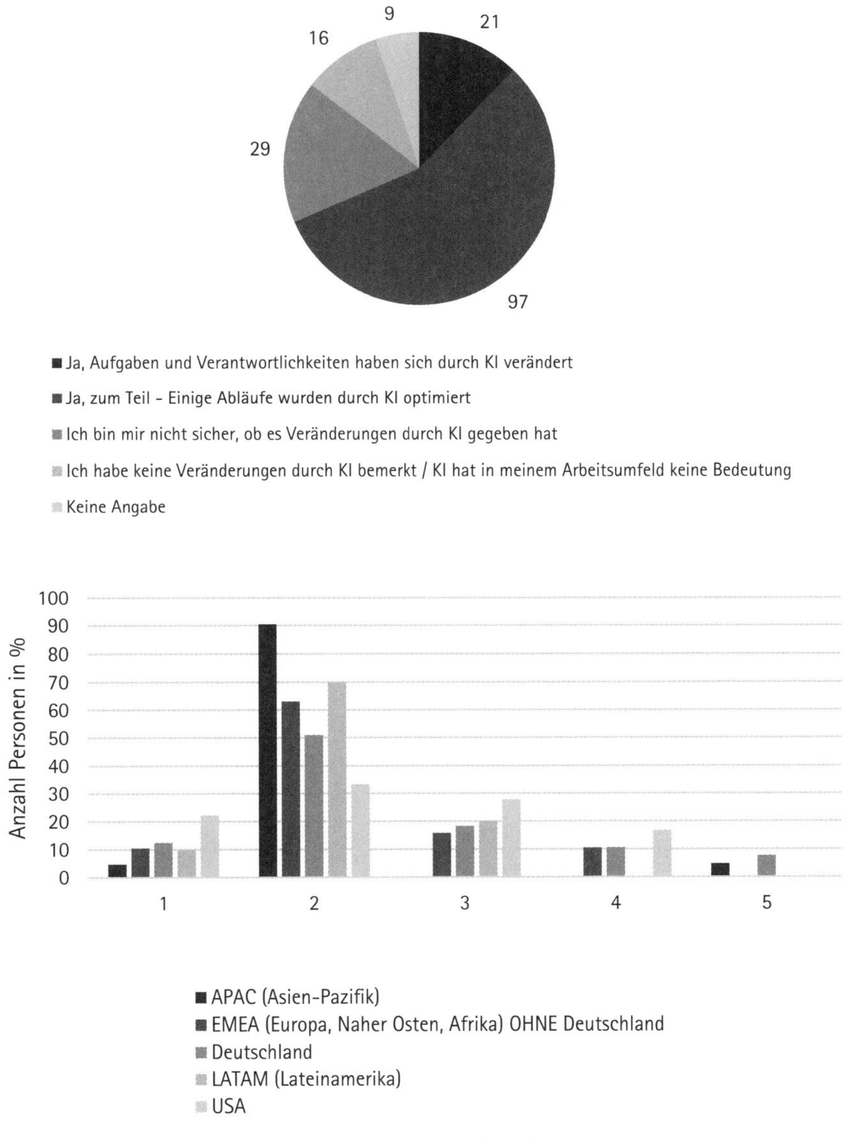

Abb. 8: Veränderungen in der Arbeitswelt durch KI

Quelle: Eigene Darstellung.

4.2.1 Nutzen von KI

15 Auf die Darstellung im Ländergruppenvergleich wurde hierzu verzichtet. Wie der folgenden Darstellung zu entnehmen ist, wurden verschiedene mögliche Nutzen vorgegeben: Arbeitskostenreduktion, Prozessbeschleunigung, Automatisierung, Optimierung von Kommunikation und Datenauswertungen sowie Unterstützung bei der Ideenfindung (s. Abb. 9). Die meisten Teilnehmer stimmen dem zu oder befürworten diese Punkte sogar voll. Auch im Ländergruppenvergleich gab es überwiegend eine positive Zustimmung.

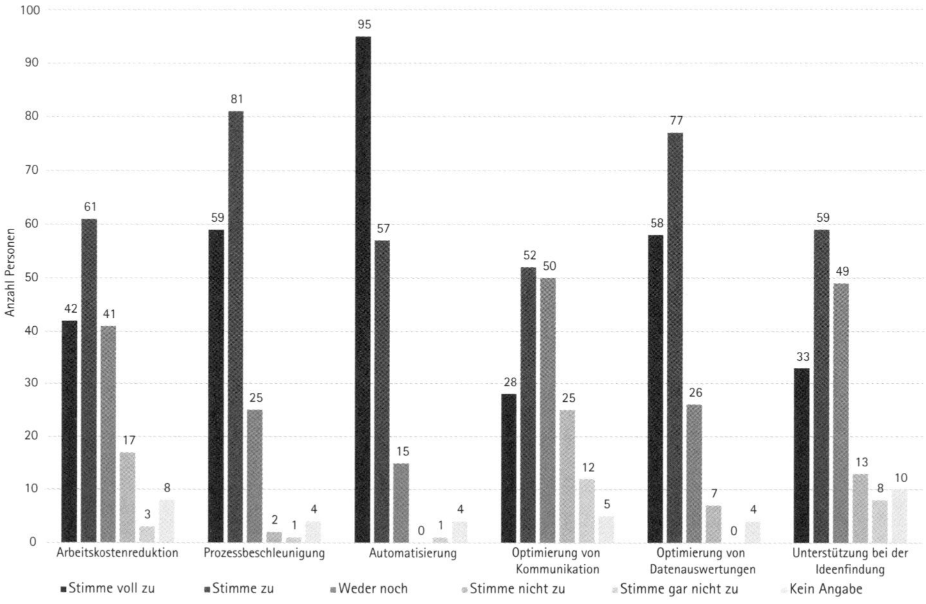

Abb. 9: Nutzen von KI

Quelle: Eigene Darstellung.

4.2.2 Herausforderungen von KI

16 Ähnlich wie bei dem Thema „Nutzen von KI“ wurden auch hier mögliche Herausforderungen genannt (s. Abb. 10), darunter die Implementierung, Datensicherheit, Nutzbarkeit/Anwendung sowie Denkweise und Training. Diese Herausforderungen erhielten überwiegend volle Zustimmung oder Zustimmung sowohl im Allgemeinen als auch Im Ländergruppenvergleich.

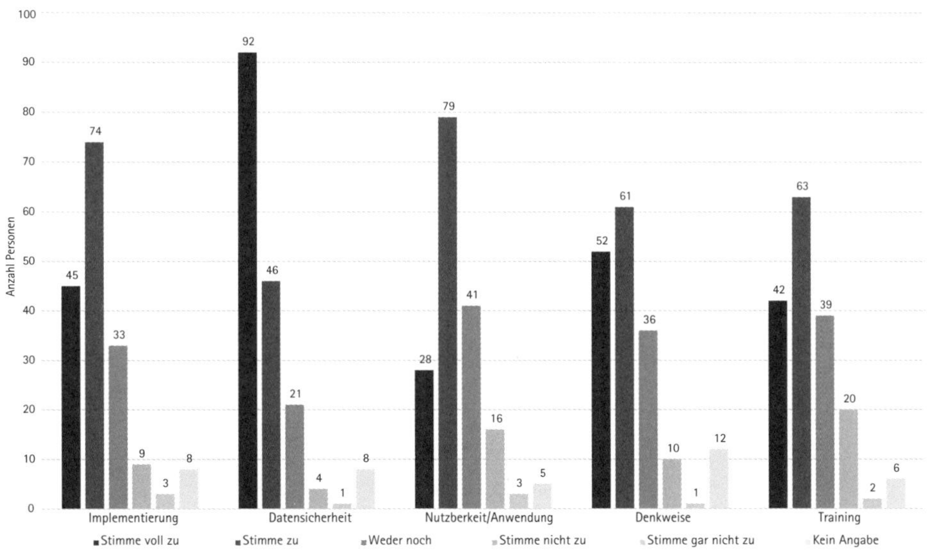

Abb. 10: Herausforderungen von KI

Quelle: Eigene Darstellung.

4.2.3 Einstellungen zu den aktuellen technologischen Entwicklungen

Im nächsten Abschnitt wurden die Teilnehmer befragt, wie sie den aktuellen 17
technologischen Entwicklungen gegenüberstehen (s. Abb. 11). Fast 50 % der Teilnehmer haben eine positive Einstellung zur technologischen Entwicklung, gefolgt von einer neutralen Haltung. Relativ wenige Teilnehmer sehen die Entwicklung negativ. Auch im Ländergruppenvergleich zeigen jeweils etwa 50 % eine positive Einstellung. In den USA sind die Teilnehmer sowohl neutral als auch positiv eingestellt.

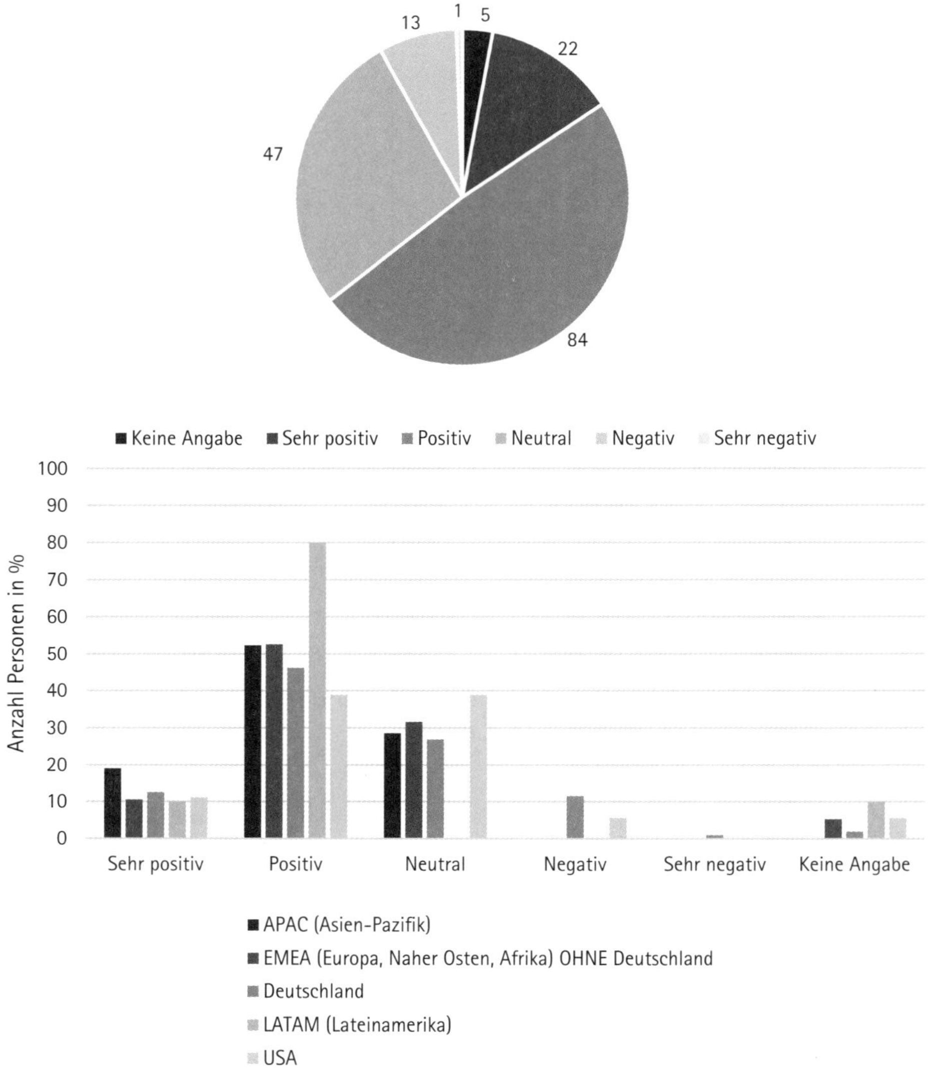

Abb. 11: Einstellungen zu den aktuellen technologischen Entwicklungen
Quelle: Eigene Darstellung.

4.3 Ethische Betrachtung von KI in der Arbeitswelt

18 Der letzte Abschnitt fokussiert auf die ethische Betrachtung von KI in der Arbeitswelt. Die Teilnehmer wurden gefragt, ob sie ethische Herausforderungen oder Bedenken beim Einsatz von KI in der Arbeitswelt wahrnehmen (s. Abb. 12). Die Mehrheit der Teilnehmer (40 %) sieht einige ethische Bedenken, jedoch betreffen nicht alle Aspekte des Einsatzes von KI die Teilnehmer. An zweiter Stelle steht die

Antwort, dass es eindeutige ethische Herausforderungen durch den Einsatz von KI am Arbeitsplatz gibt. Im Ländergruppenvergleich zeigen die meisten Teilnehmer aus APAC, Deutschland und den USA einige ethische Bedenken, während die Mehrheit der Teilnehmer aus EMEA [ohne D] und LATAM eindeutige ethische Herausforderungen wahrnimmt.

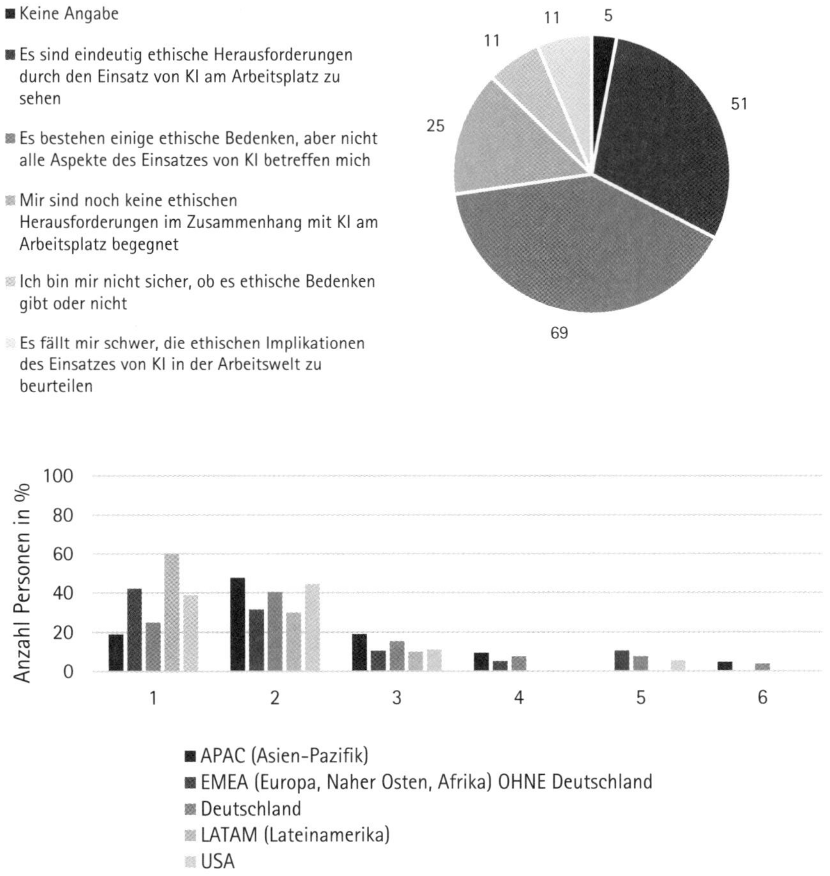

Abb. 12: Ethische Herausforderungen/Bedenken beim Einsatz von KI in der Arbeitswelt

Quelle: Eigene Darstellung.

Abschließend wurden die Teilnehmer befragt, ob sie der Meinung sind, dass 19
ethische Maßnahmen ergriffen werden sollten, um sicherzustellen, dass KI-Anwendungen ethisch verantwortungsvoll eingesetzt werden (s. Abb. 13). Fast drei Viertel der Befragten stimmen dem zu und halten es für wichtig, solche Maßnahmen zu ergreifen. Auch im Ländergruppenvergleich gibt es eine vollständige Zustimmung.

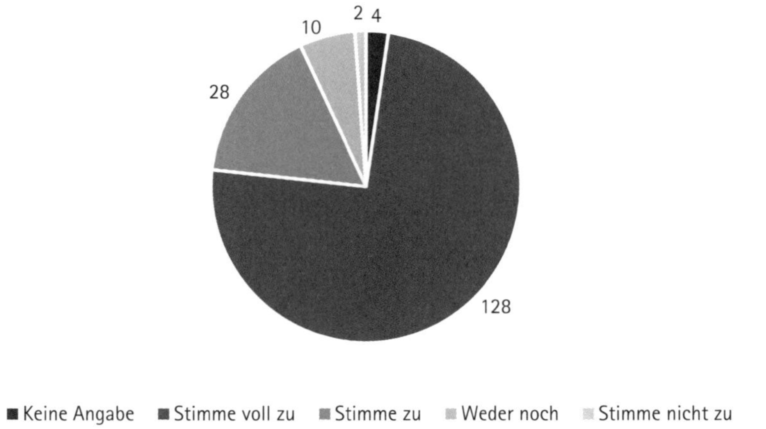

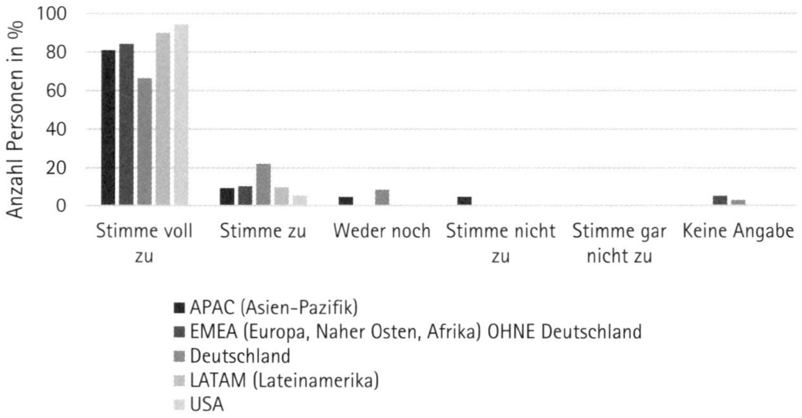

Abb. 13: Notwendigkeit ethischer Maßnahmen

Quelle: Eigene Darstellung.

5 Ergebnisse – Nichtparametrische Überprüfung der Hypothesen

Nachdem alle Forschungsergebnisse zusammengefasst wurden, erfolgte im letzten Schritt die nicht-parametrische Überprüfung der zu Beginn aufgestellten Hypothesen (Alternativhypothesen zur jeweiligen Nullhypothese):

- Hypothese 1: „Aktueller Status Quo – Technologische Kompetenz“: Es gibt einen signifikanten Unterschied zwischen den Wirtschaftsräumen hinsichtlich der technologischen Kompetenz.
- Hypothese 2: „Blick in die Zukunft – Wahrnehmung des Einflusses von KI auf die Arbeitswelt“: Es gibt einen signifikanten Unterschied zwischen den einzel-

nen Wirtschaftsräumen hinsichtlich der Wahrnehmung des Einflusses von KI auf die Arbeitswelt.

- Hypothese 3: „Ethische Betrachtung im Zusammenhang mit dem Einsatz von KI": Es gibt einen signifikanten Unterschied zwischen den einzelnen Wirtschaftsräumen und der ethischen Betrachtung im Zusammenhang mit dem Einsatz von KI.

Bei den nichtparametrischen Überprüfungen handelt es sich um Subgruppenvergleiche unter Verwendung des Mann-Whitney-Tests, des Kolmogoroff-Smirnov-Tests und des Anderson-Darling-Tests. Dabei erfolgt die Bestimmung, ob die Variablen signifikante Abhängigkeiten aufzeigen, unter Berücksichtigung einer Irrtumswahrscheinlichkeit von p kleiner-gleich 0,05. Exemplarisch sei hier die Signifikanztabelle zur Untersuchung der „Ethischen Herausforderungen" in Kap. 5.3 dargestellt (s. dort Tab. 1). 21

In gleicher Weise wurden diese Signifikanztabellen für die Untersuchung der folgenden Parameter erstellt: „Umgang mit Technologien", „Verständnis von KI", „Beeinflussung von KI", „Veränderung durch KI", „Technologische Entwicklung" und „Ethische Maßnahmen". Für jede Hypothesenprüfung wurde zur Veranschaulichung außerdem ein Boxplot erstellt, der das 1. und 3. Quartil sowie das Minimum und Maximum berücksichtigt, um die Streuung darzustellen[6]. 22

5.1 „Aktueller Status Quo – Technologische Kompetenz"

Zur deskriptiv grafischen und numerischen Überprüfung der Verteilungen der ersten Hypothese wurden die Ergebnisse zum Umgang mit Technologien und zum Verständnis von KI betrachtet. Der nachfolgende Boxplot (s. Abb. 14) zeigt, dass APAC, EMEA [ohne D] und Deutschland und LATAM ähnlich verteilt sind, während die USA nur eine geringe Streuung aufweisen. In Bezug auf das Verständnis von KI zeigt der Boxplot eine ähnliche Verteilung in APAC; EMEA [ohne D] und Deutschland. In LATAM und USA ist dagegen eine geringe Streuung ersichtlich. Wie aus den Tabellen auf beiden Seiten hervorgeht, haben die drei durchgeführten Tests ergeben, dass es signifikante Unterschiede zwischen den Wirtschaftsräumen gibt. Der Bindestrich zwischen den Wirtschaftsräumen signalisiert dabei, zwischen welchen Wirtschaftsräumen die Unterschiede bestehen. 23

6 Schuster/Liesen (2017).

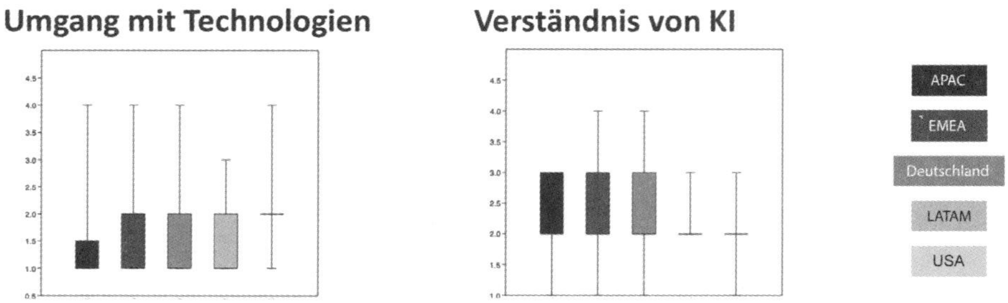

Mann-Whitney-Test	APAC – EMEA, Deutschland, LATAM, USA
Kolmogorov-Smirnov-Test	APAC – USA Deutschland – EMEA, LATAM, USA
Anderson-Darling-Test	APAC – EMEA, LATAM

Mann-Whitney-Test	APAC - USA
Kolmogorov-Smirnov-Test	APAC – Deutschland Deutschland – EMEA, LATAM, USA
Anderson-Darling-Test	APAC – LATAM, USA

Abb. 14: Deskriptive (grafische und numerische) Überprüfung der Verteilungen zu Hypothese 1 „Aktueller Status Quo – Technologische Kompetenz"

Quelle: Eigene Darstellung.

5.2 „Wahrnehmung des Einflusses von KI auf die Arbeitswelt"

24 Um Hypothese zwei deskriptiv grafisch und numerisch hinsichtlich der Verteilungen zu überprüfen, wurden die Ergebnisse zur Beeinflussung von KI, zur wahrgenommenen Veränderung durch KI und zur Einstellung der technologischen Entwicklung einander gegenübergestellt. Der Boxplot (s. Abb. 15) zeigt, dass die Beeinflussung durch KI in den Wirtschaftsräumen EMEA [ohne D], Deutschland und den USA eine größere Spannweite aufweist als in APAC und LATAM. Mit Blick auf die Veränderungen durch KI zeigt der Boxplot ebenso eine größere Spannweite in EMEA [ohne D], Deutschland und den USA, während APAC eine geringe Streuung aufweist. In Bezug auf die technologische Entwicklung verdeutlicht die Boxplot-Grafik, dass alle Wirtschaftsräume eine gewisse Streuung aufweisen, was die unterschiedlichen Wahrnehmungen widerspiegelt.

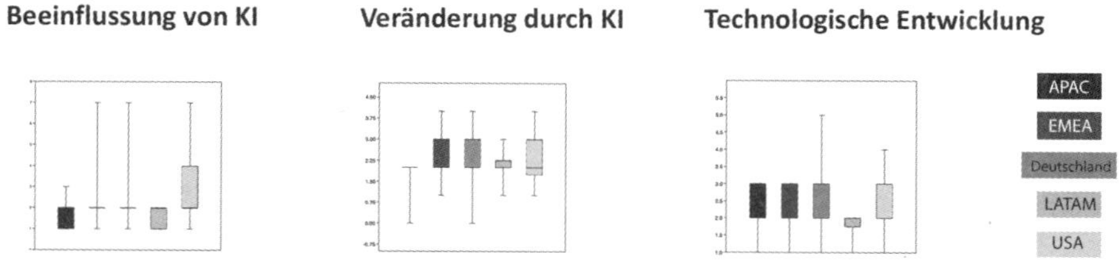

Beeinflussung von KI

Mann-Whitney-Test	APAC – Deutschland, USA EMEA – USA LATAM – Deutschland, USA
Kolmogorov-Smirnov-Test	Deutschland – APAC, EMEA, LATAM, USA LATAM – USA
Anderson-Darling-Test	Deutschland – APAC, LATAM, USA USA – EMEA, LATAM

Veränderung durch KI

Mann-Whitney-Test	Keine signifikanten Unterschiede
Kolmogorov-Smirnov-Test	APAC – Deutschland, USA EMEA - Deutschland
Anderson-Darling-Test	APAC - LATAM

Technologische Entwicklung

Mann-Whitney-Test	Deutschland - LATAM
Kolmogorov-Smirnov-Test	Deutschland – APAC, LATAM, USA
Anderson-Darling-Test	LATAM – EMEA, Deutschland, USA

Abb. 15: Deskriptive (grafische und numerische) Überprüfung der Verteilungen zu Hypothese 2 „Wahrnehmung des Einflusses von KI auf die Arbeitswelt“

Quelle: Eigene Darstellung.

5.3 „Ethische Betrachtung im Zusammenhang mit dem Einsatz von KI"

In Bezug auf die letzte Hypothese zeigt der erste Boxplot (s. Abb. 16), dass alle 25
Wirtschaftsräume die ethischen Herausforderungen unterschiedlich wahrnehmen. Während Deutschland in Bezug auf die ethischen Maßnahmen, die ergriffen werden sollten, die größte Varianz aufweist, nehmen alle anderen Wirtschaftsräume eine ähnliche Position ein. Die Tabelle zeigt beim Kolmogoroff-Smirnov-Test in der Hälfte der Fälle, dass signifikante Unterschiede zwischen den Wirtschafsräumen festgestellt werden konnten. Im Mann-Whitney- sowie im Anderson-Darling-Test zeigten sich jedoch keine signifikanten Unterschiede zwischen den Wirtschafsräumen, also auch bei den 5 Fällen nicht, bei denen sich mit dem Kolmogoroff-Smirnov-Test signifikante Unterschiede zeigten (s. Tab. 1).

Ethische Herausforderungen **Ethische Maßnahmen ergreifen**

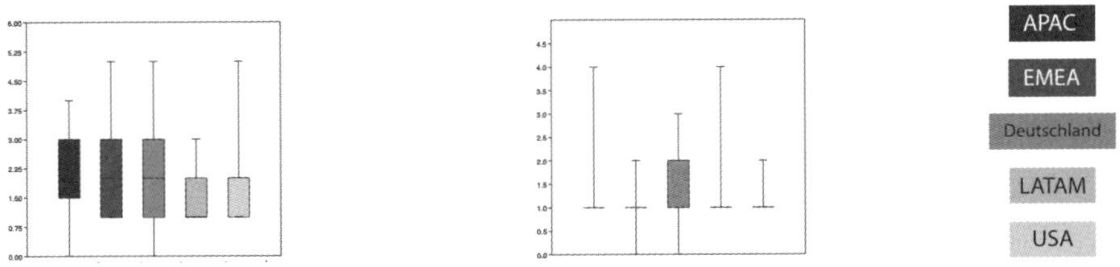

Mann-Whitney-Test	Keine signifikanten Unterschiede
Kolmogorov-Smirnov-Test	LATAM - APAC Deutschland – APAC, EMEA, LATAM, USA
Anderson-Darling-Test	Keine signifikanten Unterschiede

Mann-Whitney-Test	Keine signifikanten Unterschiede
Kolmogorov-Smirnov-Test	Deutschland – APAC, EMEA, LATAM, USA
Anderson-Darling-Test	Deutschland – EMEA, USA

Abb. 16: Deskriptive (grafische und numerische) Überprüfung der Verteilungen zu Hypothese 3 „Ethische Betrachtung im Zusammenhang mit dem Einsatz von KI“

Quelle: Eigene Darstellung.

Tab. 1: Signifikanztabelle: Übersicht der Signifikanztests als jeweilige Matrix, hier am Beispiel der „Ethischen Herausforderungen“

Two-Sample Test (Subgruppenvergleiche)		**Mann-Whitney-Test**	**Kolmogoroff-Smirnov-Test**	**Anderson-Darling-Test**
Ethische Herausforderungen				
APAC	EMEA [ohne D]	n.s.	n.s.	n.s.
APAC	Deutschland	n.s.	0,034	n.s.
APAC	LATAM	n.s.	0,032	n.s.
APAC	USA	n.s.	n.s.	n.s.
EMEA [ohne D]	Deutschland	n.s.	0,010	n.s.
EMEA [ohne D]	LATAM	n.s.	n.s.	n.s.
EMEA [ohne D]	USA	n.s.	n.s.	n.s.
Deutschland	LATAM	n.s.	0,002	n.s.
Deutschland	USA	n.s.	0,001	n.s.
LATAM	USA	n.s.	n.s.	n.s.

Quelle: Eigene Darstellung.

6 Schlussfolgerungen

Abschließend erfolgt hier eine zusammenfassende Beurteilung auf Grundlage der 26
Literaturrecherche, von externen Studien und der in diesem Beitrag dargestellten eigenen Forschungsergebnisse. Ethisches Handeln seitens der Unternehmen wird zu einer Existenzfrage, denn es spiegelt nicht nur den unternehmerischen Wert wider, sondern auch die Fähigkeit, sich den gegenwärtigen globalen Themen zu stellen. Entscheidend ist, dass sich dies im unternehmerischen Leitbild, in den Werten und in der kulturellen Identität des jeweiligen Unternehmens zeigt.

Die nachfolgende grafische Darstellung fasst alle Ergebnisse kurz und prägnant 27
zusammen (s. Abb. 17). Beachtet werden muss hierbei, dass die Teilnehmerinnen und Teilnehmer der Umfrage – nach Wirtschaftsräumen untergruppiert – nur folgende Stichprobengrößen aufwiesen: n = 10 (5,8 %) für LATAM (Lateinamerika), n = 18 (10,5 %) für die USA, n = 19 (11 %) für EMEA (Europa [ohne Deutschland], Naher Osten und Afrika) und n = 21 (12,2 %) für APAC (Asien-Pazifik-Raum), aber immerhin n = 104 (60,5 %) für Deutschland. Aufgrund der Hypothesenüberprüfungen und in Anbetracht der kleinen Fallzahlen der Subgruppen mussten letztlich alle Alternativhypothesen – trotz einiger beobachteter, signifikanter Unterschiede – als nicht relevant abgelehnt und die jeweiligen Nullhypothesen beibehalten werden. Die deskriptiven Darstellungen der Verteilungen der Rohdaten der Umfrage legen nahe, dass – nach Subgruppen unterteilt – die weltweit befragten Teilnehmer trotz geringer Unterschiede im Wesentlichen ähnliche Ansichten vertreten. Ob die Ergebnisse der Umfrage bei Mitarbeiterinnen und Mitarbeitern eines weltweit tätigen Pharmakonzerns auch auf andere Arbeitgeber im weltweiten Vergleich übertragbar sind, konnte nicht untersucht werden.

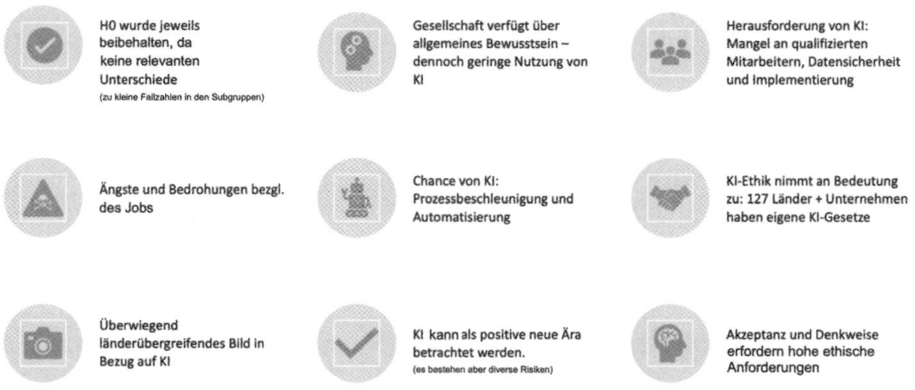

Abb. 17: Zusammenfassung der Forschungsergebnisse

Quelle: Eigene Darstellung.

7 Diskussion

28 Die Ergebnisse sind eher im Sinne einer Hypothesengenerierung eine gute Grundlage, um künftige Unterschiede zum Einfluss der KI am Arbeitsplatz im internationalen Vergleich weiterhin zu beobachten, als zur statistisch schließenden Beantwortung der drei eingangs formulierten Hypothesen. Dafür wären dann allerdings jeweils größere Fallzahlen an Teilnehmerinnen und Teilnehmern zu befragen, als es uns in dieser Vor- oder Pilotstudie im Rahmen des zeitlich limitierten Untersuchungsvorhabens möglich war. Es ist daher nicht auszuschließen, dass sich die von uns beobachteten signifikanten Unterschiede doch als relevant bestätigen lassen, sich die fehlende Relevanz verfestigt oder auch Unterschiede bei anderen Parametern zeigen, die uns bei der vorliegenden Untersuchung entgingen. Dabei wäre es auch interessant, die Verallgemeinerbarkeit einer Umfrage bei Mitarbeiterinnen und Mitarbeitern eines weltweit tätigen Pharmakonzerns auf andere Arbeitgeber zu überprüfen. Zudem wäre es von Interesse, eine Veränderung der Variablen in regelmäßigen Follow-ups von ein bis zwei Jahren zu überprüfen. Auch eine Erweiterung der Fragestellung um den Einfluss von IT- bzw. KI-Unternehmen auf andere Unternehmen, die deren Technologien einsetzen, wäre von Interesse für Arbeitgeber und Arbeitnehmer.

29 Neben einer allgemeinen ethischen Unternehmensführung beinhaltet die wachsende Nutzung von Automatisierungen und KI hohe ethische Anforderungen für Organisationen. Dabei müssen sich Unternehmen mit Fragen beschäftigen, wie bspw. Unternehmen mit Bedenken gegenüber KI umgehen, wo im Unternehmen ethische Probleme entstehen oder wie ethische Herausforderungen gelöst werden können, die sich aus dem Einsatz von KI ergeben. Die Auseinandersetzung mit ethischen Fragen ist deshalb unabdingbar, um bspw. mögliche Produktivitätsrückgänge, Gesundheitsgefährdungen und Imageschäden zu vermeiden. Die Unternehmen müssen sich damit auseinandersetzen, wie sie Menschen und Technologien zusammenbringen und diese neuartige Verbindung managen können. Es ist außerdem wichtig, einen Weg zu finden, wie die neue Zusammenarbeit effektiv gestaltet und gemessen werden kann. Detlef Pietsch gibt zu alledem viele gute Denkanstöße in „Unsere Wirtschaft ethisch (zu) überdenken – Eine Aufforderung“. Denn zusätzlich ist ein Umdenken notwendig, da die klare Trennung zwischen Menschen und Maschine zunehmend verschwindet. Es sei daher von entscheidender Bedeutung, dass die Unternehmen es sich zur Kernaufgabe machen, die Kompetenzen beider Seiten effektiv zusammenzuführen[7]. Mit der zunehmenden Verbreitung von KI durch einige wenige Technologieunternehmen geht es künftig aber nicht nur um die Verknüpfung von Kompetenzen, sondern auch um aufmerksame Beobachtung von deren Einflussnahme auf das eigene Unternehmen.

7 Pietsch (2022).

8 Anmerkung

Die dieser Untersuchung zugrunde liegende internationale Umfrage erfolgte im 30
Zeitraum vom 11.12.2023 bis zum 23.1.2024 durch Frau Annika S. Wagner als Primärautorin im Rahmen ihrer Masterthesis mit Prof. Dr. Andreas J. W. Goldschmidt als Betreuer[8] zuzüglich zahlreicher nach dem Verfassen der Thesis erfolgter redaktioneller und statistischer Ein- und Überarbeitungen im Rahmen dieses Buchkapitels.

9 Literatur

Döring, N./Bortz, J. (2016): Forschungsmethoden und Evaluation in den Sozial- und Humanwissenschaften. 5. Aufl. Berlin/Heidelberg: Springer.

Goldschmidt, A. J. W. (1996): Medizinische Statistik. Klinische Forschung: Von der Idee zum Ergebnis. Berlin/Heidelberg: Springer.

Hatzinger, R./Hornik, K./Nagel, H./Maier, M. J. (2014): R – Einführung durch angewandte Statistik. 2. Aufl. Halbergmoos: Pearson.

Hedderich, J./Sachs, L. (2020): Angewandte Statistik. Methodensammlung mit R. 17. Aufl. Berlin: Springer.

Pietsch, D. (2022): Unsere Wirtschaft ethisch überdenken – Eine Aufforderung. Berlin: Springer.

Schuster, T./Liesen, A. (2017): Statistik für Wissenschaftswissenschaftler. 2. Aufl. Berlin: Springer Gabler.

Wagner, A. (2024): Einflüsse und ethische Betrachtungen von Künstlicher Intelligenz in der Arbeitswelt von morgen – eine globale empirische Untersuchung. Master-Thesis im Studiengang Marketing & Kommunikation zur Erlangung des Grades eines Master of Science (M.Sc.); FOM Hochschule für Oekonomie & Management.

Wicki, A. (2024): Weltkarte kostenlos zum Herunterladen. Weltkarte-Umrisse-3. Online: https://vorla.ch/weltkarte/ [abgerufen am 19.10.2024].

8 Wagner (2024).

Beitrag 15

Diagnosestellung und Versorgung seltener Erkrankungen – Digitale Lösungen und Künstliche Intelligenz

Prof. Dr. Jannik Schaaf/Dr. Michael von Wagner/Prof. Dr. Holger Storf

Abstract: Seltene Erkrankungen betreffen weniger als fünf von 10.000 Menschen und sind meist genetischen Ursprungs. In Deutschland gibt es ca. 4–5 Mio. Betroffene, deren Diagnosefindung sich oft über Jahre hinzieht, da Symptome seltener Erkrankungen oft unspezifisch sind. Dies führt zu Belastungen der Patienten, Fehlbehandlungen und unnötigen Untersuchungen. Das Projekt Smartes Arztportal für Unklare Erkrankungen (SATURN) erforscht den Einsatz von KI-basierten Systemen zur Diagnoseunterstützung im allgemeinmedizinischen niedergelassenen Bereich, um Verdachtsdiagnosen zu erleichtern und die Zuweisung zu passenden Spezialisten zu verbessern.

1 Hintergrund seltener Erkrankungen

1 Laut der Weltgesundheitsorganisation (WHO) gilt eine Erkrankung als selten, wenn weniger als 1,3 von 2.000 Menschen davon betroffen sind.[1] Alleine in Deutschland gibt es ca. 4–5 Mio. Betroffene. Derzeit wird die Anzahl der seltenen Erkrankungen auf etwa 7.000 geschätzt. Viele dieser Erkrankungen sind schwerwiegend, chronisch, degenerativ oder lebensbedrohlich und können zu erheblichen Einschränkungen im Leben oder zu schweren Behinderungen führen.[2] Zudem sind etwa 80 % der seltenen Erkrankungen genetischen Ursprungs; es werden jedoch auch infektiöse und immunologische Ursachen beobachtet.[3] Die Diagnosestellung bei seltenen Erkrankungen ist problematisch, oft vergehen mehrere Jahre bis hin zu Jahrzenten. In dieser Zeit durchlaufen viele Patienten eine „Odyssee“ an Arztbesuchen, konsultieren verschiedene Fachärzte und erhalten zahlreiche, oftmals unnötige diagnostische Tests. Dieser sog. „Diagnose-Marathon“ ist nicht nur emotional und körperlich belastend, sondern kann auch dazu führen, dass Patienten in der Zwischenzeit falsche oder unzureichende Behandlungen erhalten.[4] Dies liegt darin begründet, dass seltene Erkrankungen oft unspezifisch sind und sich mit Ausprägungen häufiger Krankheitsbilder überlappen, was eine Differenzialdiagnose enorm erschwert.[5] Ärzte, welche eine seltene Erkrankung nicht kennen oder weniger erfahren im Umgang mit solchen Fällen sind, stehen häufig vor der Herausforderung, eine korrekte und präzise Diagnose zu stellen und nächste Schritte einzuleiten. Dies wird durch den Mangel an spezialisierten Fachzentren und Experten für bestimmte seltene Erkrankungen noch verschärft, die in Deutschland meist nur an den Universitätskliniken zu finden sind.[6]

1 Lopes et al. (2018).
2 Evans/Rafi (2016).
3 Turro et al. (2020).
4 Völkel/Wagner (2023).
5 Müller et al. (2016).
6 Hebestreit (2021).

Derzeit existieren in Deutschland 37 sog. Zentren für seltene Erkrankungen an Universitätskliniken. Basierend auf den Maßnahmenvorschlägen des Nationalen Aktionsbündnisses für Menschen mit seltenen Erkrankungen (NAMSE) im Jahr 2013, wurden diese Zentren in ihrer Organisationsform der Referenz- und Typ-A-Zentren etabliert.[7] Die Zentren übernehmen wichtige Aufgaben in Forschung, Lehre und Qualitätssicherung, haben aber auch eine zentrale Rolle in der Versorgung von Patienten. Sogenannte Lotsen unterstützen Betroffene, deren Angehörige und Ärzte dabei, passende Experten im Gesundheitswesen zu finden – sowohl innerhalb des Zentrums als auch deutschlandweit. Typ-A-Zentren sind für die Abklärung bei Verdacht auf seltene Erkrankungen zuständig und bieten strukturierte Abläufe wie Sprechstunden und interdisziplinäre Fallbesprechungen an. Typ-B-Zentren kümmern sich um Patienten mit bekannten Diagnosen oder spezifischen Verdachtsfällen und bieten eine interdisziplinäre Betreuung. Sie sind oft an ein Typ-A-Zentrum angeschlossen, können jedoch auch unabhängig arbeiten. Diese Zentren spielen zudem eine wichtige Rolle in der krankheitsspezifischen Forschung, insbesondere bei der Durchführung klinischer Studien.[8] 2

Trotz der Etablierung dieser Zentren bleibt die Wartezeit bis zur korrekten Diagnose weiter lang, weil die Wartelisten in den Zentren meist sehr lang sind.[9] Zur Unterstützung von Ärzten und Patienten wurden in den vergangenen Jahren verschiedenste digitale Angebote entwickelt, welche in diesem Kapitel genauer betrachtet werden. Dabei soll das Forschungsprojekt Smartes Arztportal für Unklare Erkrankungen (SATURN, www.saturn-projekt.de) als klinisches Entscheidungsunterstützungssystem für unerkannte und seltene Erkrankungen genauer betrachtet und die Implikationen solcher Systeme in der Praxis diskutiert werden. 3

2 Digitale Angebote und klinische Entscheidungsunterstützung bei seltenen Erkrankungen

Im Bereich der seltenen Erkrankungen haben sich in den letzten Jahren zahlreiche digitale Angebote entwickelt. Eine zentrale Rolle spielen dabei vor allem Informationsplattformen, mobile Apps aber auch IT-basierte Entscheidungsunterstützungssysteme.[10] Informationsplattformen für seltene Erkrankungen bieten eine wichtige Unterstützung für Betroffene, Angehörige, Ärzte und Forscher. Sie fungieren als Anlaufstellen für Informationen zu seltenen Krankheiten und helfen, den Zugang zu spezialisierten medizinischen Ressourcen zu erleichtern. Eine dieser Plattformen ist Orphanet (www.orpha.net), eine internationale Datenbank 4

7 Neff et al. (2021).
8 Neff et al. (2021).
9 Inhestern et al. (2023).
10 Müller et al. (2018).

mit Informationen zu seltenen Erkrankungen, Diagnosen, Behandlungsmöglichkeiten, spezialisierten Zentren und klinischen Studien.[11]

5 Der SE-ATLAS (www.se-atlas.de), welcher initial im Rahmen des Nationalen Aktionsbündnis für Menschen mit seltenen Erkrankungen (NAMSE) vom Bundesministerium für Gesundheit gefördert wurde, bietet eine Übersicht über Versorgungsangebote in Deutschland. Mittels einer interaktiven Karte können Nutzer spezialisierte Versorgungszentren, Ärzte und Selbsthilfegruppen finden. So können Betroffene herausfinden, ob sich in ihrer geografischen Nähe ein Experte für eine spezifische Erkrankung befindet[12]. Außerhalb des deutschen und europäischen Raums bieten die US-amerikanischen Plattformen National Organization for Rare Disorders (NORD) und das Genetic and Rare Diseases Information Center (GARD) vergleichbare Angebote.[13]

6 Zunehmend werden mobile Apps entwickelt, um Patienten und ihre Angehörigen zu unterstützen. Diese Apps bieten viele Funktionen wie die Unterstützung des Selbstmanagements, die Vernetzung mit anderen Betroffenen oder Informationen zu Behandlungen und Medikamenten. Durch diese Apps können Betroffene ihre Krankheit besser managen und die Kommunikation mit Ärzten wird erleichtert. Die Apps sind meist erkrankungsspezifisch; nur wenige Apps im deutschsprachigen Raum sind beliebig für eine seltene Erkrankung anpassbar.

7 Gefördert vom Bundesministerium für Bildung und Forschung wurde im Rahmen des Citizen Science Projektes Seltene Erkrankungen bürgerwissenschaftlich erforschen (SelEe, www.selee.de) eine Smartphone-App entwickelt, die Patienten und ihre Angehörigen unterstützt. Die App wurde als digitales Tagebuch entwickelt, mit dem beliebige Gesundheitsdaten durch eine Konfigurationsfunktion aufgezeichnet und ausgewertet werden können. In mehreren Workshops wurden herzu die Anforderungen, Funktionalität und das Design mit Bürgern und Betroffenen diskutiert und festgelegt. Am Tag der Seltenen Erkrankungen (28.2.2023) wurde die App veröffentlicht und zählt seitdem über 5.000 Downloads auf Android und iOS-Geräten.[14]

8 Ebenfalls im Jahr 2023 wurde die App Unrare.me veröffentlicht. Sie ist eine KI-gestützte Social-Media-Plattform, die speziell für Menschen mit seltenen und chronischen Erkrankungen entwickelt wurde. Ihr Ziel ist es, Betroffene, deren Angehörige und Gesundheitsexperten zu vernetzen. Die App soll dabei helfen, Menschen mit ähnlichen Erfahrungen zu finden, um sich über Krankheitsverläufe, Symptome und Lösungen im Alltag auszutauschen. Dabei bietet sie eine sichere Plattform, die den Austausch erleichtert und eine Art Selbsthilfe-Netzwerk ermöglicht.[15] Zusätzlich dient die App als wertvolles Netzwerk für Fachleute aus der

11 Weinreich et al. (2008).
12 Neff et al. (2021).
13 Putkowski (2010); Hoskins (2022).
14 Neff et al. (2022).
15 Online: www.unrare.me [abgerufen am 11.10.2024].

Medizin und Pflege, die ihre Expertise teilen und interdisziplinär zusammenarbeiten wollen, um Lösungen für komplexe gesundheitliche Herausforderungen zu entwickeln. Die Plattform wurde in Zusammenarbeit mit mehreren medizinischen Einrichtungen, darunter die Medizinische Hochschule Hannover und das Zentrum für Seltene Erkrankungen Bonn, entwickelt und vom Bundesministerium für Gesundheit gefördert.[16]

Neben dem Management der Erkrankungen und der Vernetzung der Betroffenen 9 untereinander, ist die Diagnosestellung von enormer Bedeutung. Verschiedenste Entscheidungsunterstützungssysteme wurden hierbei entwickelt, die auf unterschiedlichsten Verfahren wie Maschinellem Lernen oder Information Retrieval beruhen.[17]

Die derzeit bekanntesten frei verfügbaren Systeme sind FindZebra, Phenomizer 10 und Ada Health. FindZebra (www.findzebra.com) ist eine Art Google für seltene Erkrankungen. Die spezialisierte Suchmaschine greift auf qualitativ hochwertige medizinische Quellen, wissenschaftliche Artikel, Datenbanken für seltene Erkrankungen und andere relevante Online-Ressourcen zu. Im Gegensatz zu allgemeinen Suchmaschinen, die oft viele irrelevante oder unspezifische Ergebnisse liefern, verwendet FindZebra medizinische Informationen zu seltenen Krankheiten.[18] Zudem können alle Quellen der Ergebnisse eingesehen werden (s. Abb. 1).

Phenomizer ist eine Webanwendung, die für die Diagnostik seltener genetischer 11 Erkrankungen geeignet ist. Phänotypische Informationen über Patienten werden hierbei mit einer Datenbank genetischer Informationen abgeglichen. Die Eingabe der phänotypischen Merkmale erfolgt dabei mit der Human Phenotype Ontology (HPO), eine Art Vokabular für Phänotypen. Es können beliebig viele HPO-Begriffe eingegeben werden. Anschließend liefert das System eine Liste möglicher Diagnosen. Diese Diagnosen werden nach Wahrscheinlichkeit geordnet, basierend darauf, wie gut die eingegebenen Symptome mit den in der Datenbank hinterlegten Krankheitsprofilen übereinstimmen.[19]

16 ZSEB (2023).
17 Inhestern et al. (2023); Schaaf (2020); Schäfer et al. (2020).
18 Dragusin et al. (2013).
19 Köhler et al. (2009); Köhler et al. (2017).

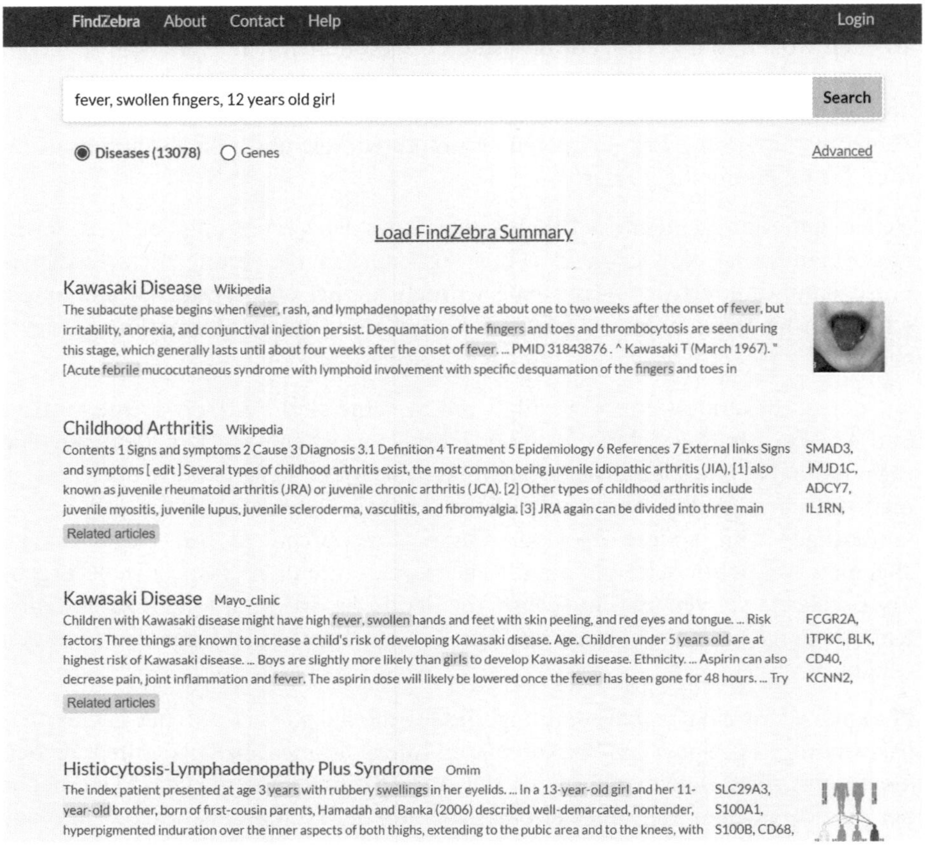

Abb. 1: Beispielhafte Suche in FindZebra mit dem Suchstring „Fever, Swollen Fingers and 12 years old girl“

Quelle: FindZebra (URL: https://www.findzebra.com/).

12 Die Ada Health-App ist eine Art „Symptom-Checker“. Sie generiert anhand von gezielten Fragen zu den Beschwerden eines Benutzers eine Liste von wahrscheinlichen Erkrankungen. Die App nutzt als Technologie eine Kombination aus Künstlicher Intelligenz (KI) und medizinischem Wissen, das von einem Team aus Ärzten und Wissenschaftlern zusammengestellt wurde. Die primären Anwender sind Patienten. Die dargestellten Diagnosen sollen jedoch keine ärztliche Diagnose ersetzen, sondern dienen als Orientierung. In einer 2019 durchgeführten retrospektiven Studie konnte Ada 53 % der Erkrankungen bereits im frühen Verlauf korrekt erkennen, wobei 93 verschiedene Erkrankungsfälle getestet wurden.[20]

20 Ronicke et al. (2019).

3 Smartes Arztportal für Unklare Erkrankungen (SATURN)

Es gibt also bereits einige Diagnoseunterstützungssysteme für seltene Erkrankungen. Diese digitalen Lösungen bieten jedoch häufig nur Verdachtsdiagnosen an, ohne die behandelnden Ärzte bei den weiteren Schritten zu unterstützen. Besonders Hausärzte stehen vor dieser Herausforderung, da sie oft nicht über das notwendige Spezialwissen zu seltenen Erkrankungen verfügen. Daher bleibt häufig unklar, welches Fachpersonal der richtige Ansprechpartner ist, um eine adäquate Weiterbehandlung sicherzustellen. Zudem ist es vor allem in ländlichen Regionen schwierig, bei Vorliegen einer Verdachtsdiagnose zeitnah geeignete Spezialisten zu finden und dort auch einen Termin zu erhalten. 13

Versorgungsnahe KI-basierte Lösungen könnten helfen, die diagnostische Unsicherheit zu verringern und in Kombination mit einer gezielten Weiterleitung den Kontakt zu geeigneten Spezialisten zu erleichtern.[21] Mit dem Projekt SATURN wird erforscht, wie die Diagnosestellung von unerkannten und seltenen Erkrankungen im niedergelassenen allgemeinmedizinischen Bereich durch den Einsatz von KI unterstützt werden kann. Verschiedene KI-Methoden können eine nachvollziehbare und transparente Verdachtsdiagnose stellen, die in weiteren Schritten gezielt abgeklärt werden kann. Bei häufigen Erkrankungen könnten zusätzlich leitlinienbasierte Versorgungsempfehlungen gegeben werden. Im Bereich der seltenen Erkrankungen soll SATURN die Zuweisung an entsprechende Experten in der Universitätsmedizin, etwa in Hochschulambulanzen oder in Zentren für seltene Erkrankungen, ermöglichen. SATURN wird vom Bundesministerium für Gesundheit gefördert (Förderkennzeichen 2520DAT02B-D). 14

Ziel des Forschungsprojektes SATURN ist, ein niedrigschwelliges Angebot zur Diagnoseunterstützung für Hausärzte zu konzeptionieren, zu entwickeln und zu evaluieren. Aufgrund der gelieferten Diagnosevorschläge sollen die niedergelassenen Ärzte konkrete Handlungsschritte ableiten können. Hierzu wurden die Hausärzte engmaschig in den Forschungsprozess des Projektes integriert. So wurden in einem menschzentrierten Designprozess in regelmäßigen Abständen Interviews, Workshops und Usability-Tests durchgeführt.[22] Weiterhin wurden Patienten mit in den Gestaltungsprozess involviert. Hierbei stellen sich insbesondere die Fragen, inwiefern Patienten KI-generierte Diagnosen einsehen können und was dies für die Arzt-Patienten-Beziehung und -Kommunikation bedeutet. Auch die (qualitätsgesicherte) Ergänzung von Daten durch die Patienten in die Fallakte ist eine von Patienten gewünschte Funktionalität. 15

21 Stolper et al. (2011).
22 Schütze et al. (2023).

3.1 Aufbau der SATURN-Plattform

16 Im zentralen Mittelpunkt von SATURN steht das SATURN-Portal, das als Webplattform den Nutzerzugang zum KI-System darstellt. Hier können Patientenfälle erfasst, Diagnosevorschläge durch KI-Module generiert und Empfehlungen für die weitere Patientenversorgung abgerufen werden. Dabei werden anhand der vorgeschlagenen Diagnosen über eine Schnittstelle zum Versorgungsatlas für Menschen mit Seltenen Erkrankungen (SE-ATLAS, www.se-atlas.de) entsprechende Fachzentren oder Experten für seltene Erkrankungen gelistet. Die Suche dieser Experten erfolgt durch die Eingabe einer möglichen Diagnose als Erkrankungsname. Weiterhin können, falls verfügbar, über Anordnungssets Leitlinienempfehlungen eingesehen werden (s. Abb. 2).

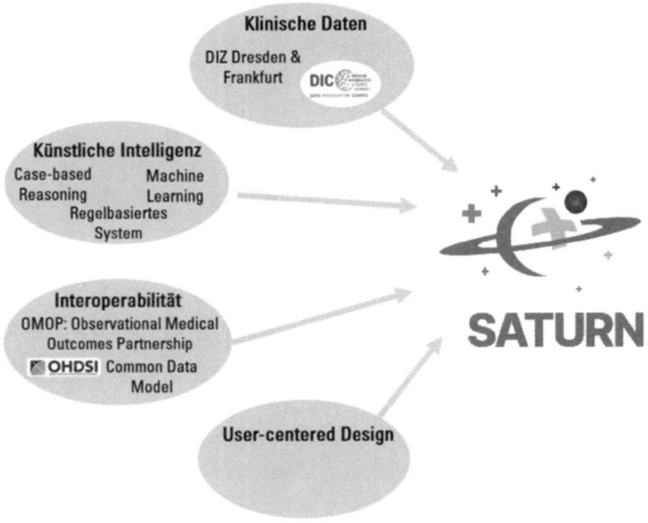

Abb. 2: Aufbau des SATURN Portals

Quelle: Eigene Darstellung.

17 Die Diagnosevorschläge der KI-Module basieren dabei auf Machine Learning, Case-Based Reasoning und einem regelbasierten System. Die beiden erst genannten Verfahren nutzen anonymisierte klinische Daten aus der stationären Patientenversorgung der Universitätsmedizin Frankfurt und des Universitätsklinikums Dresden. Machine Learning nutzt verschiedene Algorithmen und statistische Verfahren, um im Kontext von klinischen Daten vorherzusagen, wie wahrscheinlich es ist, dass ein Patient eine Diagnose hat.

18 Case-Based Reasoning (CBR) wiederum stellt mit einem Algorithmus zur Ähnlichkeitsanalyse fest, wie ähnlich ein zu diagnostizierender Patientenfall zu den in der Datenbasis vorhandenen Patientenfällen ist. Dies kann mit den jeweiligen Daten auf unterschiedliche Art und Weise geschehen. So ist beispielsweise die

Ähnlichkeit bei demographischen Daten wie Alter und Geschlecht einfacher umzusetzen, während Symptome durchaus komplexer zu vergleichen sind. Das SATURN CBR-Modul nutzt die Human Phenotype Ontology (HPO), um festzustellen, wie semantisch ähnlich entsprechende Phänotypen und Symptome sein können. Die Semantik der HPO beschreibt die Beziehungen und Bedeutungen der verschiedenen Phänotypen und wie sie miteinander verknüpft sind. Diese Semantik wird durch eine ontologische Struktur ausgedrückt, die Begriffe in übergeordnete und untergeordnete Kategorien einteilt, Abhängigkeiten definiert und Synonyme berücksichtigt. So ist der Begriff „Mikrozephalie“ definiert als ein Kopfumfang, der kleiner ist als zwei Standardabweichungen unter dem für das Alter und Geschlecht typischen Durchschnitt. Unterbegriffe sind „Primäre Mikrozephalie“ und „Sekundäre Mikrozephalie“, übergeordneter Begriff ist „Abnormität des Kopfes“. Neben der Feststellung der Ähnlichkeiten anhand der Daten, ermöglicht das CBR-Modul zudem die klinische Historie der ähnlichen Patientenfälle einzusehen. Das System zeigt an, welche Merkmale der Patienten übereinstimmen und schafft somit eine hohe Transparenz für die Entscheidungsunterstützung.

Das System basiert auf vordefinierten Regeln, um medizinische Entscheidungen 19 zu unterstützen. Hierbei werden insbesondere sog. Wenn-Dann-Regeln (engl.: If-Then-Else) verwendet, um Wissen und klinische Entscheidungsprozesse abzubilden. Das Expertenwissen zu den jeweiligen Erkrankungen sowie das Wissen aus Leitlinien und Diagnoserichtlinien werden in SATURN unterstützt durch ein Large Language Model zusammengeführt und die Ergebnisse wurden mit Experten evaluiert.

3.2 Datengrundlage

Die Datengrundlage des Projektes zum Training des KI- und CBR-Moduls stellen 20 61.000 Patientenfälle aus den klinischen Fachdisziplinen Gastroenterologie, Endokrinologie und Pneumologie dar. Hierbei handelt es sich um die folgenden Erkrankungen (und weiterer Unterformen): Hyperthyreose, virale Hepatiden, hereditäre Lebererkrankungen, virale Infektionen, Sarkoidose, Tuberkulose und Bronchialkarzinome. Um die Heterogenität der Daten möglichst gering zu halten, wurde ein Common Data Model (CDM) entwickelt, damit vergleichbare Daten der Patienten zum Training vorhanden sind. Das CDM beinhaltet die Datenkategorien Demografie, bisherige Diagnosen, Prozeduren, Laborwerte, Medikationen und Symptome.

Das CDM basiert auf dem Observational Medical Outcomes Partnership (OMOP) 21 Modell.[23] OMOP ist ein standardisiertes Datenmodell und eine Initiative, die ursprünglich von der amerikanischen Gesundheitsbehörde Food and Drug Administration (FDA) und der gemeinnützigen Organisation Observational Health

23 Ahmadi et al. (2024).

Data Sciences and Informatics (OHDSI) ins Leben gerufen wurde. Ziel ist es, die Analyse von medizinischen Daten aus verschiedenen Quellen zu erleichtern und vergleichbare Erkenntnisse aus Beobachtungsstudien zu gewinnen. Somit kann die Datenbasis in SATURN auch um weitere Datenquellen erweitert werden.[24]

3.3 Benutzerinteraktion im SATURN-Portal

22 Die Benutzerinteraktionen im SATURN-Portal sind einfach nachvollziehbar, um eine schnelle Navigation durch das System und eine leichte Erlernbarkeit und Verwendbarkeit im ärztlichen Alltag zu ermöglichen. Es besteht die Möglichkeit, Informationen über die jeweiligen Patientenfälle in der eigenen Praxis einzusehen (s. Abb. 3). Unter der Überschrift „Weitere Informationen" findet sich die Suche nach einer Versorgungseinrichtung und nach Selbsthilfeorganisationen, welche durch eine Schnittstelle zum SE-ATLAS abgebildet werden. Weiterhin besteht die Möglichkeit, die Entscheidungshilfen in Form von Anordnungsstandards einzusehen und weitere Links zu Informationsportalen wie Orphanet zu nutzen.

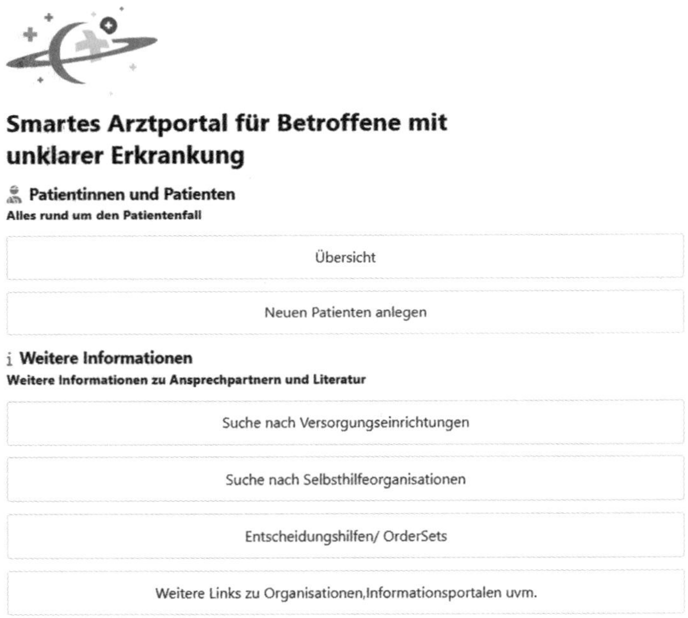

Abb. 3: Startseite des SATURN-Portals
Quelle: Eigene Darstellung.

24 Maier et al. (2018).

Bei der Dateneingabe eines neuen Patientenfalls in das System wird der Benutzer anhand der Menüstruktur durch die einzelnen Schritte geleitet, von Stammdaten bis hin zu Untersuchungen. Im letzten Schritt erfolgt eine Zusammenfassung des Patientenfalls (s. Abb. 4). Eine Anbindung an Praxisverwaltungssysteme (PVS) ist derzeit noch nicht möglich, jedoch wurden bereits erste Gespräche und Workshops mit PVS-Anbietern durchgeführt. 23

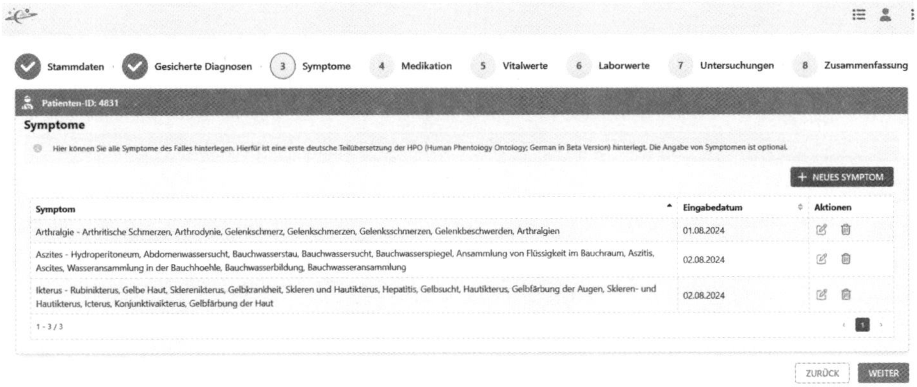

Abb. 4: Eingabemasken des SATURN-Portals

Quelle: Eigene Darstellung.

Die Datenstruktur des definierten CDM findet sich auch in der Dateneingabe wieder. In Abb. 4 ist die Eingabe der Symptome zu sehen. Diese basiert auf der HPO. Da derzeit keine offizielle deutsche HPO-Übersetzung zur Verfügung steht, wurde im Rahmen von SATURN mithilfe von Sprachmodellen eine Übersetzung durchgeführt und mit fünf erfahrenen Ärzten validiert. Auch in den anderen Eingabeschritten finden sich standardisierte Terminologien zur Datenspeicherung, die im Kontext des CDM festgelegt wurden. So werden die Diagnosen (Schritt „Gesicherte Diagnosen“) als International Classification of Diseases, German Modification (ICD-10 GM)-Kodes eingegeben, Medikamente über das Anatomisch-Therapeutisch-Chemische Klassifikationssystem (ATC) und Laborwerte über Logical Observation Identifiers Names and Codes (LOINC). Die Eingabe wird durch Suchfunktionen und Algorithmen unterstützt. 24

25 In der Ergebniszusammenfassung (s. Abb. 5), welche alle Daten über den eingegebenen Patientenfall darstellt, können Anfragen zur Diagnoseunterstützung an die KI-Module gesendet werden.

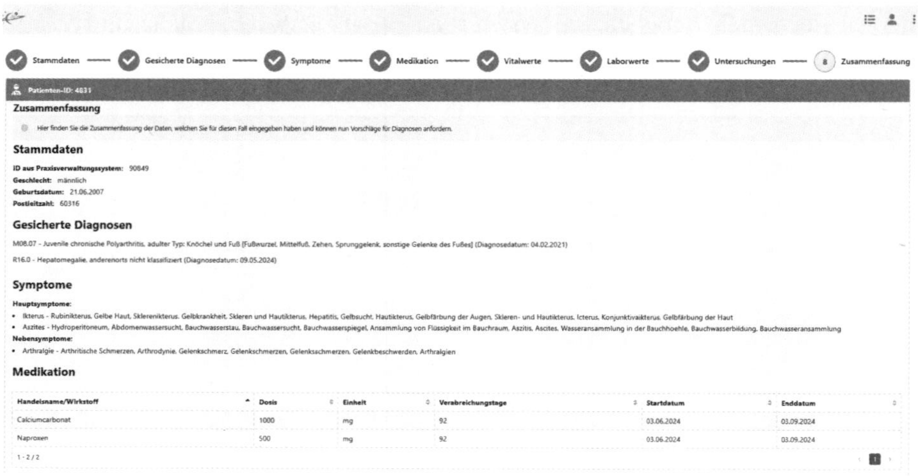

Abb. 5: Zusammenfassung eines Patientenfalls im SATURN-Portal

Quelle: Eigene Darstellung.

26 Unterhalb des eingegebenen Patientenfalls werden die Ergebnisse der KI-Module in Tabellen dargestellt (s. Abb. 6): „Ergebnisse aus Patientenvergleich" (CBR-Modul), „Ergebnisse aus regelbasiertem Vergleich" (regelbasiertes System) und „Ergebnisse aus Machine Learning basierten [sic] Vergleich" (Machine Learning).

27 Die Tabellen sind absteigend nach dem ähnlichsten Patientenfall bzw. der wahrscheinlichsten Diagnose sortiert. Mit einem Klick auf die jeweilige Tabelle liefern die KI-Module weitere Details, damit die Entscheidung nachvollzogen werden kann. So kann beispielsweise im CBR-Patientenvergleich festgestellt werden, welche Symptome, Medikamente oder demografischen Merkmale zum eingegebenen Patienten ähnlich sind.

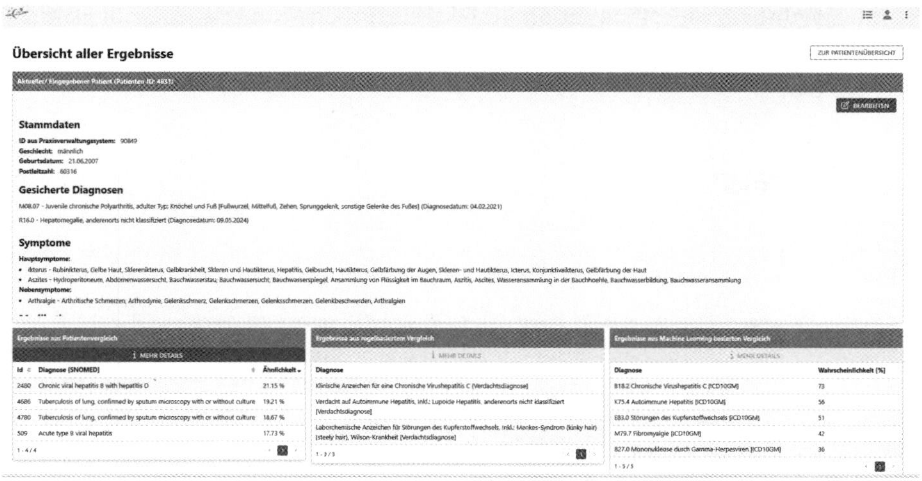

Abb. 6: Ergebnisübersicht im SATURN-Portal
Quelle: Eigene Darstellung.

4 Ausblick

28 Zukünftige Entwicklungen im Bereich der KI-basierten Diagnoseunterstützung müssen nicht nur eine nahtlose Integration in den medizinischen Alltag und eine technische Anbindung an medizinische Informationssysteme gewährleisten, sondern auch eine maximale Transparenz der Algorithmen ermöglichen. Die Diagnose seltener Erkrankungen erfordert höchste Genauigkeit und Zuverlässigkeit, da Fehldiagnosen schwerwiegende Folgen haben können. Transparenz und Erklärbarkeit der Entscheidungen sind essenziell, damit Ärzte nachvollziehen können, wie ein KI-Modell zu einer Diagnose kommt. Ein transparentes KI-Modell ermöglicht es, die zugrunde liegenden Daten und Algorithmen zu verstehen, was für das Vertrauen in die Technologie wichtig ist[25]. Bei der Zusammenstellung von Trainingsdaten müssen auch ethische Aspekte beachtet werden. KI-Systeme können Verzerrungen (Bias) enthalten, die auf unausgewogenen oder unvollständigen Trainingsdaten beruhen. Dies ist insbesondere bei seltenen Erkrankungen problematisch. Ein Beispiel dafür ist die mögliche Unterrepräsentation des weiblichen Geschlechts in den Daten. Es ist daher von großer Bedeutung, solche Verzerrungen zu erkennen und zu beheben, um sicherzustellen, dass KI-Modelle fair und ausgewogen arbeiten.

29 Ein Human-Centered Design, das möglichst alle Stakeholder in die Entwicklung eines KI-Systems miteinbezieht, wie es im SATURN-Projekt angewendet wurde, ermöglicht es, eine hohe Akzeptanz bei den Anwendern zu schaffen und ist

25 Farota et al. (2022).

Voraussetzung für eine Translation in die medizinische Routine. Allerdings muss sichergestellt werden, dass diese Technologien allen Patienten zugutekommen, unabhängig von geografischen, sozialen oder wirtschaftlichen Barrieren.

5 Literatur

Ahmadi, N. et al. (2024): How to customize common data models for rare diseases: an OMOP-based implementation and lessons learned. In: Orphanet Journal of Rare Diseases 19, 298. DOI: 10.1186/s13023-024-03312-9.

Dragusin, R. et al. (2013): FindZebra: A search engine for rare diseases. In: International Journal of Medical Informatics 82, S. 528–538. DOI: 10.1016/j.ijmedinf.2013.01.005.

Evans, W. R./Rafi, I. (2016): Rare diseases in general practice: recognising the zebras among the horses. In: Br J Gen Pract 66, S. 550–551. DOI:10.3399/bjgp16X687625

Farota, S. B. et al. (2022): An AI-Based Model for the Prediction of a Newborn's Sickle Cell Disease Status. In: A. D. Mambo, A. Gueye, und G. Bassioni (Hrsg.): Innovations and Interdisciplinary Solutions for Underserved Areas. Cham: Springer Nature Switzerland, bnnS. 96–104.

Hebestreit, H. (2021): Centers for rare diseases-Structures, tasks and networks. In: Gefasschirurgie 26, S. 577–582. DOI: 10.1007/s00772-021-00813-w.

Hoskins, A. (2022): Genetic and Rare Diseases Information Center (GARD). In: Med Ref Serv Q 41, S. 389–394. DOI: 10.1080/02763869.2022.2131143.

Inhestern, L. et al. (2023): Healthcare for people with rare diseases: recommendations for successful intersectoral collaboration. In: Bundesgesundheitsblatt Gesundheitsforschung Gesundheitsschutz 66, S. 940–948. DOI: 10.1007/s00103-023-03719-y.

Köhler, S. et al. (2009): Clinical Diagnostics in Human Genetics with Semantic Similarity Searches in Ontologies. In: The American Journal of Human Genetics 85, S. 457–464. DOI: 10.1016/j.ajhg.2009.09.003.

Köhler, S. et al. (2017): The Human Phenotype Ontology in 2017. In: Nucleic Acids Research 45, S. 865–876. DOI: 10.1093/nar/gkw1039.

Lopes, M. T. et al. (2018): Difficulties in the diagnosis and treatment of rare diseases according to the perceptions of patients, relatives and health care professionals. In: Clinics (Sao Paulo) 73/2018, e68. DOI: 10.6061/clinics/2018/e68.

Maier, C. et al. (2018): Towards Implementation of OMOP in a German University Hospital Consortium. In: Appl Clin Inform 9, 54–61. DOI: 10.1055/s-0037-1617452.

Müller, T. et al. (2016): Characteristics of patients contacting a center for undiagnosed and rare diseases. In: Orphanet Journal of Rare Diseases 11, 81. DOI: 10.1186/s13023-016-0467-2.

Müller, T. et al. (2018): Computerunterstützte Diagnosefindung bei seltenen Erkrankungen. In: Der Internist 59(4), S. 391–400. DOI: 10.1007/s00108-017-0218-z.

Neff, M. et al. (2021): se-atlas.de – Versorgungsatlas für Menschen mit Seltenen Erkrankungen. In: Der Internist 62, S. 115–1122. DOI: 10.1007/s00108-021-01085-y.

Neff, M. et al. (2022): Identifying project topics and requirements in a citizen science project in rare diseases: a participative study. In: Orphanet Journal of Rare Diseases 17, 357. DOI: 10.1186/s13023-022-02514-3.

Putkowski, S. (2010): National Organization for Rare Disorders (NORD): providing advocacy for people with rare disorders. In: NASN Sch Nurse 25, S. 38–41. DOI: 10.1177/1942602X09352796.

Ronicke, S et al. (2019): Can a decision support system accelerate rare disease diagnosis? Evaluating the potential impact of Ada DX in a retrospective study. In: Orphanet Journal of Rare Diseases 14(1), 69. DOI: 10.1186/s13023-019-1040-6.

Schaaf, J. et al. (2020): Diagnosis of Rare Diseases: a scoping review of clinical decision support systems. In: Orphanet Journal of Rare Diseases 15, 263. DOI: 10.1186/s13023-020-01536-z.

Schäfer, J. et al. (2020): The use of machine learning in rare diseases: a scoping review. In: Orphanet Journal of Rare Diseases 15, 145. DOI: 10.1186/s13023-020-01424-6.

Schütze, D. et al. (2023): Requirements analysis for an AI-based clinical decision support system for general practitioners: a user-centered design process. In: BMC Medical Informatics and Decision Making 23, 144. DOI: 10.1186/s12911-023-02245-w.
Stolper, E. et al. (2011): Gut feelings as a third track in general practitioners' diagnostic reasoning. In: J Gen Intern Med 26, S. 197–203. DOI: 10.1007/s11606-010-1524-5.
Turro, E. et al. (2020): Whole-genome sequencing of patients with rare diseases in a national health system. In: Nature 583, S. 96–102. DOI: 10.1038/s41586-020-2434-2.
ZSEB (2023): unrare.me – Gemeinsam neue Wege finden: Die erste Social Media App für Menschen mit chronischen und seltenen Erkrankungen oder Behinderungen. Online: https://zseb.ukbonn.de/aktuelles/detail/unrareme/ [abgerufen am 11.10.2024].
Völkel, L./Wagner, A. D. (2023): Faster diagnosis of rare diseases with artificial intelligence-A precept of ethics, economy and quality of life. In: Inn Med 64, S. 1033–1040. DOI: 10.1007/s00108-023-01599-7.
Weinreich, S. S. et al. (2008): Orphanet: a European database for rare diseases. In: Ned Tijdschr Geneeskd 152(9), S. 518–519.

Praxisbeispiel aus einem nichtuniversitären Krankenhaus der Maximalversorgung – Implementierung von KI am Klinikum Darmstadt GmbH

Clemens Maurer/Gerhard Ertl

Abstract: Was ist für den Erfolg eines Digitalisierungsprojektes ausschlaggebend? Eine saubere Projektierung. Da der Wissensstand über KI sehr divergiert, war schnell klar, dass es einen Unterschied gibt zu Digitalisierungsprojekten und dass es zunächst Zeit und Raum geben muss, Grundsätzliches über KI zu klären sowie eine gemeinsame Basis zu schaffen. Herausgekommen ist ein Best-Practice-Prozess- und Projektplan, mit dem auch die kommenden KI-Projekte im Krankenhaus gestemmt werden können. Diese Arbeit schildert das aktuelle Praxisvorgehen zur grundsätzlichen Einführung einer KI-Anwendung bei einem Maximalversorger am Beispiel der Klinikum Darmstadt GmbH und diskutiert die Herausforderungen, die mit der Implementierung einhergingen.

1 Einleitung

1 Vielfach wurde das Klinikum Darmstadt als Digital Champion ausgezeichnet: Zuletzt vom Institut für Management- und Wirtschaftsforschung (IMWF), wo das Klinikum Darmstadt den 3. Platz unter allen kommunalen Krankenhäusern erzielte. Die Auszeichnung eines Spitzenplatzes für den digitalen Weg reiht sich ein in einen guten oberen Platz bei der vom Bundesgesundheitsministerium beauftragten Evaluation DigitalRadar – einer ersten nationalen Bestandsaufnahme aller deutschen Krankenhäuser, bei der das Klinikum Darmstadt unter die 100 Besten kam. Und sie folgte auf das Siegel „Deutschlands Digitale Hidden Champions“ des FAZ-Instituts und der zweiten Auszeichnung mit 100 von 100 Punkten als „Digital Champion“ von Focus Money im Jahr 2021.

2 Wir haben früher als andere die Digitalisierung als Managementaufgabe aufgefasst und direkt in der Geschäftsführung angesiedelt. Durch das strategische Denken und Handeln unseres CIO, der Digitalisierung nicht nur in Technik sieht, war für uns immer klar, dass die Prozesse und die Menschen mit in den Change einbezogen werden müssen. Wir wollen Treiber der Digitalisierung sein und nicht Getriebene. Und dabei müssen wir die Mitarbeitenden auch mit Schulungen an Bord holen. Um all das zu schaffen, haben wir in den vergangenen Jahren massiv in Digitalisierung, neue Medizintechnik und Nachhaltigkeit investiert: Netzwerktechnik, Server- und Datamanagement, betriebswirtschaftliche Systeme und medizintechnische und pflegerische Systeme wurden komplett neu aufgestellt. Das hat auch damit zu tun, dass das Klinikum Darmstadt eines von 160 Krankenhäusern in Deutschland ist, das zur kritischen Infrastruktur gehört und damit besondere Anforderungen auch in puncto Datensicherheit zu gewährleisten hat. KRITIS sorgt somit seit Beginn für eine kontinuierliche Verbesserung und Abarbeitung der gesichteten analysierten Risiken.

3 Und so gehen die Investitionen weiter: Vier Projekte mit einem Volumen von 10 Mio. EUR stemmt das Klinikum Darmstadt mit dem Krankenhauszukunftsgesetz (KHZG): Patientenportal, Pflege- und Behandlungsdokumentation, Medikationsmanagement sowie Operationsroboter. Ein Großteil der Summen stammt aus den Bundesmitteln, Land und Klinikum geben je 1,5 Mio. EUR dazu. Allein in 2024 investiert das Klinikum Darmstadt 2,5 Mio. EUR in die

eigene IT-Infrastruktur, rund 3 Mio. EUR in Medizintechnik, dazu kommen neue MRT- und CT-Geräte.

Der kommunale Maximalversorger ist verantwortlich für die Gesundheitsversorgung von 1,2 Mio. Menschen in Südhessen. Aus dieser Verantwortung heraus haben wir gehandelt und in den vergangenen Jahren einen zentralen Neubau errichtet, in dem wir modernste Medizin und Medizintechnik und eine weitgehende Digitalisierung bereithalten, damit 24/7 Menschen in unseren 22 Fachkliniken medizinisch und pflegerisch auf höchstem Niveau versorgt werden können. Künstliche Intelligenz ist der nächste Techniksprung, für den sich das Klinikum Darmstadt auf den Weg macht. 4

2 Grundlagen der Künstlichen Intelligenz

In den letzten Jahren nimmt die Künstliche Intelligenz (KI) zunehmend Einzug in Krankenhäuser – auch in Deutschland. Der Einsatz von KI kann die Art und Weise revolutionieren, wie medizinische Versorgung erfolgt. Das sind zugleich Versprechen und Ziel. 5

Aufgrund seiner Tragweite wird die KI das gesamte Gesundheitswesen grundsätzlich verändern – und das System eines Maximalversorgers für alle Beteiligten fundamental beeinflussen. Die großen Potenziale liegen scheinbar auf der Hand; jedoch gibt es in der Öffentlichkeit – aber auch bei den Nutzenden im Klinikbereich – noch sehr starke Bedenken vor dem Einstieg in die KI und den Umgang damit. Das zeigt sich bei täglichen Gesprächen mit den Mitarbeitenden. Diese Vorbehalte machen die Umsetzung von KI in und mit allen Ebenen im Krankenhaus äußerst komplex. 6

Das grundsätzliche Ziel von KI in Klinikprozessen ist eine direkte und/oder indirekte Integration auch in Diagnose und Befundung. Dies wird die Behandlung von Patienteninnen und Patienten effizienter gestalten sowie die Qualität der Behandlung erhöhen und eben auch die Arbeitsprozesse verändern. 7

Aufbauend auf unseren Erfahrungen im Klinikum Darmstadt mit zahlreichen Digitalisierungsprojekten haben wir uns auch beim Thema KI darauf festgelegt, dafür einen Projektplan aufzusetzen. Dieser Projektablauf gleicht in vielem denen klassischer IT-Themen. Er hat jedoch seine ganz besonderen Herausforderungen, die wir mit unserem ersten KI-Projekt erfahren durften und jetzt weiter in die nächsten Projekte implementieren. 8

Der klassische IT-Projektplan braucht Zeit für besondere Themen, damit diese eine erhöhte Aufmerksamkeit erfahren und Raum für Diskussionen und Austausch bieten. Denn ohne die Mitnahme der Mitarbeitenden funktionieren Digitalisierung und erst recht KI nicht. 9

10 Und so muss unserer Erfahrung nach gerade zu Beginn eines KI-Projektes eine klare und transparente Diskussion mit den Beteiligten über die Vor- und Nachteile und das klare Ziel der KI gesprochen werden – das ist für den Erfolg essenziell.

11 Dabei geht es zunächst um ganz grundsätzliche Fragen wie:

- Was ist Künstliche Intelligenz?
- Wie verändert Künstliche Intelligenz die Medizin und meine Arbeit?
- Wie und wo liegen die Herausforderungen bei der Implementierung von KI?

12 Schon hier wird klar, dass es ein kontinuierliches Miteinanderarbeiten mit den Stakeholdern, mit den betroffenen Mitarbeitenden geben muss. Die ist bei der angespannten Personal- und gesundheitspolitischen Lage, parallel zur Patientenversorgung, herausfordernd.

13 Nach unserer Erfahrung nehmen alleine diese Themen eine erhebliche Zeitspanne ein: Zunächst müssen ein gemeinsames Verständnis und Wissen erarbeitet und hergestellt werden.

3 Definition und Erarbeitung des Projektziels

14 Unser erstes KI-Projekt hatte folgendes Ziel: Durch Automatisierung mit KI die Qualität der Fallkodierung effizienter und effektiver machen; dabei sollte die KI repetitive und zeitaufwendige Aufgaben übernehmen, um Kolleginnen und Kollegen zu entlasten oder Zeit für andere Aufgaben zu geben. All dies vor dem Hintergrund des Fachkräftemangels, den wir auch in diesen Bereichen im Krankenhaus spüren.

15 Das Thema kam aus dem Team heraus auf den Plan, aus Gründen der schwierigen Personalfindung und der immer zunehmenden Komplexität der Fallkodierung. So stellte die Abteilungsleitung des Medizincontrollings (MC) im Bereich der Fall- und Abrechnungskodierung einen Dienstleister vor, der hier ein automatisiertes System anbieten konnte. Dabei bewarb der Hersteller das System als Lösung mit Künstlicher Intelligenz (KI). Und hiermit waren wir im Ökosystem Krankenhaus direkt mittendrin im KI-Projekt.

16 Bei einem ersten Treffen in unserem Haus mit Kolleginnen und Kollegen aus MC und IT wurde über die aktuelle Situation der Kodierung und die schon im Haus vorhandenen Lösungen gesprochen. Aus dem Termin heraus nahm die Abteilung MC den Auftrag mit, mit dem entsprechenden Dienstleister einen Präsentationstermin zu organisieren. Der dann auch wenige Tage später stattfand.

17 Die Spannung wuchs mit der Vertiefung in die dann gezeigte Präsentation und die im Anschluss präsentierten Liveübungen auf einer Testumgebung beim Hersteller. In einem qualitativen Austausch war nach der Präsentation und Liveübung bei den Kolleginnen des MC klar, dieses System ist effektiv und effizient, es hat eine

gute und sichere Erscheinung im Handling und im Layout. Im Weiteren wurden die manuellen und digitalen Prozesse der Fachabteilung sowie die onlinebetriebenen Applikationen zur Kodierung in der Breite analysiert und anschließend zu einem Gesamtbild konsolidiert. Auf diese Weise wurde das Zielbild geboren. Wir wussten, was KI in diesem Projekt leisten kann und was KI können muss.

4 Praktische Erfahrung bei der Umsetzung und Einführung eines KI-gesteuerten Kodiersystems

Mit der Idee der Fachabteilung, ein KI-gesteuertes Kodiersystem zu implementieren, haben wir im Klinikum Darmstadt den ersten Schritt in die KI-Welt gemacht. Und es zeigte sich, dass zunächst viele neue Fragen geklärt und gelöst werden mussten. Jeder wusste natürlich, dass das Thema „Künstliche Intelligenz" in Zukunft einen großen Raum in der Arbeitswelt und in der Welt des Krankenhauses einnehmen wird. Aber wir mussten erfahren, dass das Wissen zwischen IT und MC durch die unterschiedlichen Aufgaben sehr weit auseinanderklaffte. Mit Betreten des Neulandes KI musste ein gemeinsames Verständnis der neuen Begriffe, Verwendung, Vor- und Nachteile diskutiert und definiert werden. 18

5 Was ist Künstliche Intelligenz?

Zunächst musste eine gemeinsame Wissensbasis geschaffen werden. Dazu wurden Fragen wie die folgenden diskutiert: 19

- Was macht hier diese Künstliche Intelligenz?
- Mit welchem Model wird gearbeitet?
- Welche Daten werden durch die KI verarbeitet?

5.1 Grundlagen Künstlicher Intelligenz: Einfache Definition und Evolution

Künstliche Intelligenz bezeichnet die Fähigkeit von Computersystemen und Maschinen, Aufgaben zu erledigen, die normalerweise menschliche Intelligenz erfordern, wie Lernen, Problemlösung und Entscheidungsfindung. Die Entwicklung der KI begann in den 1950er-Jahren und hat sich in den letzten Jahren mit Fortschritten im maschinellen Lernen beschleunigt. Verschiedene technische Ansätze kamen zusammen: 20

- Maschinelles Lernen = Systeme, die aus Daten lernen und Muster identifizieren
- Neuronale Netze = Inspiriert vom menschlichen Gehirn zur Verarbeitung von Informationen
- Natürliche Sprachverarbeitung = Ermöglicht Maschinen, menschliche Sprache zu verstehen und zu Interpretieren

21 Deutlich war dann ziemlich schnell auch, dass in diesem Projekt der Dienstleister intensiver und enger mit uns zusammenarbeiten muss. Es mussten die hausinternen Herausforderungen und Risiken gelöst werden, was der Dienstleister mit seiner professionellen Expertise bewältigte. Durch die starke und gute Einbindung des externen Dienstleisters entwickelte sich nach und nach ein harmonisches Arbeitsumfeld, das dem Projekt auf allen Ebenen zugutekam.

6 Fragen, die uns beschäftigten und eine Lösung benötigten

22 Bereits in der Startphase des Projektes kamen folgende zentrale Fragenstellungen auf:

- Datenschutz und Datensicherheit mit KI im Umgang mit sensiblen Daten
- Fragen der ethischen Implikationen der KI-Nutzung, wie Verantwortung im Falle von Fehlern
- Kritische Fragen nach einer fehlerfreien Technologie und ihrer Anwendung im medizinischen Kontext

23 So war schnell klar, dass es sich nicht um ein normales IT-Projekt handelt, sondern dass es notwendig war, den Standardprojektplan auf KI anzupassen bzw. neu zu definieren.

24 Wir entschlossen uns zur Festlegung eines neuen strukturierten Projektplans zur Einführung Künstlicher Intelligenz in unserem Hause. Dabei haben sich Mitarbeitende aus den Bereichen IT und Medizincontrolling sowie Datenschutz- und Informationssicherheitsbeauftragte an die notwendige Neuentwicklung eines KI-Standartprojektplans gemacht, der für zukünftige KI-Projekte als Standard verwendet werden soll. Die nachfolgende Darstellung enthält den entwickelten neuen KI-Projektplan – als erstes Standarddokument mit dem Thema „Einführung Künstliche Intelligenz“ im Unternehmen.

7 Projektplan: Einführung von KI im Klinikum Darmstadt

25 1. Projektinitiierung (Magisches Dreieck)
   - Zielsetzung: Definieren Sie die Projektziele und den Umfang.
   - Stakeholder-Identifikation: Bestimmen Sie alle relevanten Personen und Gruppen.
   - Budgetplanung: Schätzen Sie die finanziellen Ressourcen, die benötigt werden.
   - Zeitrahmen: Festlegung des Zieldatums?

26 2. Bedarfsermittlung
   - Analyse der aktuellen Prozesse: Identifizieren von Schwachstellen und Herausforderungen im bestehenden System.

- Identifikation der Anwendungsfälle: Bestimmung der spezifischen Bereiche, in denen KI eingesetzt werden kann (z. B. Diagnostik, Patientenmanagement).

3. Technologieauswahl 27
   - Marktforschung: Bewertung der verschiedenen KI-Technologien und -Anbieter.
   - Pilotprojekte und Prototypen: Führen Sie Tests durch, um die geeignetsten Lösungen zu identifizieren.
   - Technologieauswahl: Treffen Sie eine fundierte Entscheidung zur Implementierung.

4. Projektplanung 28
   - Detaillierte Zeitleiste: Erstellen Sie einen Zeitplan mit Meilensteinen und Deadlines.
   - Rollenverteilung: Bestimmen Sie Verantwortlichkeiten innerhalb des Projektteams.
   - Risikomanagement: Identifizieren und bewerten Sie potenzielle Risiken und erstellen Sie Strategien zur Risikominderung.

5. Entwicklung und Implementierung 29
   - Systemintegration: Arbeiten an der nahtlosen Integration der KI-Technologie in bestehende Systeme.
   - Anpassung der Prozesse: Passen Sie die Arbeitsabläufe und Verfahren an, um die KI effektiv zu nutzen.
   - Schulung des Personals: Schulungen und Workshops für Ärzteschaft, Pflegepersonal und Verwaltung an die Herausforderungen durch die Künstliche Intelligenz

6. Testung und Evaluierung 30
   - Systemtests: Führen Sie umfassende Tests durch, um Fehler zu identifizieren und zu beheben.
   - Nutzerakzeptanztests: Holen Sie Feedback von den Nutzenden ein, um sicherzustellen, dass das System benutzerfreundlich ist.
   - Anpassungen: Basierend auf Testergebnissen und Feedback Anpassungen durchführen.

7. Einführung und Rollout 31
   - Schrittweise Implementierung: Einführung der KI-Technologie in Schritten in verschiedenen Bereichen des Krankenhauses.
   - Monitoring und Unterstützung: Stellen Sie sicher, dass Unterstützung und Ressourcen zur Verfügung stehen, um Schwierigkeiten zu überwinden.

8. Bewertung, Kontrolle und Optimierung 32
   - Erfolgsmessung: Überwachen der Leistungskennzahlen, um den Erfolg der KI-Implementierung zu bewerten.

- Feedback sammeln: Führen Sie regelmäßig Umfragen und Interviews durch, um Meinungen von Mitarbeitenden einzuholen.
- Anpassungen und fortlaufende Verbesserung: Basierend auf den Rückmeldungen kontinuierliche Optimierungen nach der KAIZEN Methode vornehmen.

33 9. Nachhaltigkeit und Skalierung
- Langfristige Strategie: Strategieentwicklung zur Nachhaltigkeit der KI-Lösungen.
- Erweiterungsmöglichkeiten: Erforschen Sie Optionen zur Skalierung der KI-Technologie auf weitere Bereiche oder Funktionen.

34 Ein gut durchdachter Projektplan hilft, die Einführung von KI-Projekten (auch bei allen anderen Projekten) im Krankenhaus erfolgreich und strukturiert zu gestalten und erhöht erheblich die Wahrscheinlichkeit, dass die Technologie die gewünschten Ergebnisse liefert. Mit Abschluss des erarbeiteten KI-Projektplanes wurde auch deutlich, dass wir zudem eine Strategieentwicklung für KI-Lösungen in unserem Haus brauchen.

35 Somit kam zur zeitlichen Anforderung – einer schnellen Umsetzung und Implementierung der KI-Lösung im MC – auch der Druck für die beteiligten Personen der Projektgruppe, dass sie sich außerdem noch mit einer KI-Strategie beschäftigen müssen. Parallel sind technische Arbeitsschritte zwischen der hausinternen IT-Abteilung und dem Dienstleister vorbereitet worden.

36 In der Zwischenzeit hatte sich auf dieser guten Grundlage eine feste, qualitativ hoch motivierte Gruppe gebildet: Mitarbeitende aus der MC-Fachabteilung, externe Dienstleister, IT-Personal, Datenschutzbeauftragter, Betriebsratsmitglieder, Informationssicherheitsbeauftragter, Ärztliche Mitarbeitende, Mitarbeitende aus der Abrechnung – sie alle haben sich in regelmäßigen Treffen mit dem Thema KI auseinandergesetzt und für dieses spezielle Projekt miteinander gearbeitet. Die Gruppe strukturierte und priorisierte ihre Aufgaben, erarbeitete einen roten Faden. Damit war die Bearbeitung und Abarbeitung der Aufgaben für alle im Hause transparent nachvollziehbar.

37 **Priorisierungsliste in vereinfachter Form**

- Projektziel definieren
- KI-Definitionen festlegen zur Transparenz
- Alle Beteiligten mitnehmen
- KI- Projektplan
- KI- Vor und Nachteile
- KI-Strategie festlegen

8 Herausforderungen in der Einführung/Implementierung von KI

Datenschutz und Datensicherheit waren Themen, die wir kannten und die in den letzten Jahren fundiert und gefestigt in unserem Krankenhaussystem eine zentrale Rolle spielten und spielen. Im Verlauf der KRITIS-Auditierung der letzten sechs Jahre haben alle im Hause dazu gelernt. Datenschutz, Betriebsrat und ISB arbeiteten Hand in Hand mit der Fachabteilung IT zusammen. 38

Die ethische Implikation ist für einen Maximalversorger eine Herausforderung, da dieses Thema nicht in den üblichen To-dos eines nicht-universitären Krankenhauses auftritt und im Verantwortungs- und Tätigkeitsfeld keine primäre Rolle spielt. Deshalb mussten wir das Thema nach hinten schieben und mit einer niedrigen Priorisierung bearbeiten. 39

Neuland betraten wir mit der Implementierung von KI auch in unserer IT-Fachabteilung. Auch für die Kollegen dort ein Kraftakt, nicht mal eben im Tagesgeschäft zu stemmen. Aber die Motivation der Mitarbeitenden überwog und machte es möglich, nach einigen Monaten ein funktionsfähiges Testsystem dem Medizincontrolling-Team zu präsentieren. 40

In der Zusammenarbeit mit den internen und externen Beteiligten wurde das Ziel immer klarer und deutlicher, auch in der zeitlichen Umsetzung einer Produktivlösung. Durch die im Projektplan definierten regelmäßigen Arbeitstreffen konnten in Teilbereichen wie Technologieeinsatz, -konfiguration oder in der Informationssicherheit gute Fortschritte erzielt werden. 41

Das führte dazu, dass wir die Zieldefinition immer weiterentwickelten, die Darstellung immer klarer wurde. Auch der Dienstleister arbeitete parallel an seiner Lösung immer weiter und konnte KI-Algorithmen, insbesondere solche, die auf maschinellem Lernen (ML) basierten, weiter ausbauen. Die Leistungsfähigkeit der Analyse großer Datenmengen wurde in den regelmäßigen Projekttreffen durch den Dienstleister immer präsentiert. 42

Nach den Freigaben von Datenschutz, ISB und Betriebsrat machten sich die IT-Administratoren an die weiteren Implementierungsschritte für das Produktivsystem. Mit angepasstem Zeitaufwand wurden parallel zu den administrativen Prozessarbeiten die technischen Notwendigkeiten zwischen den Datenbanken und Systemen, die Schnittstellenkonfigurationen mit den externen Dienstleistern besprochen und entsprechend der Notwendigkeit des Produktivsystems konfiguriert. 43

9 Vor- und Nachteile bei der Projektumsetzung

44 Die Nachteile:

- Hoher Zeitaufwand
  - Zum Verständnis was ist „KI"
  - Für Datenschutz und Informationssicherheit
  - Zur Festlegung einer KI-Strategie
- Hoher Initialaufwand für alle Beteiligten im Rahmen einer nicht-wissenschaftlichen Einrichtung „Maximalversorger"
- Akzeptanzprobleme der KI-Technologie beim Personal
- Hoher Ressourcen- und Infrastrukturbedarf
- Kurze Vorlaufzeit mit dem Wunsch der schnellen Umsetzung

45 Die Vorteile:

- Zielsetzung wurde erfüllt
- Sensibilisierung in Datensicherheit und Informationssicherheit
- Interdisziplinäre KI-Definition
- Positive langfristige Gedankenveränderung zur IT- und KI-Kultur
- positive Ergebnisse in der Testphase
- Gute Zusammenarbeit
- Erfolgreiche Implementierung im Tagesgeschäft

46 Im Testsystem wurden immer wieder Systemtests auf technischer und logischer Ebene (Fallkodierung) durchgeführt. Sind Fehler identifiziert worden, wurden diese behoben. Konsequent wurden alle Fehlermeldungen oder Änderungswünsche, die eine Anpassung notwendig machten, im Testsystem umgesetzt und danach mit einer Feedback-Anpassung durchgeführt. Diese konnten dann zu 100 % in das Produktivsystem übernommen werden.

47 Mit der Testumgebung sind wir nach Projektplan nach drei Monaten zum Ende des Projektes gekommen. Die KI-Technologie ist homogen und nahtlos in unsere bestehenden Systeme integriert. Digitale Prozesse wurden durch die Abteilung MC zur effektiven Nutzung des KI-Systems angepasst.

48 Die von Anfang an gewollte hohe Transparenzkultur sicherte ein sehr gutes und qualitatives Feedback aus der Fachabteilung Medizincontrolling sowie den administrativen Bereichen. Mit der breiten Beteiligung der Stakeholder Datenschutz, ISB und BR konnten wir in allen Phasen des Projektes sicherstellen, dass Fragen zum KI-System unter Beachtung der beteiligten Fachbereiche sicher bearbeitet und beantwortet werden konnten.

49 Nach fünf Monaten Vorbereitung und einer ausgiebigen Testphase des Testsystems von vier Wochen entschlossen wir uns, den Beginn des Online-Produktivstartes zu terminieren. Dieser sollte mit zwei Wochen Vorlauf umgesetzt werden. Die Zeiten wurden mit den Hauptnutzenden im MC des KI-Systems

vorbesprochen und im Anschluss im Projektteam mit allen weiteren Projektteilnehmenden festgelegt.

Die letzte Hürde war dann die Schulungs- und Rolloutplanung. Sowohl der Schulungs- als auch der Roll-out-Plan wurde mit den Anwendenden besprochen und organisiert: so konnten wir die KI-Technologie schrittweise für die Fachabteilungen in der geplanten Zeit zur Einführung bringen. 50

Wichtig war es uns, in der gesamten Einführungsphase des Produktivsystems die notwendigen Ressourcen und Unterstützung, sowohl vom Dienstleister als auch von den administrativen Abteilungen, der Fachabteilung Medizincontrolling zur Verfügung zu stellen, um auftretende Schwierigkeiten so schnell wie möglich zu lösen. Zeitgleich wurden während der gesamten Projektzeit die notwendigen Dokumente wie z. B. Zugriffs- und Berechtigungsmanagement, KI-Projektprotokolle, Löschkonzepte, technische Konfigurationen usw. erstellt und laufend aktualisiert. 51

10 Fazit

Die Anforderungen des KI-Systems und deren Lösungen sind effektiv und effizient umgesetzt. Die KI-Lösung ist im Online-Produktivbetrieb und wird durch die Fachabteilung Medizincontrolling täglich genutzt. Die Kolleginnen sind mit der Lösung sehr zufrieden und schätzen diese sehr. 52

Das ist gelungen, weil dem neuen Thema Zeit und Raum gegeben werden konnte. Weil es eine gute interdisziplinäre Zusammenarbeit gab und der zugleich entwickelte Projekt- und Prozessplan optimal gepasst hat. Für das Klinikum Darmstadt ist dadurch ein passgenaues KI-Prozessmanagement-Tool entwickelt worden, das für weitere Projekte zur Verfügung steht. 53

Wir haben uns mit dem ersten Projekt viel Zeit und damit eine Lernkurve genommen, die es uns ermöglicht hat, eine Blaupause für alle weiteren KI-Projekte aufzustellen. Diese wollen wir bei den nächsten anstehenden KI-Projekten nutzen: der radiologischen Bildgebung und der Schnellschnittanalyse in der Pathologie. 54

Allerdings stehen solche Projekte in nichtuniversitären Krankenhäusern unter einem enormen Druck und unter äußerst schwierigen finanziellen Rahmenbedingungen. 55

Der Beitrag von KI zu Terminologien und Semantik am Beispiel von Antibiotic Stewardship

Dr. Juliane Eidenschink/Dr. André Sander/Dr. Daniel Diekmann

Abstract: Künstliche Intelligenz (KI) und insbesondere Verfahren des Natural Language Processing (NLP) revolutionieren die medizinische Terminologie und Semantik. Durch den Einsatz fortschrittlicher Algorithmen werden komplexe Systeme zur Extraktion, Strukturierung und Verarbeitung medizinischen Wissens möglich. Dieser Beitrag untersucht die Anwendung von KI-Techniken zur Verbesserung des Antibiotika-Stewardship (ABS). Es wird die Rolle von Ontologien und Terminologien bei der Erfassung der Nuancen medizinischer Sprache und der Ermöglichung einer präzisen Wissensrepräsentation diskutiert. Durch die Integration von KI-basiertem NLP können Informationen aus medizinischen Texten bis hin zur medikamentösen Therapie benutzt werden. Darüber hinaus wird auf das Potenzial von KI zur Verbesserung klinischer Entscheidungsunterstützungssysteme für ABS eingegangen.

1 Einleitung

1 Alles ist „KI“. Ob Staubsauger, Hundehalsband oder Zahnbürste. Was genau damit gemeint ist, bleibt meist das Geheimnis der Marketingabteilungen, die so inflationär mit diesen zwei Buchstaben umgehen. Dabei bezeichnet Künstliche Intelligenz (KI) eine ganze Reihe von Technologien, die sich damit beschäftigen, bestimmte Aspekte der menschlichen Intelligenz nachzubilden. Und genauso, wie menschliche Intelligenz aus unterschiedlichen Quellen entsteht – durch Lernen aus wiederholten Erfahrungen, durch Lernen von vorgegebenen Regeln oder durch eine vernünftige Schätzung – entsteht auch maschinelle Intelligenz durch unterschiedliche Technologien.

2 Während die Welt weiterhin nur von „KI“ spricht und fasziniert von immer besseren Fähigkeiten liest, haben es wichtige Pfeiler einer dieser Technologien bereits in die deutsche Gesetzgebung geschafft.[1] Die Rede ist von semantischer Interoperabilität und damit von Ontologien und Terminologien, die in den Bereich der regelbasierten KI gehören.

3 Die ursprüngliche Idee von Ontologien ist – wie der Name bereits vermuten lässt – eine Entwicklung der Philosophie, insbesondere der Metaphysik. Es geht um die Einteilung der Welt in das Wirkliche und Mögliche. Obwohl die Wurzeln etwa 2.500 Jahre zurückreichen, wurde der eigentliche Begriff erst in den letzten 500 Jahren von Philosophen, wie Goclenius, Hegel und Kant aufgegriffen und definiert. Das Ziel einer Ontologie ist die strukturierte Abbildung der Welt und „durch begrifflich begründete Deduktion alle jene Bestimmungen zu explizieren, die den Seienden als solchen zukommen können und die damit von höchster Allgemeinheit sind“[2] – also nichts anderes, als Wissen abzubilden und zu erzeugen.

1 Bundesministerium für Gesundheit (2022).
2 Wolff (1730).

Mit der Entstehung der Informatik als Wissenschaft wurde diese Idee frühzeitig aufgegriffen und bereits ab den 1950er-Jahren untersucht und adaptiert. Zunächst wurden in den 1960er-Jahren, getrieben vor allem von Linguisten, sogenannte semantische Netze eingeführt. Diese Netze haben auf einer recht geringen Abstraktionsebene Beziehungen zwischen Dingen und Attributen abgebildet. Kurze Zeit später, in den frühen 1970er-Jahren, wurde, insbesondere durch Marvin Minsky, das Konstrukt von „Frames" vorgeschlagen, das Wissen in kleinen, definierten Einheiten abgebildet hat. Damit war technisch der Grundstein für KI gelegt. 4

Moderne Ontologien sind damit in der Lage, das „Weltwissen" formal abzubilden. Aber eben nur auf eine abstrakt mathematische und für den Menschen schwer nachvollziehbare Form. Vor allem die Abstraktion von der menschlichen Sprache erfordert bei der Verwendung von Ontologien für Fließtexte den Einsatz von Terminologien, also der strukturierten Abbildung von Fachausdrücken, inklusive ihrer Abkürzungen und Synonyme. Eine Terminologie wird somit verwendet, um eine Ontologie verfügbar zu machen. Für jede Sprache, die verwendet werden soll, muss die Terminologie übersetzt werden – die Ontologie hingegen ist sprachunabhängig. 5

In den letzten Jahren wurden viele Ontologien und Terminologien entwickelt, um alle Bereiche der Medizin abzubilden (s. Abb. 1). Mittlerweile stehen Hunderte solcher Systeme zur Verfügung, deren Anwendungsgebiete sich von der Anatomie, über Gene und der Phenotypisierung von Krankheiten bzw. seltenen Erkrankungen bis hin zu Messdaten und radiologischen Termini erstrecken, um nur einige wenige zu nennen. Auch im pharmazeutischen Bereich gibt es eine ganze Reihe von solchen Systemen, die beispielsweise Wechselwirkungen, Pharmakokinetik und Pharmakogenetik beschreiben. 6

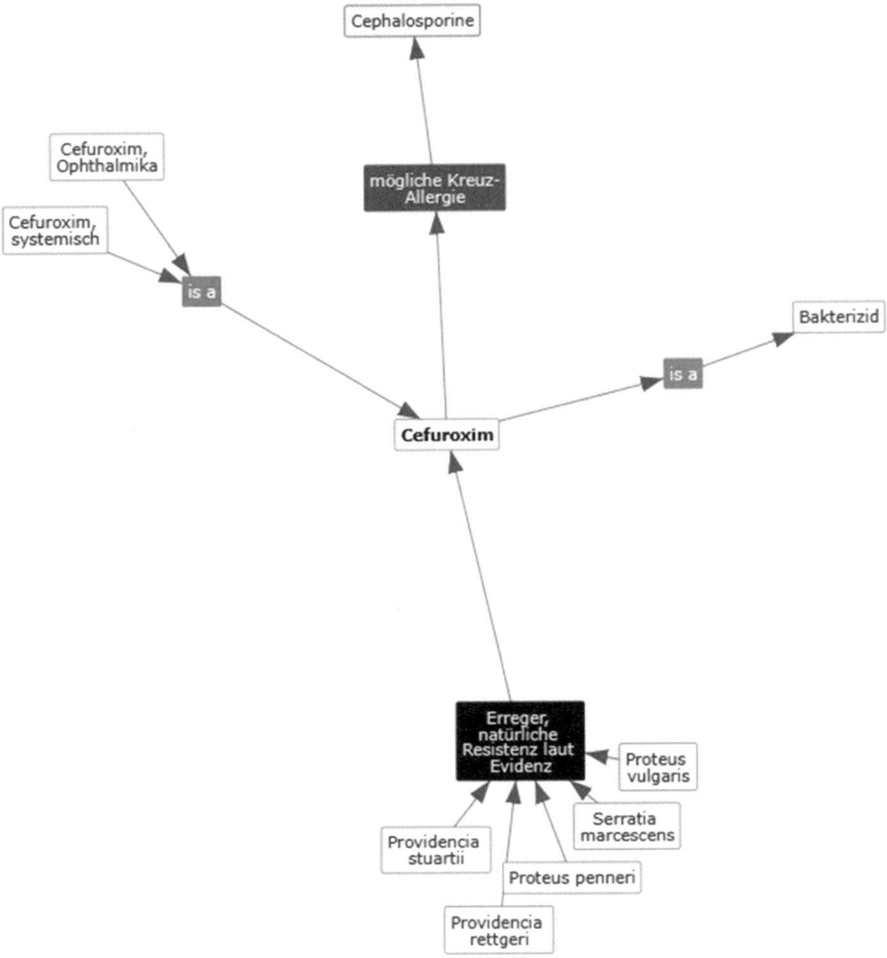

Abb. 1: Ontologie-basierte Definition eines Antibiotikums (Auszug)
Quelle: Wingert-Nomenklatur, FWS.

2 Einleitung Antibiotic Stewardship (ABS)

7 Die Antibiotika-Therapie ist ein essentieller Bestandteil stationärer Krankenhausaufenthalte – bis zu 30 % der stationären Patienten erhalten Antibiotika. Dabei sind die Indikationen sehr weit und vielfältig. Gleichzeitig stellen nosokomiale Infektionen, aber auch Sepsis-Erkrankungen hinsichtlich ihrer Morbidität und Mortalität eine große Herausforderung im klinischen Alltag dar. Neben der Vermeidung und Früherkennung von Infektionen ist das Management der Er-

krankungen und deren Verläufe von großer Bedeutung. Für verschiedene Bereiche der Diagnostik und Therapie wurden IT-basierte Lösungen entwickelt und etabliert, die helfen können, den Behandlungsprozess positiv zu beeinflussen, diese werden häufig in den Kontext eines Antibiotic Stewardship (ABS) eingebettet. Ein ABS umfasst viele organisatorische und klinische Maßnahmen.

ABS-Systeme basieren bisher meistens auf regelbasierten Ansätzen und greifen auf 8
eine valide Referenzdatenbasis zu. So ist sichergestellt, dass die Ergebnisse ein verhältnismäßig hohes Maß an Sensitivität und Spezifität aufweisen. Gleichzeitig haben regelbasierte Ansätze Limitationen, da sie per Definition niemals vollständig sein können.

Neuere Ansätze haben den Anspruch, eine KI, die auf sehr vielen Trainingsdaten- 9
sätzen basiert, zu nutzen, das sind z. B. Deep Learning, LLM und anderen Machine Learning (ML)-Algorithmen.

3 Grundlagen

Unter Antibiotic Stewardship (ABS) versteht man die Gesamtheit aller Maßnahmen, 10
die dazu dienen, nachhaltig eine rationale Antibiotikaverordnung zu verbessern bzw. sicherzustellen.[3] Deshalb wurden die verschiedenen als zweckmäßig und wirksam bewerteten Maßnahmen in der deutschen S3-Leitlinie „Strategien zur Sicherung rationaler Antibiotika-Anwendung im Krankenhaus“ (ABS-Leitlinie)[4] als Qualitätsindikatoren (ABS-QIs) definiert.[5] In dieser Leitlinie wird unterteilt in QIs, welche die Struktur der Prozessorganisation in Krankenhäusern im Rahmen der Antibiotikatherapie betreffen (Strukturindikatoren) sowie solchen, die direkte Prozessfaktoren bei der Antibiotikatherapie darstellen (Prozessindikatoren). Ein wichtiger Strukturindikator ist beispielsweise ein interdisziplinäres ABS-Expertenteam aus Infektiologen, Mikrobiologen und Apothekern. Weitere Struktur-ABS-QIs laut ABS-Leitlinie sind die Meldung von Antibiotikaverbrauchsdaten (sog. Antibiotika-Verbrauchs-Surveillance) und die Festlegung von klinikinternen Leitlinien für die Antibiotikaverordnung, die die lokale Resistenzsituation des Krankenhauses berücksichtigen (s. Abb. 2).

Mikrobiologie	Menge	Vidierung	Amikacin	Cefepim	Ceftazidim	Ceftazidim/ Avibactam	Ceftolozan/ Tazobactam	Ciprofloxacin	Colistin	Gentamicin	Imipenem	Meropenem	Piperacillin	Piperacillin/ Tazobactam	Tobramycin
Pseudomonas aeruginosa		vidiert	S	S	S		S	R		S	S	S	S	S	S
Pseudomonas aeruginosa 3 MRGN		vidiert	S	S	R		S	R		S	R	R	R	S	S

Abb. 2: Vergleich der Resistenzlage unterschiedlicher Generationen von Pseudomonas aeruginosa

Quelle: Adlassnig (2024).

3 Macdougall/Polk (2005).
4 De With et al. (2019).
5 Kern et al. (2016).

11 Diese hausinternen Leitlinien sollten optimalerweise in elektronischer Form oder sogar schon als Teil eines Entscheidungsunterstützungssystems vorliegen. Beispiele für Prozessfaktoren wären u. a. die Anforderung einer Blutkultur zu Beginn einer kalkulierten Therapie, die Festlegung einer maximalen Therapiedauer bei bestimmten Infektionen, wie ambulant erworbener Pneumonie mit maximal sieben Tagen oder nosokomialer Pneumonie mit maximal zehn Tagen. Darüber hinaus wird die „Dosisanpassung bei Patienten mit eingeschränkter Nierenfunktion innerhalb 2 Tagen“ als zwingend angegeben, ebenso „keine gleichzeitige Verabreichung oraler Fluorchinolone mit mehrwertigen Kationen“. Es lassen sich also Forderungen finden, die im Kontext der Arzneimitteltherapiesicherheit (AMTS) auch grundsätzlich diskutiert werden.

12 Weitere Indikatoren listet das European Centre for Disease Prevention and Control (ECDC) auf. Es werden Wirkstoffgruppen aufgeführt, die aufgrund verschiedener Ursachen wie zu breites Spektrum, Reserveantibiotikum usw. vermieden werden sollten. Dabei handelt es sich um Piperacillin/Tazobactam, Cephalosporine der 3./4. Generation, Monobactame, Carbapeneme, Glykopeptide, Fluorchinolone, Polymyxine, Linezolid, Tedizolid und Daptomycin. Diese stellten im Jahr 2019 33,7 % der daily defined doses (DDDs) im Krankenhaussektor der EU dar. In den verschiedenen Ländern variierten die Werte für diese Wirkstoffe/Wirkstoffgruppen zwischen 16,6 % bis 58,5 %, die Verordnung dieser Arzneistoffe steigt über die Jahre stetig.[6]

13 Derzeit wird der Struktur-QI „Elektronisch verfügbare Entscheidungshilfen für den Einsatz von Antiinfektiva entsprechend lokal konsentierter Leitlinien“ der ABS-Leitlinie mit 3 auf einer Skala von 1–3 noch niedrig eingestuft. Grund dafür könnte sein, dass durch andere oben aufgeführte Änderungen mit einem geringeren Aufwand ein größerer Nutzen erzielt werden kann, so dass diese Maßnahmen höher priorisiert werden.[7] Diese Bewertung erfolgt vor allem in Krankenhäusern mit kleiner Bettenzahl und damit verbundenem geringen Budget, da diese Kliniken einfacher umzusetzende Maßnahmen mit überschaubarem Investitionsvolumen brauchen.[8] Hier könnte es in Zukunft durch die Fördergelder des Krankenhauszukunftsfonds auf Basis des Krankenhauszukunftsgesetzes (KHZG) von 2019 zu einer größeren Verbreitung von Verordnungssoftware (Computerized Physician Order Entry, CPOE) in Kombination mit einer klinischen Entscheidungsunterstützung (Clinical Decision Support System, CDSS) kommen.

14 In Veröffentlichungen zu Intensivstationen[9] wurde aufgeführt, dass die Verordnung bestimmter Antibiotika wie Carbapenemen oder Vancomycin, aber auch der Verbrauch insgesamt signifikant durch ein CDSS reduziert werden kann. Des Weiteren wurde die Therapie häufiger adäquat angesetzt, d. h. das initial kalkuliert

6 ECDC (2020).
7 De With et al. (2019); Goff et al. (2012).
8 ECDC (2020).
9 Thursky et al. (2006).

verordnete Antibiotikum sorgte für eine Elemination des Erregers. Außerdem wurde eine höhere Quote an Deeskalationstherapien, sprich Umstellungen auf ein Schmalspektrum-Antibiotikum nach Erregernachweis, angegeben.

Eine am Patientenbett mittels mobilem Visitenwagen oder Tablett verfügbare digitale Patientenakte wird mittlerweile als Standard angesehen. Der Mediziner erhält damit alle Informationen zur Bewertung des bisherigen Therapieerfolgs während der Visite, kann neben der Medikation auch Diagnosen, Laborwerte und Allergien einsehen. Diese Daten bilden darüber hinaus die Grundlage für die Nutzung im Rahmen eines CDSS, um Warnungen wie Dosisüberschreitungen aufgrund der Nierenfunktion oder pharmakokinetische Wechselwirkungen generieren zu können. 15

Es steht in jedem Fall fest, dass inadäquate, empirische Antibiotikatherapien bei schwerwiegenden Infektionen nicht nur die Mortalitätsraten, sondern auch weitere negative Patienten-Outcomes im stationären Bereich erhöhen und daher war es notwendig, klinische CDSS zu entwickeln, die bei der hochkomplexen Entscheidungsfindung helfen[10]. 16

4 Unterstützung der digitalen ABS durch KI

4.1 Der Ablauf einer Antibiose-Verordnung

In einer digitalen Patientenakte bzw. einem Krankenhausinformationssystem (KIS) wird meist ein CPOE-System für die Dokumentation der Medikation genutzt. In dieser Fachanwendung werden alle Schritte des Medikationsprozesses digital abgebildet. Ergänzt wird es meist durchgängig durch die Prüffunktionen eines CDSS, um anhand vorliegender Patientendaten, Diagnosen, Laborwerten und Medikationsverordnungen eine Prüfung bezüglich der AMTS durchführen zu können (s. Abb. 3). Das bedeutet, dass auch Verdachtsdiagnosen des Arztes sowie zugehörige Risikofaktoren einbezogen werden. Alle im KIS verfügbaren Patientendaten werden per HL7-Nachrichten dem CPOE und dem CDSS verfügbar gemacht.[11] 17

10 Marquet et al. (2015).
11 ID MEDICS® (2018).

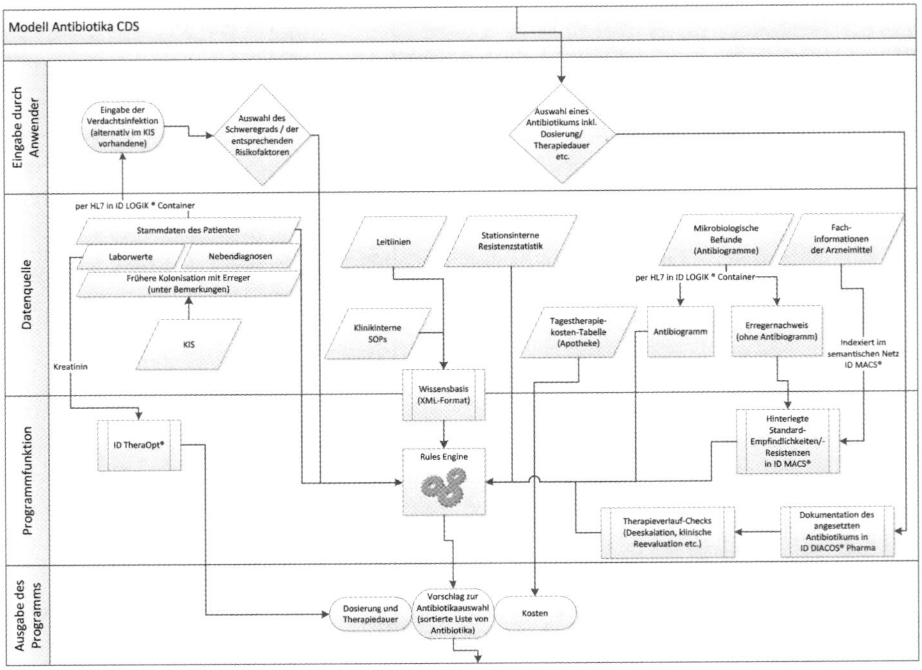

Abb. 3: Komplexe IT-Architektur eines modernen CDSS für Antibiotika-Therapie

Quelle: Schaut, M. (2022): „Entwicklung und Testung eines Clinical Decision Support-Systems zur Antibiotikatherapie anhand von retrospektiven Verordnungsdaten eines Universitätsklinikums".

18 AMTS ist eine multidisziplinäre Aufgabe. Sie ist die Gesamtheit der Maßnahmen, um mögliche Gefahren und Fehler in der Therapie mit Arzneimitteln zu vermeiden. So kann beispielsweise der Serumkreatinin-Wert aus dem Laborsystem mit dem Geschlecht, dem Gewicht und der Größe des Patienten in die Berechnung der Nierenfunktion einfließen und zum einen zur Diagnose Niereninsuffizienz mit dem zugehörigen Stadium führen, was eine Kontraindikation für bestimmte Medikamente darstellt (z. B. absolute Kontraindikation für Nitrofurantoin bei Niereninsuffizienz Stadium 5). Zum anderen wird der Adaptionsfaktor berechnet, um damit die notwendige Dosisanpassung bei renal eliminierten Medikamenten zu ermitteln und eine Dosisüberschreitung zu verhindern. Für eine Antibiotika-Therapie ist die Prüfung auf Allergien gegen Penicilline, welche mit Atemnot, Kreislaufbeschwerden oder Hautbläschen einhergeht, ebenfalls relevant.

19 Für die antibiotische Therapie zuträglich sind die oben bereits erwähnte Prüfung auf Indikation anhand der Diagnosen, aber auch das Therapeutische Drug Monitoring (TDM), wo für bestimmte Wirkstoffe wie Amikacin, Gentamicin und Vancomycin die Arzneimittelspiegel im Blut gemessen werden. Dies ist notwendig, da sie eine geringe therapeutische Breite aufweisen und bei individu-

ellen pharmakokinetischen Unterschieden von Patienten das Risiko einer Über- oder Unterdosierung besteht.

4.2 Verordnungsprozess eines Antibiotikums im Krankenhaus

Eine Verdachtsdiagnose wird im KIS mit der Beurteilung des Schweregrads der 20
Infektion und entsprechenden Risikofaktoren des Patienten zusammen erfasst. Die Stammdaten wie Alter, Geschlecht, Größe und Gewicht liegen zu diesem Zeitpunkt i. d. R. schon vor. Anschließend wählt der Arzt unter Berücksichtigung der hausinternen Leitlinien und der stationsinternen Resistenzstatistik ein Antibiotikum inklusive Dosierung und Therapiedauer aus. Bereits bei der Suche nach passenden Wirkstoffen kann eine Warnung erfolgen, falls durch die Verordnung eines der oben erwähnten AMTS-Probleme auftreten könnte und der Verordner daraufhin ein besser geeignetes wählen. Bis der konkrete Befund vorliegt, findet während der Behandlung eine fortlaufende AMTS-Prüfung statt. Die Bewertung des mikrobiologischen Befundes (Antibiogramm) führt im weiteren Therapieverlauf zu einer Deeskalation oder notwendigen klinischen Revalvation, da das Antibiogramm bei optimierter Sensitivität und Spezifität die höchste Aussagekraft im Vergleich zu anderen Informationsquellen wie Leitlinien-Empfehlungen[12] bzw. interne SOPs für den einzelnen Patienten hat.

5 Ethische Betrachtungen

Es gibt einige Antibiotika, die je nach genetischer Variation und somit auch 21
ethnischer Herkunft unterschiedlich verstoffwechselt werden. Diese Unterschiede können die Wirksamkeit und Sicherheit der Arzneimitteltherapie beeinflussen und machen in einigen Fällen eine Anpassung der Dosis notwendig. Als Beispiel seien hier die beiden bei Tuberkulose angewendeten Wirkstoffe Isoniazid und Rifampicin genannt. Erstes wird hauptsächlich über das Enzym N-Acetyltransferase 2 (NAT2) abgebaut, das unterschiedliche Häufigkeiten von Poor- und Fast-Metabolizern zeigt. Europäer und Afrikaner als häufige Poor-Metabolizer haben deshalb aufgrund des langsameren Abbaus ein höheres Risiko für Nebenwirkungen durch eine längere Verweildauer im Körper. Bei Rifampicin sind genetische Unterschiede in SLCO1B1 wichtig, die die Aufnahme des Medikaments in der Leber beeinflussen. Auch hier gibt es unterschiedliche Varianten dieses Gens bei verschiedenen Bevölkerungsgruppen, was die Verfügbarkeit des Medikaments im Körper verändern kann. Diese Unterschiede zeigen, wie wichtig das zunehmende Wissen über genetische Variationen in der Bevölkerung ist, um individuelle Therapieplanung zu ermöglichen.

12 Dalhoff et al. (2012); Höffken et al. (2009); Reinhart/Brunkhorst (2006); Naber et al. (2010); Federspil et al. (2008).

22 Wie im technisch-methodischen Teil bereits dargestellt, gibt es datengetriebene und wissensbasierte KI-Ansätze. Während sich das Wissen, wie unterschiedliche Bevölkerungsgruppen auf Antibiotika reagieren, recht einfach abbilden lässt, ist das bei datengetriebenen Ansätzen wesentlich schwieriger. Hier muss bei der Auswahl der Daten, aus denen gelernt wird, bereits auf die Parameter geachtet werden, die später das Modell abbilden muss. Wenn ein KI-Modell auf Basis einer einzelnen Ethnie erstellt wird, dann können andere Ethnien später nicht berücksichtigt werden. Je mehr Parameter berücksichtigt werden, umso umfangreicher muss das Modell sein. Es müssen also nicht nur Ethnien, sondern auch Geschlecht, Alter und möglicherweise soziale Faktoren berücksichtigt sein. Fehlende Parameter stellen eine implizite Diskriminante dar, d. h. Modelle, die mit einer bestimmten Auswahl von Daten trainiert wurden, können auch nur auf dazu passende Daten angewendet werden. Mit anderen Worten: ein KI-Modell, dass auf Basis von europäischen und afrikanischen Patienten trainiert wurde, benachteiligt u. U. asiatische Patienten. Der Aufwand für ein ethisch einwandfreies Modell kann also enorm sein.

23 In einem wissensgetriebenen Ansatz können solche Parameter ohne weiteres in einer Ontologie modelliert und somit universell berücksichtigt werden. Es ist also problemlos möglich, eine Ontologie, wie die Wingert-Nomenklatur, um eine semantische Relation „Ethnie“ zu erweitern, mit der entsprechendes Wissen abgebildet wird.

24 Allerdings beeinflussen auch aktuelle soziokulturelle Diskussionen sehr stark die Möglichkeiten von KI-Modellen. Das liegt einerseits in einer gesellschaftlich verankerten Ächtung des Prinzips von Rassen und Ethnien und andererseits in Grundrechten, die die Verwendung solcher Informationen einschränken. Damit konterkarieren sie in gewisser Weise den medizinischen Nutzen, reflektieren aber unsere humanistischen Prinzipien.

6 Ausblick

25 Gegen die verschiedenen Arten von Bakterien gibt es mehr als 80 wirksame Antibiotika, die unterschiedlichen Klassen mit anderen Molekülgrundstrukturen und Wirkungsweisen angehören. Die meisten Klassen wurden zwischen den 1940er- und 1960er-Jahren entdeckt, ergänzt um die Cephalosporine, Makrolide und Cephalosporine in den 1980ern und 1990ern. Anschließend änderten sich die Anforderungen von guter Wirksamkeit gegen bakterielle Infektionen zu Wirksamkeit gegen Antibiotika-resistente Keime. So sind die Wirkstoffe, die seit den 2010ern verfügbar sind, ausdrücklich gegen Problemkeime auf den Markt gebracht worden – entweder gegen Bakterien, die von je her nicht gut auf eine Therapie ansprachen oder resistente Varianten gängiger Keime wie MRSA und MRGN.

26 Für die Zukunft ist mit einigen neuen Antibiotika zu rechnen, da es einen deutlichen Bedarf gibt, die unterschiedlichen Resistenzen zu bewältigen. Eine

ganze Reihe an Wirkstoffen ist daher in der Entwicklung, allerdings wird nur ein Teil davon den Zulassungsprozess schaffen und bei Erfolg vermutlich nicht dauerhaft von Resistenzen verschont bleiben, so dass vor allem Antibiotika sowie antibakterielle Impfstoffe mit neuartigen Wirkmechanismen benötigt werden[13].

6.1 Adaption neuer KI-Technologien

Forscher von Google haben 2017 ein bahnbrechendes Paper veröffentlicht, in welchem sie eine relativ unspektakuläre Erweiterung von DL-Modellen vorgeschlagen haben. Damit sollte ein bestimmtes Problem bei der Verarbeitung von Freitexten angegangen werden. In Kombination mit einigen anderen teilweise schon Jahrzehnte alten Ansätzen (LSTM) ist eine Generation von KIs entstanden, die bestimmte Probleme der Textverarbeitung – man kann sagen – nahezu vollständig gelöst hat. Das hat enormen Einfluss auf Ansätze aus der symbolischen Logik bzw. regelbasierten KI. Während einige Bereiche eher an Bedeutung verlieren – z. B. das logische Schlussfolgern – gewinnen andere wiederum, wie z. B. die Nachvollziehbarkeit von Entscheidungen. Hier wird das geschickte Zusammenwirken der Technologien einen erheblichen Vorteil bringen. Doch die Technologien können sich auch an ganz anderer Stelle sinnvoll ergänzen: nämlich bei der Erstellung von Ontologien. Diese keineswegs triviale Aufgabe, die bisher kaum automatisiert ist, kann zunehmend durch LLM-basierte Ansätze unterstützt werden. Der Mensch übernimmt die Rolle der Qualitätssicherung und kann somit extrem effizient agieren. Damit ist es möglich, Ontologien nicht nur domänenspezifisch, sondern möglicherweise auch einrichtungsspezifisch zu erstellen. Wohlgemerkt sind hier explizit keine „ad hoc Ontologien“ gemeint, wie sie unter anderem von IBM im Watson Projekt entwickelt wurden, sondern es geht um die effiziente, kuratierte Erstellung von Ontologien direkt aus unstrukturierten Daten. Es ist zudem zu erwarten, dass sich auch unbekannte Arzneimitteleffekte aus Fließtext extrahieren lassen – insbesondere, da die neuen Ansätze zunehmend Kausalitäten (zumindest im Text geäußerte) erkennen. Diese extrahierten Fakten können nun mit regelbasierten Ansätzen gefiltert werden und unterstützen damit die Wissensgenerierung. 27

7 Fazit

Die Wirksamkeit eines wissensbasierten CDSS für das Antibiotic Stewardship setzt voraus, dass es auf qualitativ hochwertigen Daten basiert, die Algorithmen klinisch fundiertes Wissen reflektieren und dass es in den klinischen Workflow integriert ist. Ebenso muss das CDSS Warnhinweise ausgeben, um Critical Incident Reporting (CIR)-Fälle zu vermeiden, es muss aber auch Fehlalarme minimieren, damit diese nicht zur sog. Alert Fatique führen. 28

13 vfa (2022).

8 Literatur

Bundesministerium für Gesundheit (2022): Interoperabilität 2.0 auf Basis der Gesundheits-IT-Interoperabilitäts-Governance-Verordnung. Online: https://www.bundesgesundheitsministerium.de/service/gesetze-und-verordnungen/guv-19-lp/gigv.html [abgerufen am 12.11.2024].

Dalhoff, K./Abele-Horn, M./Andreas, S. et al. (2012): S3-Leitlinie Epidemiologie, Diagnostik und Therapie erwachsener Patienten mit nosokomialer Pneumonie. In: Pneumologie 66(12), S. 707–765. DOI: 10.1055/s-0032-1325924.

De With, K./Wilke, K./ Kern, W. et al. (2019): S3-Leitlinie Strategien zur Sicherung rationaler Antibiotika Anwendung im Krankenhaus (AWMF-Registernummer 092/001 – update 2018). Online: https://www.awmf.org/leitlinien/detail/ll/092-001.html [abgerufen am 5.2.2025]

ECDC – European Centre for Disease Prevention and Control (2020): Antimicrobial consumption – Annual Epidemiological Report for 2019. Online: https://www.ecdc.europa.eu/en/publications-data/surveillance-antimicrobial-consumption-europe-2019 [abgerufen am 5.2.2025].

Federspil, P./Elies, W./Federspil, A. et al. (2008): S2-Leitlinie Antibiotikatherapie der Infektionen an Kopf und Hals. (AWMF-Register-Nr. 017/066). Online: https://www.awmf.org/uploads/tx_szleitlinien/017-066l_S2k_Antibiotikatherapie_der_Infektionen_an_Kopf_und_Hals_2019-11_1.pdf [abgerufen am 6.2.2025].

Goff, D. A./Bauer, K. A./Reed, E. E. et al. (2012): Is the "Low-Hanging Fruit" Worth Picking for Antimicrobial Stewardship Programs? In: Clinical Infectious Diseases 55(4), S. 587–592.

Höffken, G./Lorenz, J./Kern, W. (2009): S3-Leitlinie Epidemiologie, Diagnostik, antimikrobielle Therapie und Management von erwachsenen Patienten mit ambulant erworbenen unteren Atemwegsinfektionen sowie ambulant erworbener Pneumonie – Update 2009. Online: https://www.thieme.de/statics/dokumente/thieme/final/de/dokumente/zw_pneumologie/Ambulant_erworbene_Pneumonie.pdf [abgerufen am 6.2.2025].

ID MEDICS® (2018): Closed loop: Medikationsunterstützung aus dem KIS. Online: https://www.id-berlin.de/produkte/emedikation/id-medics/, https://www.id-berlin.de/wp-content/uploads/2019/08/brosch_prod_mdx_de.pdf [abgerufen am 28.12.2019].

Kern, W.V./De With, K./Joost, I./Först, G./Hennelly, C./Borde, J./ Steib-Bauert, M. (2016): Machbarkeitsstudie zu ausgesuchten Qualitätsindikatoren im Bereich rationale Antibiotikaverordnung („Antibiotic Stewardship") im Krankenhaus. Deutsche Antibiotika-Resistenzstrategie" (DART, öffentliche Ausschreibung vom 02.08.2011). Online: https://www.bundesgesundheitsministerium.de/fileadmin/Dateien/5_Publikationen/Gesundheit/Berichte/Abschlussbericht_ABS-QIs.pdf [abgerufen am 14.4.2021].

Macdougall, C./Polk, R. E. (2005): Antimicrobial Stewardship Programs in Health Care Systems. In: Clinical Microbiology Reviews 18(4), S. 638–656.

Marquet, K./Liesenborgs, A./Bergs, J./Vleugels, A./Claes, N. (2015): Incidence and outcome of inappropriate in-hospital empiric antibiotics for severe infection: a systematic review and meta-analysis. In: Critical Care 19(1), S. 63.

Naber, K. G./Vahlensieck, W./Wagenlehner, F. M. E. et al. (2010): S3-Leitlinie Epidemiologie, Diagnostik, Therapie, Prävention und Management unkomplizierter, bakterieller, ambulant erworbener Harnwegsinfektionen bei Erwachsenen (HWI). Online: https://www.awmf.org/leitlinien/detail/ll/043-044.html [abgerufen am 6.2.2025].

Reinhart, K./Brunkhorst, F. (Hrsg.) (2007): S2-Leitlinie: Diagnose und Therapie der Sepsis / konsentiert von der Deutschen Sepsis-Gesellschaft e. V. (DSG) und der Deutschen Interdisziplinären Vereinigung für Intensiv- und Notfallmedizin (DIVI). Stuttgart: Thieme.

Thursky, K. A./Buising, K. L./Bak, N. et al. (2006): Reduction of broad-spectrum antibiotic use with computerized decision support in an intensive care unit. In: Int J Qual Health Care 18(3): S. 224–231. DOI: 10.1093/intqhc/mzi095.

vfa. Die forschenden Pharma-Unternehmen (2022): Antibiotika: Bestandsaufnahme zu Präparaten und Unternehmen. Online: https://www.vfa.de/de/arzneimittel-forschung/antibiotika/neue-antibiotika [abgerufen am 11.11.2024].

Wolff, C. (1730): Philosophia prima sive Ontologia. Methodo scientifica pertracta, qua omnis cognitionis humanae principia continentur (Frankfurt/Leipzig 1730, 1736), § 1.

Beitrag 18

Generative KI erobert die medizinische Dokumentation – Eine Folgenabschätzung für Kodierung und externe Prüfverfahren

Steffen Euler

Abstract: Künstliche Intelligenz (KI) kommt in vielen Prozessen im Krankenhaus zum Einsatz. Generative KI in Form von Natural Language Processing (NLP, „Sprache zu Text“) hält mittlerweile Einzug in die medizinische Dokumentation und produziert zur Sprache der Behandelnden unmittelbar medizinische und pflegerische Texte für die Patientenakte. Auch die Medizinischen Dienste als Beispiel einer Prüfinstanz beschäftigen sich mit dem Einsatz von KI und sammeln erste Erfahrungen. In der vorliegenden Konstellation aus Behandelnden, Medizincontrolling und Kodierung sowie externer Prüfung entsteht ein Datenfluss, in dem alle Schritte KI-basiert oder -unterstützt erfolgen. Mögliche Vorteile und Risiken aus dieser Entwicklung für Kodierung und externe Prüfverfahren werden in diesem Kapitel diskutiert.

1 Künstliche Medizin-Kompetenz im Klinikalltag

1 Bereits jetzt gibt es Künstliche Intelligenz (KI) im Klinikalltag. Für diese Realität stehen exemplarisch das maschinelle Erkennen von Mustern in der radiologischen Bildgebung und Diagnostik, die automatisierte Verarbeitung und Interpretation großer Datenmengen in der Onkologie oder Therapieplanung, die präzise Robotik bei chirurgischen Eingriffen oder die komplexe Verknüpfung von großen Datenmengen im Medizincontrolling. In all diesen Bereichen kommt maschinelle oder generative KI bereits erprobt zum Einsatz.[1]

2 Für die nachfolgende Betrachtung ist es wichtig, zwischen verschiedenen KI-Typen zu unterscheiden. Generative KI (GenKI) ist ein Teilbereich der KI, der neue Inhalte wie Bilder, Texte und Videos eigenständig erstellen kann, abhängig vom Input des Anwenders und den Trainingsdaten, welche als grundlegender Input für maschinelles Lernen und die Programmierung der KI-Algorithmen zur Verfügung gestellt werden müssen. GenKI greift auf Methoden des maschinellen Lernens und des Deep Learnings zurück. In Debatten werden diese Begriffe oft synonym oder zu undifferenziert verwendet, wenngleich sie in einer klaren Entwicklungsgeschichte und Hierarchie zueinanderstehen.[2] Die klare Differenzierung ist aber sehr wichtig, da der Einsatz von KI in klinischen Kernprozessen sehr differenziert, zeitlich versetzt und mit unterschiedlicher Tragweite zum Einsatz kommt. Der Fokus im maschinellen Lernen liegt in der Datenanalyse, Mustererkennung und Maßnahmenableitung. Deep Learning bezieht sich auf künstliche neuronale Netze mit vielen Schichten.[3] Diese neuronalen Netze können so trainiert werden, dass sie aus großen unstrukturierten Datenmengen Zusammenhänge, Inhalte, Sprache, Texte oder Bilder generieren können (Large Language Models, LLM) mit großem Potenzial für Medizin, Naturwissenschaften sowie Wirtschaft und Gesellschaft.[4]

1 HMFDI (2024).
2 Krauss (2023), S. 120.
3 Krauss (2023), S. 121.
4 Schmidhuber (2015), S. 117.

Im Rahmen von Entwicklungsprojekten wie „Easy Doc" wird der Einsatz von GenKI in der medizinischen Dokumentation erprobt.[5] Mit automatisierter medizinischer Dokumentation wird ein wesentlicher Prozess des Klinikalltags in die Hände von künstlicher Intelligenz gelegt. Die Sprache des Behandlers oder der Pflegenden wird quasi simultan in medizinische Texte und Dokumentation übersetzt. Gleichzeitig verweisen Studien auf das enorme Potenzial von KI gerade für die unterstützenden Tätigkeiten im Behandlungsprozess. Alleine ein Viertel aller Ausgaben für Gesundheit in den USA entfallen auf verwaltende und unterstützende Tätigkeiten.[6] Hier bietet der Einsatz von KI-gestützten Prozessen ein enormes Einspar- bzw. Veränderungspotenzial für alle Beteiligten im Behandlungsprozess. Kurzum: Weniger manuelle bürokratische Prozesse setzten Arbeitsstunden zur Absenkung des Fachkräftemangels frei und das medizinische Personal kann sich auf seine Kernaufgaben in der Patientenbehandlung konzentrieren.[7] 3

Auch die Medizinischen Dienste (MD) als Beispiel einer externen Prüfinstanz im Rahmen der Krankenhausabrechnungsprüfung beschäftigen sich mit dem Einsatz von KI und sammeln erste Erfahrungen.[8] Mit dem Einsatz von GenKI in der medizinischen Dokumentation entsteht ein Datenfluss von der Patientenaufnahme, Behandlung und Dokumentation sowie Kodierung und Abrechnung bis hin zur externen Evaluation, der komplett KI gestützt oder KI generiert erfolgt (s. Abb. 1). 4

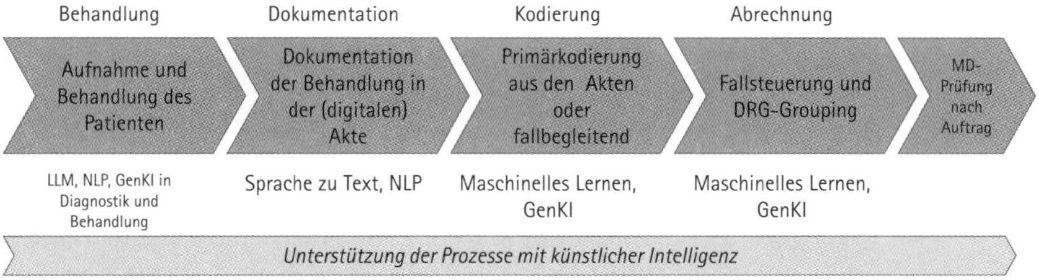

Abb. 1: KI-gestützte Kernprozesse im Krankenhaus

Quelle: Eigene Darstellung.

Aus Sicht der MD leitet dies eine Art Paradigmenwechsel für die Prüfung von medizinischer Dokumentation und der Krankenhausabrechnung ein. Damit stellen sich die Fragen: Welche Folgen hat der Einsatz von generativer KI in der medizinischen Dokumentation für Kodierung und MD-Prüfung? Welche Vorteile und Risiken ergeben sich daraus? Diese Veränderungen werden mit Blick auf 5

5 Bohla (2023).
6 Bahsker (2024).
7 Fricke (2024), S. 11.
8 Frommholz (2024).

Kodierung im Medizincontrolling und die darauffolgende externe MD-Prüfung auf Basis der einzelnen Teilprozesse diskutiert.

2 Medizinische Dokumentation als Visitenkarte des Behandlers

6 Vor über 2.000 Jahren machte Hippokrates von Kos seine schriftlichen Aufzeichnungen auf Steinplatten zur Grundlage medizinischer Behandlung und bereitete damit den Weg für ein nachvollziehbares, evidenzbasiertes Vorgehen in der Heilung von Patienten.[9] Aufwand und Bedeutung der medizinischen Dokumentation haben im Laufe der Zeit immer mehr zugenommen, wie aktuell wesentlich kodifiziert im „Patientenrechtegesetz", hier insbesondere § 630f Abs. 2 BGB: „Der Behandelnde ist verpflichtet, in der Patientenakte sämtliche aus fachlicher Sicht für die derzeitige und zukünftige Behandlung wesentlichen Maßnahmen und deren Ergebnisse aufzuzeichnen." Ergänzend zum Recht auf Einsichtnahme des Versicherten dient die Patientendokumentation auch als Grundlage der Beweisführung in Streit- und Haftungsfällen vor Gericht.[10] Neben der eigenen Absicherung des ärztlichen und pflegerischen Vorgehens bildet die medizinische Dokumentation darüber hinaus die Grundlage für darauf aufbauende Prozesse wie z. B. der gesetzlichen Qualitätssicherung, der Kodierung und Abrechnung im Krankenhaus und weiterführenden statistischen Datenerfassungen. Insbesondere ist die Patientendokumentation Grundlage zur Kommunikation zwischen den verschiedenen Berufsgruppen im Behandlungsalltag. Medizinische Dokumentation gilt als Beleg für das Geleistete und ist die „Visitenkarte" der eigenen Arbeit.[11]

7 Mit GenKI kann dieser Prozess völlig neu gedacht werden. Daher ist die Erwartung vieler hoch, die Arbeitsbelastung und empfundene „Bürokratisierung" mit GenKI zu verringern. Tools wie „HealthScribe" von Amazon ermöglichen es Ärzten, mittels KI-gesteuerter Spracherkennung medizinische Dokumentation automatisch und simultan zum Gespräch bzw. der Behandlung zu erstellen. Vergleichbare Lösungen sind bei Google und Microsoft in der Entwicklung. Viele erhoffen sich dadurch eine „Revolutionierung" der medizinischen Versorgung und des Krankenhausbetriebs.[12] Viele Unternehmen investieren große Summen in die Weiterentwicklung und Verbesserung ihrer Ansätze. Neben den zu erwartenden Vorteilen wird eine enge Beobachtung und Bewertung erforderlich sein, um Vorteile und Risiken nachvollziehbar beurteilen zu können.

8 Vorteile und Risiken einer KI-basierten medizinischen Dokumentation lassen sich mit Blick auf Qualität, Prozesse und Strukturen, Akteure und Datensicherheit betrachten (Tab. 1).

---

9 Röhrig/Walcher (2014), S. 650.
10 Dreikorn/Debong (2022).
11 Röhrig/Walcher (2014), S. 651.
12 Pawelek (2023).

Tab. 1: Vorteile und Risiken beim Einsatz von GenKI

	Medizinische Dokumentation Vorteile GenKI	**Medizinische Dokumentation Risiken GenKI**
Qualität	Bessere Behandlung und Therapie Bessere Datenqualität Höherer Detaillierungsgrad der Inhalte bzw. Notizen	Generierung von Standardverläufen und Aussagen Verlust von Individualität und „Abflachung" des Datensatzes
Prozesse und Strukturen	Durchgehende Transparenz und Verfügbarkeit der Informationen Schnelle Bereitstellung und Verarbeitung relevanter Informationen Lückenlose Dokumentation	Fehlerhafte Übernahme von Daten und Ergebnissen (KI halluziniert) Zusatzaufwand zur Fehlervermeidung bzw. fortlaufende kritische Evaluation notwendig
Akteure	Mehr persönliche Kommunikation Besseres Verständnis für Therapieplanung Bessere Kommunikation zwischen den Berufsgruppen Geringere Fehleranfälligkeit Mehr Zeit für den Patienten	Übersehen fehlerhafter Ergebnisse in der Dokumentation Wissens- und Kompetenzverlust durch Delegation an GenKI Misstrauen bei Patienten, Vertrauensverlust bei Nutzern
Datensicherheit	Vermeidung menschlicher Datenschutzfehler durch mehr KI-Plausibilität und Kontrolle in der Datenverarbeitung	Kontrolle der Datenmengen für DGSVO-konforme Lösungen im Cloud-Kontext Erhöhung der Komplexität und IT-Sicherheitsanforderungen

Quelle: Eigene Darstellung.

Ein bislang ungelöstes Problem bei der Nutzung von LLMs bzw. NLP ist das sog. 9
„Halluzinieren" der Anwendungen, wenn Ergebnisse produziert werden, die inhaltlich korrekt erscheinen, aber faktisch falsch sind. Dies geschieht aufgrund fehlerhafter Trainingsdaten, mangelnder Datenqualität oder falschen Annahmen im Modell[13] und kann in kritischen Behandlungsverläufen bspw. in der Notfall- oder Intensivmedizin zu folgeschweren Schadensverläufen führen.

Vielversprechend im deutschen Gesundheitskontext sind die Überlegungen des 10
Fraunhofer Instituts für Kognitive Systeme, die im Rahmen des Entwicklungsprojektes „Easy Doc" insbesondere auf eine Entwicklung mit „Safe-Intelligence-Technologie" setzen, um fehlerhafte oder intransparente Ergebnisse möglichst zu vermeiden.[14] Kowalewski und Rodler betonen die nach wie vor bestehende Unklarheit zu Transparenz, Verantwortlichkeit und Korrektheit der Ergebnisse beim Einsatz von GenKI mit ihren extrem großen Datenmengen, die letztlich im

13 Kowalewski/Rodler (2024), S. 861.
14 Bohla (2023).

Betrieb immer noch strenge Testläufe und den Einsatz von Fachexperten zur Kontrolle und Schadensvermeidung benötigen.[15] Dennoch pilotieren einige Kliniken in Deutschland bereits den Einsatz von GenKI in der medizinischen Dokumentation.[16] Damit wird für die administrativen Folgeprozesse der Kodierung und Abrechnung ein neu generierter Dateninput geliefert.

3 Kodierung und Abrechnung im „Data Mining Hospital"

11 Der Kodierung von Diagnosen und Prozeduren kommen in einem pauschalierenden Vergütungssystem wie dem deutschen Diagnosis Related Groups (DRG)-System für die Abrechnung der Leistungen eine zentrale Rolle zu. Ein stationärer Fall wird hierbei einer DRG-Fallpauschale aufwandsangemessen systematisch zugeordnet, um mindestens kostendeckend von den Krankenkassen vergütet zu werden. Grundlage zur Ermittlung der DRG-Fallpauschale ist die patienten- und behandlungsbezogene Dokumentation während des Aufenthalts. Als wichtigste Angaben werden dabei kodiert:

- Die Hauptdiagnose bzw. Erkrankung zur Veranlassung des Aufenthaltes,
- wesentliche durchgeführte Prozeduren,
- Nebendiagnosen soweit aufwandsrelevant während des Aufenthalts und
- spezielle Funktionseinschränkungen oder andere erschwerende Faktoren.

12 Diese Angaben werden durch eine zertifizierte Grouper-Software zur Hauptdiagnosegruppe und DRG-Fallpauschale gruppiert bzw. zugeordnet. Die DRG-Fallpauschalen bilden vierstellige alphanumerische Kodes, die sich in Komplexität und Ressourceneinsatz voneinander unterscheiden.[17]

13 Wesentlich für das Verständnis ist die Grundidee des DRG-Systems, wonach alle medizinischen Leistungen in definierte diagnose- und prozedurenbezogene Klassen eingeteilt werden, um den klinischen Verlauf und Ressourcenverbrauch eines Behandlungsfalls transparent abzubilden. Damit soll laut Gesetzgeber eine Basis für Budgetierung und Abrechnung von Krankenhausaufenthalten gewährleistet werden. Diese komplexe Systematik wird auch mit dem Aufbau und der Struktur einer Sprache verglichen.[18] Die Einführung des DRG-Systems hat Krankenhausbetreiber dazu veranlasst, Kodierspezialisten auszubilden. Solche Kodierfachkräfte und Medizincontroller sind in eigenen Teams bzw. Abteilungen organisiert, die die medizinische Dokumentation der Behandlung in die Sprache des DRG-Systems übersetzen. Somit ist es nicht verwunderlich, dass maschinelles Lernen schon früh im Medizincontrolling Einzug gehalten hat und nun durch GenKI einen weiteren „Daten-Booster" erhält (s. Abb. 2).

15 Kowalewski/Rodler (2024), S. 860.
16 Godding (2024).
17 Gaertner et al. (2015), S. 560.
18 Medizinischer Dienst Bund (2024a).

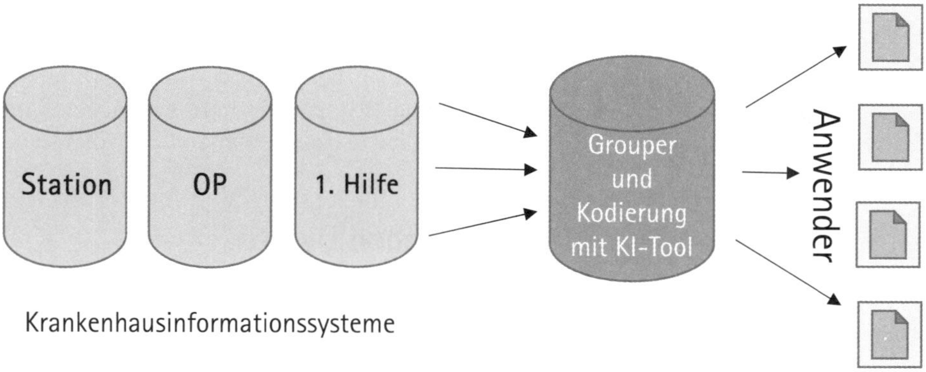

Abb. 2: Funktionsweise KI-gestützter Grouper-Software im Krankenhaus

Quelle: Eigene Darstellung.

Die Grouper-Software analysiert dabei alle im Krankenhausinformationssystem (KIS) hinterlegten kodierrelevanten Informationen in Echtzeit und bereitet die Daten strukturiert als Grundlage für das maschinelle Lernen auf. Das Tool erstellt eigenständig Kodiervorschläge und verfügt über eigene Prüfregeln und semantische Suchfunktionen und übermittelt zur weiteren Planung und Steuerung die Kodes zurück ins KIS bzw. auf die Geräte der Anwender. Damit findet eine Optimierung der Kodierung bereits begleitend zum stationären Aufenthalt eines Patienten statt. 14

Insbesondere bei dieser fallbegleitenden Kodierung kann der simultane Einsatz einer KI-basierten medizinischen Dokumentation besonders effektiv sein. Einige Krankenhäuser kodieren die Fälle nicht ex post, sondern bereits fallbegleitend während der Behandlung. Dies wird in der Regel auch nicht von Ärzten ausgeführt, sondern von den speziell ausgebildeten Kodierfachkräften, die mit an der Visite teilnehmen und mit den Behandlern auf Station eng im Austausch stehen. Kommen dabei die Vorzüge der GenKI-basierten medizinischen Dokumentation zum Tragen, kann dies die Qualität der Kodierung und Abrechnung erheblich verbessern. 15

Zum einen trifft die Kodierung bereits auf eine präzise und lückenlose maschinell geprüfte Dokumentation mit idealerweise täglicher ärztlicher und pflegerischer Freigabe, so dass eine fallbegleitende Kodierung noch frühzeitiger und verlässlicher erfolgen kann. Beispielsweise liegen für eine effiziente Fallsteuerung entsprechende Grenzverweildauern frühzeitiger vor. Zum anderen verbessert sich die Kostenkontrolle bei komplexen Fällen, Langliegern oder Fällen mit hohen Material- und Medikamentenverbräuchen, da rollierend vorläufige und präzisere Kodierungs- und Abrechnungsdaten bereitgestellt werden. Somit werden alle Beteiligten auch für die ökonomischen Umfänge der Behandlung sensibilisiert. Ebenso wie in der medizinischen Dokumentation sind die Kodierungsdaten Grundlage für weitere Controlling-Auswertungen und Benchmarking-Analysen 16 oder werden zur Krankenhausplanung verwendet.[19] Mit der Auswertungstiefe und Geschwindigkeit von KI können diese Daten auf einem völlig neuen Level im „Data Mining Hospital“ analysiert und weiterbearbeitet werden. Krankenhäuser erhoffen sich damit nicht nur eine erlösoptimierte und „MD-konforme“ Krankenhausabrechnung, sondern vor allem eine qualitativ bessere Behandlungsplanung.

4 Prüfverfahren der Medizinischen Dienste bei wachsender KI-Komplexität

17 Nach § 17c KHG (Krankenhausfinanzierungsgesetz) können die gesetzlichen Krankenkassen die MD zur Prüfung der Krankenhausbehandlung von Versicherten beauftragen. Im Rahmen der Kodier- und Abrechnungsprüfungen beziehen sich die Prüffragen der Krankenkassen auf folgende Themen:

- Korrekte Abrechnung der DRG,
- Korrekte Kodierung der Hauptdiagnose,
- Korrekte Kodierung der Nebendiagnose,
- Korrekte Kodierung der Prozeduren,
- Korrekte Kodierung der Beatmungsstunden,
- Abrechnung von Zusatzentgelten (ZE) und sonstigen Entgelten,
- Notwendigkeit und Dauer der Behandlung,
- Fallzusammenführungen und
- teilstationäre Versorgung.[20]

18 Die MD-Prüfung wird im Wesentlichen bestimmt durch das Sozialgesetzbuch und die Sozialrechtsprechung, aktuelle Kodierrichtlinien, die Regeln zur Diagnosen- und Prozedurenverschlüsselung sowie durch den Begutachtungsleitfaden der Sozialmedizinischen Expertengruppe „Vergütung und Abrechnung“ SEG4 der MDs.[21] Insgesamt bearbeiteten die 15 MDs in Deutschland über 1.443.561 Mio. Prüfaufträge im Jahr 2023 in der Abrechnungsprüfung im Auftrag der gesetzlichen Krankenkassen.[22] Dabei legt die Begutachtungsrichtlinie die Prüfalgorithmen detailliert fest (s. Abb. 3).[23]

19 Geuss (2018), S. 138.
20 Gaertner et al. (2015), S. 559.
21 Medizinischer Dienst Bund (2024a).
22 Medizinischer Dienst Bund (2024b).
23 Medizinischer Dienst Bund (2024a).

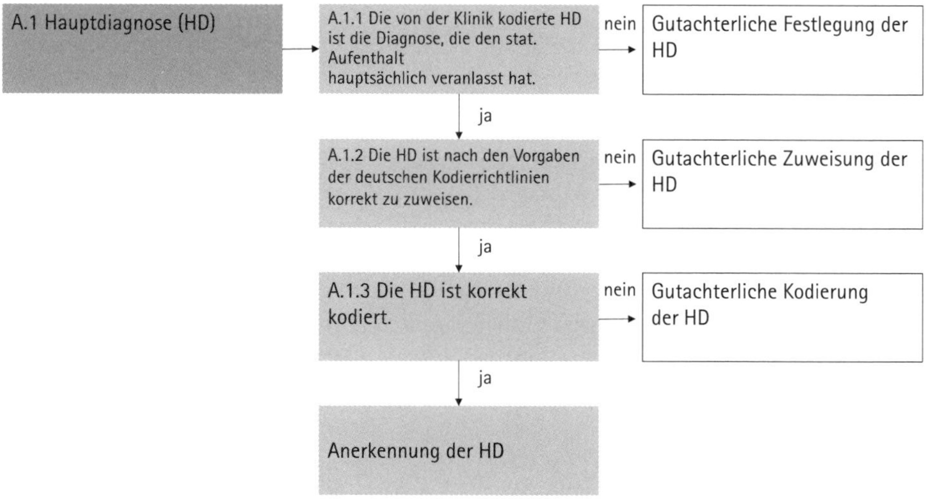

Abb. 3: Prüfalgorithmus zur korrekten Kodierung der Hauptdiagnose im Rahmen der DRG-Abrechnung

Quelle: Medizinischer Dienst Bund (2024), S. 41.

Alle Krankenhäuser übermitteln über das „MD-Portal" ihre auftragsbezogenen 19
Datensätze zur Patientenbehandlung mittlerweile digital, sofern ein Auftrag bzw. Prüfantrag der Krankenkasse vorliegt. Es stellt sich die Frage, welchen Nutzen das beschriebene Prüfverfahren noch hat, wenn KI-basierte medizinische Dokumentation und eine auf MD-Konformität getrimmte Kodierungssoftware optimierte, lückenlose und auf Plausibilität geprüfte Datensätze zu den behandelten Patienten liefern. Auch die MD entwickeln sich in ihrer Arbeitsweise weiter und verfügen mittlerweile über ein automatisiertes Inputmanagement, das Unterlagen bereits auftragsbezogen zur Begutachtung vorbereitet. Auch testen einzelne MD den Einsatz von KI zur Vorsichtung der Unterlagen analog einer Kodierfachkraft. Da die MD über sehr viele Daten von vielen Aufträgen verfügen, stellt dies eine große Chance dar, KI-gestützte Verfahren valide zu trainieren. Ebenso unterliegt der MD-Prüfauftrag gesetzlichen Rahmenbedingungen und kann in seinem Fokus und Design in Folge der KI-Entwicklung politisch und rechtlich weiterentwickelt werden. Dies setzt in jedem Falle eine Diskussion der Risiken und Chancen voraus, welche sich durch die nun durchweg KI-gestützten Prozesse von der Aufnahme des Patienten bis zur Abrechnung der Krankenhausbehandlung ergeben.

Die NLP- und LLM-Modelle werden in der Regel so trainiert, dass diese einen 20
optimalen Output liefern. Es entsteht eine „optimierte" Dokumentation, die unter Umständen Behandlungslücken bspw. bei der Verlaufsdokumentation auf Station oder der Berechnung von Beatmungsstunden nach Regelvorgaben „korrigiert". Damit erhöht sich die Diskrepanz zwischen tatsächlicher Behandlung und dokumentierter bzw. kodierter Leistung. Im Datensatz entsteht nicht mehr der tatsächliche Durchschnitt an Fallschweren, sondern der optimierte Durchschnitt. Eine

solche Verschiebung ist bei reiner Betrachtung des Einzelfalls bzw. der Einrichtung kaum zu detektieren. Massenhafte Einzelfallprüfungen zu leichten Fällen oder Kontrolle von Beatmungsstunden erscheinen zunächst obsolet. Ein externer Blick würde vermutlich kaum Auffälligkeiten finden.

21 Gleichzeitig eröffnen die veränderten Rahmenbedingungen eine Chance zur Weiterentwicklung des Prüffokus und Designs. Beispielsweise bietet der Einstieg in Meta-Analysen zum Dokumentations- und Kodierungsverhalten im Austausch mit den Krankenkassen neue Bewertungsmöglichkeiten, sofern hierfür gesetzliche Grundlagen vorliegen. Der exemplarische Vergleich zeigt, dass die Prüfergebnisse zu Fällen eines Krankenhauses der Maximalversorgung von einer gesetzlichen Krankenkasse vergleichend zu geprüften Fällen aller übrigen gesetzlichen Krankenkassen im Beispielkrankenhaus aus dem Jahr 2023 bis zu 30 % abweichen (Tab. 2).

Tab. 2: Prüfragen einer Krankenkasse im Vergleich zur GKV-Gruppe am Beispiel eines Maximalversorgers im Jahr 2023

	Einzelne GKV		**Alle GKV**	
Prüffragen	Ja	Nein	Ja	Nein
Bestand die medizinische Notwendigkeit?	77 %	23 %	74 %	26 %
Ist die DRG korrekt?	88 %	12 %	77 %	23 %
Ist die Hauptdiagnose korrekt?	85 %	15 %	79 %	21 %
Ist / sind die Nebendiagnose(n) korrekt?	72 %	28 %	71 %	29 %
Ist / sind die Prozedur(en) korrekt?	87 %	13 %	84 %	16 %
Ist die Anzahl der Beatmungsstunden korrekt?	92%	8 %	89 %	11 %

Quelle: Medizinischer Dienst Hessen, eigene Auswertung.

22 Hierbei hat die Beispielkrankenkasse eine um 11 % der Fälle höhere korrekte DRG und eine um mehr als 7 % der Fälle korrekte Hauptdiagnose im Vergleich zum Krankenkassen-Durchschnitt abgerechnet. So lassen sich Tendenzen im Kodier- und Dokumentationsverhalten bei der Begründung stationärer Notwendigkeit oder der Steuerung von Fällen in den ambulanten Bereich im Kassen- und Häuservergleich erkennen. Daher sollte im Prüfkontext der Ambulantisierung auch weiter der Fokus auf primäre Fehlbelegung gelegt werden (stationäre Notwendigkeit).

23 Darüber hinaus können statt der massenhaften Prüfung von in der Regel leichten Fällen schwierige Fälle mit langen Liegezeiten und hohem Ressourceneinsatz fokussiert werden. Teilweise ist dies schon gängige Praxis.[24] Ebenso kann der Kontext der Prüfung auf Anamnese- und Diagnosequalität oder den Einstieg in

24 GKV Spitzenverband (2024).

systematische indikationsbezogene PROM-Prüfungen (Patient-Related Outcome Measures) ausgeweitet werden. So kann die Bewertung zur Nachvollziehbarkeit und Qualität eines Behandlungsfalls in einen breiteren Zusammenhang gestellt werden. Dies wird mit Verfügbarkeit der elektronischen Patientenakte künftig aufwandsärmer möglich sein. Ferner können die Daten des MDs auch für regionale und kassenübergreifende Auswertungen aggregiert und so verstärkt der Krankenhausplanung oder in der Beratung von Krankenkassen im Vorfeld von Budgetverhandlungen zur Verfügung gestellt werden. Dies setzt entsprechende gesetzliche Grundlagen zur Weiterverarbeitung der bereits vorhandenen Daten voraus. Auch hier müssen wieder die Chancen und Risiken für das MD-Prüfverfahren bei KI-gestützten Daten betrachtet werden (Tab. 3).

Tab. 3: Chancen und Risiken für das MD-Prüfverfahren bei KI-gestützten und generierten Datensätzen

Chancen	Risiken
Einstieg in Metaanalysen bei erweiterter gesetzlicher Grundlage	KI-gestützte Dokumentation verdeckt Behandlungslücken bspw. bei Pflegeverlauf
Im Kontext Ambulantisierung weiterhin Prüfung primärer Fehlbelegung	Diskrepanz zwischen tatsächlicher Behandlung und dokumentierter Leistung steigt
Konzentration auf schwierigere Fälle mit langen Liegezeiten und hohem Ressourceneinsatz oder kompliziertem Verlauf	Im Datensatz entsteht nicht der tatsächliche Durchschnitt aller Fälle, sondern der optimierte Durchschnitt
Ausweitung des Prüffokus auf Diagnose- und Anamnesequalität sowie Ergebnisqualität (PROMS)	Massenhafte Einzelfallprüfungen zu leichten Fällen, geringer Verweildauer oder Kontrolle von Beatmungsstunden werden obsolet
Regionale Datenbereitstellung für KH-Planung und Krankenkassen auf aggregierter Ebene zur Steuerung	KI-Algorithmen werden individuellen komplexen DRG Fällen nicht ausreichend gerecht, da voreingenommen durch isolierte, vergangene Trainingsdaten[25]

Quelle: Eigene Darstellung.

5 Ausblick: Kodierung und externe Prüfverfahren im KI-Hospital

Die Kodierung hat durch den Einsatz von maschinellem Lernen bereits in der Vergangenheit von KI-Technologie in Hinblick auf Kodierungsqualität und Erlösoptimierung profitiert. Der Einsatz von GenKI in der medizinischen Dokumentation ermöglicht unmittelbar eine zeitliche Entlastung für die Behandelnden durch einen beschleunigten und effizienten Dokumentationsprozess. Ebenso tragen die Systeme dazu bei, Dokumentation sowie Qualität und Konsistenz der Daten zu verbessern. 24

25 Crawford/Caliskan (2017).

25 Patienten können von dieser Entwicklung profitieren, sofern das klinische Personal Vertrauen in und Kompetenz für die KI-gestützte Dokumentation entwickelt. Daher sollte den Themen Schulung und Kompetenzerwerb in der Einführungs- und Betriebsphase ausreichend Raum gegeben werden. Das Vertrauen in die teils noch intransparente Technologie und die notwendige Erfüllung von Datenschutz- und Sicherheitsanforderungen müssen bei Einführung über die Ebene des TOP-Managements der Einrichtung gesteuert werden. Hierbei sollte auch definiert werden, wer die Verantwortung für KI-gestützte Prozesse in der medizinischen Dokumentation und Kodierung trägt. Dies wird besonders relevant, wenn durch die KI-Unterstützung ein Fehler auftritt. Ähnlich der Validierung von Befunden sollten KI-generierte medizinische Dokumentationen stets einer ärztlichen und pflegerischen Freigabe unterliegen. Diese grundsätzlichen Aspekte können hausintern in sog. KI-Guidelines erarbeitet werden, die sowohl ethische, technologische als auch soziale Aspekte, wie beispielsweise die geordnete Umstrukturierung von Arbeitsplätzen, berücksichtigen.

26 Die Kodierung profitiert in doppelter Hinsicht durch den Einsatz von NLP in der medizinischen Dokumentation. Zum einen übergibt die KI eine lückenlose und auf Plausibilität geprüfte Behandlungsdokumentation als Grundlage für die Kodierung und zum anderen agiert die KI sehr „interoperabel“, da sie in der Lage ist, mit allen Daten vorhaltenden Einheiten der Krankenhausorganisation und der involvierten Dienstleister zu kommunizieren – also KIS, Subsysteme und befundübermittelnde Stellen. Daher ist es entscheidend, dass IT-Schnittellenstandards grundsätzlich in der Planung mitgedacht werden.

27 Für die Prüfverfahren des MD wäre es zielführend, wenn KI-generierte medizinische Dokumentation und Kodierung als solche auch gekennzeichnet sind. Dies ist aktuell nicht verbindlich, kann aber indirekt bei Auswertung des Kodierungsverhaltens einzelner Krankenhäuser mit ausgewählten Prüffragen deutlich werden. Analog zu Behandlungsleitlinien sollte der Einsatz von KI im Krankenhaus generell einer Art Qualitätsrichtlinie oder Branchenstandard unterstellt sein, wo fachliche, prozedurale und sicherheitstechnische Aspekte entsprechend geregelt sind. Auf dieser Basis kann eine Weiterentwicklung der MD-Krankenhausabrechnungsprüfung konzeptionell und methodisch diskutiert werden. Schließlich erfordert ein komplett KI-gestützter Prozess von der Aufnahme des Patienten über Behandlung, Dokumentation, Kodierung und Abrechnung ein neues Prüfdesign, unabhängig davon, ob am Ende in Quoten oder Stichproben geprüft wird.[26] Hier liegt eine große Chance, die unabhängige MD-Prüfung auf eine neue Qualitätsstufe für die Versicherten und das solidarische Gesundheitssystem insgesamt zu stellen. Die notwendige fachliche Expertise hierfür halten die MDs bundesweit vor.

26 GKV-Spitzenverband (2024).

Insbesondere der generative KI-Charakter zur eigenständigen Erstellung von Inhalten in der medizinischen Dokumentation auf Grundlage großer Datenpakete, Trainingsdaten und Plausibilitätsregeln bietet die Chance, manuelle Fehler oder Upcoding-Strategien im Sinne von Abrechnungsbetrug zu verhindern. Dies setzt einen nachprüfbaren und regelbasierten Einsatz von KI voraus. Der gänzlich KI-gestützte Prozess trägt somit nicht nur zur Entlastung der Behandelnden bei, sondern kann auch die Betreiber ordnungsgemäß absichern und gleichzeitig die Patienten vor nicht notwendigen Behandlungen schützen. Um diese positiven Effekte von KI-Technologie dauerhaft zu gewährleisten, erfordert es eine kontrollierende neutrale Einzelsicht – unabhängig von den unmittelbaren Nutzern und technologischen Anbietern. 28

Auch in gänzlich durch KI-gestützte Prozesse in der Patientenversorgung sollten fachliche Validierung intern und neutrale Prüfung extern als Kontroll- und Qualitätsmechanismen nicht über Bord geworfen werden. Eine KI kann keine persönliche Verantwortung im ethischen oder juristischen Sinne übernehmen.[27] Somit sind die wissenschaftlichen Maßstäbe an Nachvollziehbarkeit und Evidenz weder digitalisier- noch teilbar. Medizinische Dokumentation bleibt auch im Zeitalter von KI der tatsächliche Beleg für das medizinisch und pflegerisch Geleistete. 29

6 Literatur

Bahsker, S. et al. (2024): Tackling healthcare's biggest burdens with generative AI. Online: https://www.mckinsey.com/industries/healthcare/our-insights/tackling-healthcares-biggest-burdens-with-generative-ai [abgerufen am 10.9.2024].

Bohla, V. (2023): Vier Ideen, wie KI die Gesundheitsversorgung verbessern kann. Online: https://safe-intelligence.fraunhofer.de/artikel/vier-ideen-wie-ki-die-gesundheitsversorgung-verbessern-kann [abgerufen am 30.8.2024].

Crawford, K/Caliskan, A. (2017): There is a Blind Spot in AI Research. In: Nature 538, S. 311–313.

Dreikorn, K./Debong, B. (2022): Medizinische und rechtliche Aspekte der Dokumentation in Klinik und Praxis. In: Michel, M. S./Thüroff, J. W./Janetschek, G./Wirth, M. P. (Hrsg.): Die Urologie. Springer Reference Medizin. Berlin/Heidelberg: Springer. DOI: 10.1007/978-3-642-41168-7_234-2.

Fricke, A. (2024): Kliniken: Eine Stunde weniger Bürokratie setzt Arbeitskraft von 21.000 Ärzten frei. In: HNO Nachrichten 54, S. 11.

Frommholz, M. (2024): MD meets KI. Kick Off Veranstaltung zum Thema KI. Online: https://www.md-bw.de/presse/pressemitteilungen/artikel/md-meets-ki-kickoff-veranstaltung-zum-thema-ki [abgerufen am 10.9.2024].

Gaertner, T. et al. (2015): Einheitlichkeit der richtlinienkonformen Begutachtung durch den Medizinischen Dienst der Krankenversicherung bei der Prüfung der Kodierung im G-DRG-System. In: Gesundheitswesen 77, S. 559–564.

Geuss, S. et al. (2018): Fallbegleitende DRG-Kodierung. Verbesserung von Wirtschaftlichkeit und Dokumentationsqualität in der stationären Versorgung. In: Der Chirurg 2, S. 138–144.

27 Haas/Pakleppa (2024), S. 69.

GKV-Spitzenverband (2024): Anreize für die Krankenhausabrechnung – einfach korrekt abrechnen! Argumentationspapier des GKV-Spitzenverbandes zur Krankenhausabrechnungsprüfung. Online: https://www.gkv-spitzenverband.de/media/dokumente/krankenversicherung_1/krankenhaeuser/abrechnung/abrechnungspruefung/20240426_Argumentationspapier_KH-Abrechnung_bf.pdf [abgerufen am 18.8.2024].

Godding, S. (2024): Erlössicherung im Krankenhaus. CTK setzt im Medizincontrolling auf künstliche Intelligenz. Online: https://tiplu.de/automatisierte-kodierung-ctk-tiplu-partnerschaft/ [abgerufen am 10.9.2024].

Haas, O./Pakleppa, C.-B. (2024): Zutiefst menschlich oder wie Beratung KI nutzen kann. In: Organisationsentwicklung 3, S. 68–73.

HMFDI – Hessisches Ministerium für Digitalisierung und Innovation (2024): Künstliche Intelligenz. KI trifft Gesundheit. Online: https://digitales.hessen.de/kuenstliche-intelligenz/ki-trifft-gesundheit [abgerufen am 28.8.2024].

Kowalewski, K.-F./ Rodler, S. (2024): Large Language Models in der Wissenschaft. In: Die Urologie 9, S. 860–866.

Krauss, P. (2023): Künstliche Intelligenz und Hirnforschung. Neuronale Netze, Deep Learning und die Zukunft der Kognition. Berlin: Springer.

Medizinischer Dienst Bund (2024a): Begutachtungsleitfaden Stationäre Abrechnungsprüfung (DRG und PEPP). Online: https://md-bund.de/fileadmin/dokumente/Publikationen/GKV/Begutachtungsgrundlagen_GKV/BGL_DRG_PEPP_240220.pdf [abgerufen am 28.8.2024].

Medizinischer Dienst Bund (2024b): Bericht über die Tätigkeit und Personalausstattung der Medizinischen Dienste 2022-2023. Online: https://md-bund.de/fileadmin/dokumente/Publikationen/Richtlinien_MDS_MD_Bund/Bericht_ueber_die_Taetigkeit_und_Personalausstattung_der_Medizinischen_Dienste_2022-2023_nach____283_Absatz_4_SGB_V.pdf [abgerufen am: 19.09.2024].

Pawelek, A. (2023): Die Zukunft der medizinischen Dokumentation: AI-basierte Lösungen revolutionieren den Prozess. Online: https://das-krankenhaus-der-zukunft.de/die-zukunft-der-medizinischen-dokumentation-ai-basierte-loesungen-revolutionieren-den-prozess/ [abgerufen am 28.8.2024].

Röhrig, R./Walcher, F. (2014): Medizinische Dokumentation – Antike und Moderne. In: Notfall und Rettungsmedizin 17, S. 650–651.

Schmidhuber, J. (2015): Deep learning in neural networks: An overview. In: Neural networks 16, S. 85–117.

„GA-Lotse" – Die Entwicklung einer zukunftsfähige Open-Source-Software für Gesundheitsämter[1]

PD Dr. Peter Tinnemann/Stefanie Kaulich

1 **Einhaltung ethischer Richtlinien: Kein Interessenkonflikt:**
Peter Tinnemann und Stefanie Kaulich geben an, dass kein Interessenkonflikt besteht. Für diesen Beitrag wurden von der Autorin und dem Autor keine Studien an Menschen oder Tieren durchgeführt. Für zitierte externe Studien gelten die jeweils dort angegebenen ethischen Richtlinien.

Abstract: Gesundheitsämter spielen in Deutschland eine zentrale Rolle in der Bevölkerungsmedizin, indem sie unter anderem umfassende Maßnahmen zum Schutz und zur Prävention von Erkrankungen in der Bevölkerung umsetzen sowie die Bevölkerung durch gezielte Aufklärungs- und Informationskampagnen unterstützen. In den hessischen Gesundheitsämtern standen hierfür unterschiedliche Softwarelösungen zur Verfügung, die historisch bedingt überwiegend Client-basiert waren, weitgehend keine Schnittstellen hatten und untereinander inkompatibel waren. Das in der Abteilung „Digitale Zukunft, IT und strategische Planung" des Gesundheitsamts Frankfurt am Main im Aufbau befindliche Digitalisierungspaket „GA-Lotse – das Digitalisierungspaket der Zukunft" wird seit 2023 in enger Kooperation mit dem Hessischen Ministerium für Familie, Senioren, Sport, Gesundheit und Pflege entwickelt und gehört gegenwärtig zu den größten Open-Source-Initiativen im Verwaltungssektor Deutschlands. Ziel ist es, eine moderne, flexible und langfristig tragfähige Softwarelösung auf Basis einer hochsicheren und leistungsfähigen Datenverarbeitungsplattform zu entwickeln, die den spezifischen Bedürfnissen der Gesundheitsämter gerecht wird und zugleich zukunftsorientierte Standards für die öffentliche Verwaltung setzt.

1 Hintergrund

Im Fokus des Digitalisierungspakets „GA-Lotse – das Digitalisierungspakt der Zukunft" steht die Effizienzsteigerung der Arbeitsprozesse für die Mitarbeitenden, um den Anforderungen eines modernen Öffentlichen Gesundheitsdienstes (ÖGD) gerecht zu werden. Seit 2023 wird der „GA-Lotse" in der Abteilung „Digitale Zukunft, IT und strategische Planung" des Gesundheitsamts (GA) Frankfurt am Main entwickelt. Die Umsetzung erfolgt in enger Kooperation mit dem Hessischen Ministerium für Familie, Senioren, Sport, Gesundheit und Pflege. Die Finanzmittel für dieses ambitionierte Projekt stammen aus dem Förderprogramm „Digitalisierung des Öffentlichen Gesundheitsdienstes"[2], das mit Mitteln der Europäischen Union aus dem Programm „Next Generation EU" finanziert wird[3], sich der Umsetzung des Pakts für den ÖGD verschrieben hat und dessen Realisierung begleitet. Diese Maßnahmen stellen einen bedeutenden Beitrag zur Erhöhung des digitalen Reifegrades der GAs dar, indem sie die technologische Infrastruktur nachhaltig aufbauen und optimieren. 1

Mit einer Investitionssumme von rund 24 Mio. EUR gehört der „GA-Lotse" gegenwärtig zu den größten Open-Source-Initiativen in der kommunalen Verwaltung Deutschlands. Diese beträchtliche finanzielle Unterstützung unterstreicht nicht nur die Relevanz des Projekts, sondern zeigt auch das große Vertrauen in die Fähigkeit des GA Frankfurt, als Schrittmacher für die Digitalisierung in der öffentlichen Verwaltung zu fungieren. Die eingesetzten Mittel zielen darauf ab, eine moderne, flexible und langfristig tragfähige Softwarelösung zu entwickeln, die den spezifischen Bedürfnissen der Gesundheitsämter gerecht wird und zugleich zukunftsorientierte Standards für die öffentliche Verwaltung setzt. 2

2 Bundesministerium für Gesundheit (2025).
3 Dorn/Fuest (2021).

3 Der „GA-Lotse“ ist eine hochsichere und leistungsfähige Datenverarbeitungsplattform, die in der Lage ist, den sich rasch wandelnden Anforderungen der Arbeitswelt im ÖGD gerecht zu werden. Diese Plattform hat das Potential, GAs in ganz Deutschland in die Lage zu versetzen, effizienter auf die dynamischen Veränderungen im Gesundheitssektor zu reagieren und eine nahtlose Zusammenarbeit zwischen verschiedenen Institutionen und Fachbereichen zu gewährleisten. Durch die zentralisierte Datenspeicherung und Verarbeitung können Arbeitsprozesse erheblich beschleunigt und die Qualität der Dienstleistungen gegenüber Bürgerinnen und Bürgern deutlich verbessert werden.

4 Ein besonders innovativer Ansatz des „GA-Lotsen“ ist die Implementierung des „Software as a Service“ (SaaS)-Modells[4]. Diese Architektur ermöglicht es, die Software über einen einfachen Browserzugang zu nutzen, ohne dass eine aufwendige Installation auf den Endgeräten erforderlich ist. Die Anwenderfreundlichkeit steht hierbei im Vordergrund, denn die Software kann auf allen mobilen Endgeräten betrieben werden und bietet bei einzelnen Fachmodulen die Möglichkeit, offline zu arbeiten. Diese Flexibilität ist von zentraler Bedeutung, da sie den GAs erlaubt, unabhängig von ihrer technischen Ausstattung oder ihrer Netzwerkanbindung zu agieren und stets einsatzbereit zu bleiben.

5 Ein weiteres zentrales Merkmal der Softwareentwicklung ist die klare Trennung von Personendaten und Fallakten, um ein Höchstmaß an Datensicherheit zu gewährleisten. Dies bedeutet, dass sensible personenbezogene Informationen strikt von den operativen Prozessen isoliert werden, wodurch das Risiko von Datenschutzverletzungen minimiert wird. Darüber hinaus wurden bei der Entwicklung alle relevanten Anforderungen an eine zukunftssichere Softwarelösung konsequent berücksichtigt, darunter die Prinzipien der Barrierefreiheit, der umfassende Datenschutz sowie eine hohe Verfügbarkeit und Ausfallsicherheit.

6 Der „GA-Lotse“ stellt nicht nur eine technische Lösung dar, die den aktuellen und zukünftigen Herausforderungen der öffentlichen Verwaltung gerecht wird, sondern verkörpert auch eine wegweisende Plattform, die durch offene Zusammenarbeit und den Austausch von Wissen die digitale Transformation im öffentlichen Sektor maßgeblich vorantreiben kann. Die Initiative fördert einen Kulturwandel hin zu mehr Transparenz, Partizipation und Innovationsbereitschaft innerhalb der öffentlichen Verwaltung und legt die Grundlage für eine nachhaltige und effiziente Digitalisierung, die den Bedürfnissen aller Beteiligten gerecht wird.

2 Bevölkerungsmedizinische Aufgaben der Gesundheitsämter

7 Gesundheitsämter spielen in Deutschland eine zentrale Rolle in der Bevölkerungsmedizin, indem sie umfassende Maßnahmen zum Schutz vor und zur Prävention

4 Waters (2005).

von Erkrankungen in der Bevölkerung umsetzen[5]. Die Mitarbeiterinnen und Mitarbeiter der Gesundheitsämter tragen dazu bei, gesundheitliche Risiken systematisch zu minimieren und die Lebensqualität der Menschen nachhaltig zu verbessern.

Eine ihrer Hauptaufgaben besteht im Schutz der Bevölkerung vor gesundheitlichen 8
Bedrohungen. Dazu gehört die kontinuierliche Überwachung und Sicherstellung der Einhaltung von Hygienestandards, die Bekämpfung von Infektionskrankheiten, sowie die Implementierung und Koordination von Schutzmaßnahmen im Falle von Epidemien oder Pandemien. Diese Tätigkeiten sind von zentraler Bedeutung, um die Ausbreitung von Krankheiten zu verhindern und die öffentliche Gesundheit zu bewahren.

Darüber hinaus fördern Gesundheitsämter die Gesundheit der Bevölkerung durch 9
präventive Maßnahmen und Programme, die darauf abzielen, das Wohlbefinden der Gemeinschaft zu stärken und gesundheitsfördernde Verhaltensweisen zu unterstützen. Dabei liegt ein besonderer Fokus auf der Zusammenarbeit mit anderen Institutionen wie Schulen, Kindertagesstätten und Altenpflegeeinrichtungen, um eine umfassende und nachhaltige Gesundheitsförderung zu gewährleisten.

Ein weiterer wesentlicher Aufgabenbereich der Gesundheitsämter liegt darin, die 10
Bevölkerung durch Aufklärungs- und Informationskampagnen zu unterstützen. Diese Kampagnen umfassen Themen wie HIV/AIDS-Prävention, die Förderung gesunder Lebensweisen, sowie den Umgang mit spezifischen Erkrankungen.

Durch diese vielfältigen und umfassenden Tätigkeiten leisten Gesundheitsämter 11
einen bedeutenden Beitrag zur Förderung und Sicherstellung der öffentlichen Gesundheit. Sie tragen wesentlich dazu bei, die Lebensqualität der Bevölkerung zu verbessern und die Grundlagen für ein gesundes gesellschaftliches Zusammenleben zu schaffen.

3 Ausgangslage

Im GA Frankfurt sowie auch in anderen hessischen GAs wurden unterschied- 12
lichste Softwarelösungen implementiert, die historisch bedingt überwiegend Client-basiert arbeiteten. Dies bedeutete, dass jede Anwendung zunächst auf den jeweiligen PC installiert werden musste, bevor sie verwendet werden konnte. Ein wesentliches Problem dieser Lösungen bestand darin, dass sie nicht über Schnittstellen verfügten, was einen Datenaustausch zwischen den unterschiedlichen Systemen unmöglich machte. Die Vielzahl der eingesetzten Softwarelösungen war darüber hinaus untereinander inkompatibel und nur schwer anpassbar. Insellösungen waren teilweise digital und teilweise hybrid, was dazu führte, dass

5 Wiemschulte (2023).

Formulare häufig noch manuell von Mitarbeitenden in den Ämtern übertragen werden mussten. In einigen Bereichen entstanden zudem hohe Lizenzkosten.

13 Ein Beispiel hierfür ist eine Lösung, die auf MS Access basierte und über einen Zeitraum von 30 Jahren von einer Einzelperson entwickelt wurde. Obwohl diese Anwendung individuell angepasst war, ließ sie sich im Laufe der Zeit nicht mehr wartungsfreundlich gestalten. Die bestehenden Anwendungen beruhten häufig auf veralteten Technologien, wodurch die Anpassung an die aktuellen Standards der Datensicherheit zunehmend erschwert wurde.

14 Die Intransparenz, die durch diesen Flickenteppich an unterschiedlichen Softwarelösungen entstand, erschwerte die Übersicht über alle laufenden Vorgänge. Dies wurde insbesondere während der COVID-19-Pandemie deutlich, als ein landesweiter Überblick über die aktuellen Krankheitsfälle in Hessen nur durch telefonische Absprachen mit den einzelnen GAs erlangt werden konnte.

4 Idee und Vision zur Digitalisierung der Gesundheitsämter

15 Die Konzeption eines Projekts zur Schaffung einer vollumfassenden digitalen Arbeitsumgebung für das GA Frankfurt und ggf. auch für die GAs in Hessen wurde bereits im Jahr 2017 initiiert. Ziel dieses Projekts war es, durch die Implementierung einer neuen Software sowohl die Arbeitsprozesse der Mitarbeiterinnen und Mitarbeiter der verschiedenen Abteilungen eines GAs zu unterstützen, als auch die Zusammenarbeit zwischen den hessischen GAs zu erleichtern und zu intensivieren.

16 Die Fortschritte des Projekts wurden durch die Auswirkungen der Corona-Pandemie erheblich beeinflusst. Dennoch konnte ab dem Jahr 2022 der Fokus auf die Entwicklung einer einheitlichen Softwareumgebung für das GA Frankfurt gelegt werden. Diese Maßnahme markierte den Beginn der umfassenden Digitalisierung des GA Frankfurt, welche parallel auf die Entwicklung einer Softwareumgebung für alle GAs in Hessen ausgeweitet wurde. Im Zuge der weiteren Projektumsetzung zeichnete sich ab, dass diese digitale Lösung potenziell auch bundesweit für GAs anwendbar sein könnte.

17 Ein entscheidender Schritt zur Realisierung des Projekts bestand in einer detaillierten Analyse der bestehenden Arbeitsprozesse, die gemeinsam mit Expertinnen und Experten aus den jeweiligen Fachbereichen des GA Frankfurt und anderer GAs durchgeführt wurde. Durch diese Prozessanalysen und die anschließende Dokumentation wurden wesentliche Grundlagen geschaffen, die es nicht nur ermöglichten, den Fachkräften ein tiefes Verständnis für die bestehenden Abläufe zu vermitteln, sondern auch Potenziale für deren Optimierung zu identifizieren. Diese Prozessbeschreibungen bildeten zudem die Basis für weiterführende Überlegungen hinsichtlich der Digitalisierung einzelner Arbeitsabläufe.

Im Mittelpunkt der digitalen Transformation stand die bedarfsorientierte Erarbeitung von digitalen Lösungen, die gezielt an spezifischen Bedürfnissen der Nutzerinnen und Nutzer ausgerichtet sind. Dieser nutzerzentrierte Ansatz stellt sicher, dass die Implementierung der Softwarelösung den tatsächlichen Anforderungen der Anwenderinnen und Anwender entspricht und deren Arbeitsabläufe optimal unterstützt. 18

Eine zentrale Erkenntnis, die aus den Erfahrungen der Corona-Pandemie hervorging, ist die Notwendigkeit, zukünftige politische Entscheidungen evidenzbasiert zu gestalten. Dies impliziert, dass die Entwicklung der digitalen Softwareumgebung kontinuierlich darauf ausgerichtet sein muss, eine fundierte statistische Datenauswertung zu ermöglichen, um so datenbasierte Entscheidungen im Gesundheitswesen zu fördern. 19

Für die Umsetzung des Projekts wurde eine modulare, interoperable und agile Vorgehensweise gewählt, weil bisherige Digitalisierungsprojekte in der öffentlichen Verwaltung häufig mit langen Vorlaufzeiten verbunden waren, beispielsweise für die Bedarfsanalyse und die detaillierte Projektplanung. 20

Die Neuentwicklung von „GA-Lotse“ eröffnet darüber hinaus Perspektiven für eine zukunftsweisende, überregionale Vernetzung und fördert eine effizientere interne Kommunikation, während gleichzeitig höchste Standards der Datensicherheit gewährleistet werden. Die besondere Stärke der Softwareentwicklung liegt in der konsequenten Einbeziehung der Nutzerinnen und Nutzer, sowie in der nahtlosen Integration der Arbeitsabläufe, der benutzerfreundlichen Gestaltung der Benutzeroberflächen und der Nutzung von Open-Source-Technologien. 21

„GA-Lotse“ wurde als Markenname gewählt, weil der „Lotse“ durch seine Erfahrungen und die vielen Informationen der Fachanwender und -anwenderinnen den Weg zeigen kann. Wenn die GAs eine funktionierende Digitalisierung erreicht haben, steht GA-Lotse immer noch als Serviceangebot im Rahmen von Hosting, Hotlines und der Weiterentwicklung der Software zur Verfügung. Damit wird die digitale Souveränität der GAs als eines der Ziele der gemeinsamen, einheitlichen Software erreicht. 22

5 Grundlegende Prinzipien der Projektenwicklung

Das Projekt „GA-Lotse“ verfolgt eine zentrale Ausrichtung, die die Prinzipien der agilen Softwareentwicklung in den Vordergrund rückt. Agile Methoden bieten dem Projektteam Flexibilität, um dynamisch auf Veränderungen zu reagieren und in kurzen Iterationen signifikante Fortschritte zu erzielen. Diese Herangehensweise gewährleistet, dass das Endprodukt kontinuierlich optimiert und an die spezifischen Bedürfnisse der Nutzerinnen und Nutzer angepasst wird. 23

Ein weiterer wesentlicher Aspekt des Projekts ist der modulare und interoperable Ansatz. Dieser ermöglicht die flexible Kombination und Anpassung einzelner 24

Softwarekomponenten, um unterschiedlichen Anforderungen gerecht zu werden. Durch diese Modularität können spezifische Lösungen entwickelt werden, die den variierenden Anforderungen der verschiedenen Nutzergruppen im ÖGD Rechnung tragen.

25 Ein weiteres hervorstechendes Merkmal von „GA-Lotse“ ist die Implementierung von Open-Source-Technologien vor dem Hintergrund von „Public Money, Public Code“. Alle entwickelten Komponenten stehen daher als Open-Source der gesamten Gesellschaft zur Verfügung. Diese offene Entwicklungsstrategie fördert nicht nur Transparenz, sondern ermöglicht eine umfassende Beteiligung und Zusammenarbeit zwischen verschiedenen Akteuren der öffentlichen Verwaltung und der Zivilgesellschaft.

26 Eine Beteiligung an diesem Projekt kann im Rahmen der OpenCoDE-Initiative[6] erfolgen, die die Implementierung und Nutzung von Open-Source-Software im öffentlichen Sektor aktiv vorantreibt. In diesem Kontext fungiert die zentrale Plattform „GA-Lotse“ als Austausch- und Kommunikationspunkt für verschiedene Behörden und Verwaltungseinheiten. Die OpenCoDE-Initiative ermöglicht dabei einen intensiven Wissens- und Erfahrungsaustausch und trägt zur Verbesserung der Effizienz und Effektivität öffentlicher Dienstleistungen bei.

6 Lizensierungen

27 Das Projekt „GA-Lotse“ ist durch klare und transparente Lizenzregelungen abgesichert, insbesondere durch die Verwendung der GNU Affero General Public License v3 (AGPL-3.0) sowie der Apache License 2.0. Diese Lizenzen gewährleisten, dass der Quellcode nicht nur offen zugänglich ist, sondern auch bei Weiterentwicklungen und Anpassungen für die Allgemeinheit erhalten bleibt. Dies fördert die Nachhaltigkeit und die langfristige Wiederverwendbarkeit des Codes. Für Interessierte stehen weiterführende technische und projektbezogene Informationen in der umfangreichen Dokumentation zur Verfügung.[7]

28 Die Umsetzung des Projekts hat ein Finanzvolumen von 23 Mio. EUR, das aus dem „Pakt für den Öffentlichen Gesundheitsdienst (ÖGD)“ stammt, welche Mittel der „Next Generation EU“-Initiative sind. Diese Finanzierung stellt sicher, dass alle Entwicklungsphasen ausreichend unterstützt werden.

29 Betriebskonzepte zum langfristigen Betrieb der Plattform müssen entwickelt werden. Zu den laufenden Betriebskosten zählen nicht nur die regelmäßige Wartung, sondern auch das Einspielen von Sicherheitsupdates und die kontinuierliche Weiterentwicklung der Software. Diese Maßnahmen sind notwendig, um die Software stets auf dem neuesten Stand zu halten und zukünftigen Anforde-

6 OpenCoDE: https://opencode.de/de.
7 Gesundheitsamt Frankfurt/Main & Hessisches Ministerium für Familie, Senioren, Sport, Gesundheit und Pflege (2024).

rungen gerecht zu werden. Darüber hinaus wird ein umfangreicher technischer Support bereitgestellt werden (müssen), der den Nutzern auch nach der Implementierung der Software zur Verfügung steht. Dieser wird im Rahmen von Betriebskonzepten sichergestellt werden. Dem gegenüber steht die erwartete Kosteneinsparung durch die gemeinschaftliche Nutzung der Plattform durch mehrere GAs. Durch Kooperationen können Kosten erheblich gesenkt und Ressourcen effizienter eingesetzt werden, was letztlich zu einer Optimierung der öffentlichen Dienstleistungen beiträgt.

7 Realisierung des Projektes

Im Rahmen mehrerer gezielter Arbeitstagungen, zu denen das GA Frankfurt einlud, wurden die Arbeitsabläufe der Mitarbeitenden aus den Fachabteilungen der GAs umfassend analysiert und strukturiert. Während dieser Treffen wurden neue Anforderungen formuliert, Best Practices definiert und die Ergebnisse in Form von Arbeitsprozessen in BPMN-Dateien (Business Process Model and Notation) dokumentiert. An diesen Arbeitstreffen nahmen Mitarbeitende aus den hessischen GAs sowie aus anderen Bundesländern teil. Die Möglichkeit, aktiv an der Entwicklung der Software „GA-Lotse“ mitzuwirken, wurde rege genutzt. 30

Das Projekt wurde im GA Frankfurt von einem engagierten internen Team geleitet, das sich aus Fachleuten verschiedener Disziplinen zusammensetzt. Dieses Team umfasst zwei Product Owner, die die strategische Produktentwicklung leiten, drei erfahrene Entwickler, die den technischen Kern des Projekts gestalten und einen Datenanalysten, der für die Datenauswertung und -optimierung verantwortlich ist. Ergänzt wird das interne Team durch Mitarbeitende in den Bereichen Projektmanagement, Marketing, Schulung und Finanzmanagement. Diese heterogene Zusammensetzung gewährleistet eine professionelle Betreuung, sowohl der organisatorischen als auch der kommunikativen Aspekte des Projekts. 31

Der in einer europaweiten Ausschreibung ausgewählte Software-Dienstleister, die cronn GmbH mit dem Unterauftragnehmer Scoop GmbH, ist seit Oktober 2023 mit über 60 Entwicklerinnen und Entwicklern in elf Teams an der Programmierung beteiligt. Diese Zusammenarbeit fördert eine effiziente und zügige Umsetzung der geplanten Module und Funktionen. Das Projekt ist ein agiles Vorhaben mit Scrum-Methoden. Es wird durch die Product Owner und Entwickler im GA Frankfurt geleitet. Die agile Flexibilität ermöglicht es, ergänzende Ideen und angepasste Anforderungen in den laufenden Prozess zu integrieren. 32

Ein herausragendes Merkmal ist die Bereitstellung als Software-as-a-Service (SaaS), was den Rollout der Anwendung erleichtert und die erforderliche Infrastruktur vereinfacht. Diese SaaS-Lösung entlastet die kommunalen IT-Infrastrukturen und ermöglicht eine skalierbare Nutzung der Software ohne zusätzliche Hardwareinvestitionen. 33

34 Die Anmeldeverfahren sind passwortlos vorbereitet und die Nutzung ist auf allen mobilen Geräten möglich. Bei dem Fachmodul für Begehungen ist zudem die Arbeit ohne Internetzugang möglich. Jedes GA hat eine eigene Daten- und Arbeitsumgebung, wobei Personendaten grundlegend von den Vorgängen getrennt gespeichert werden. Dieses Vorgehen unterstützt das Prinzip des „Zero Trust", welches höchste Sicherheit in den Arbeitsschritten im System gewährleistet.

35 Mitte August 2024 wurde der Entwicklungsstand des Grundmoduls und der ersten Fachmodule eingefroren und es folgten detaillierte Tests. In dieser Phase wurden die Arbeitsschritte in Zusammenarbeit mit den Anwendern erprobt, um deren Benutzerfreundlichkeit und Korrektheit zu gewährleisten. Echte Belastungstests wurden durchgeführt, um die Datensicherheit durch simulierte Angriffe zu überprüfen.

36 Seit Ende Mai 2024 ist ein Team der Abteilung „Digitale Zukunft, IT und strategische Planung" auf Roadshow in Hessen und anderen Bundesländern, um den Stand des Digitalisierungsprojekts vorzustellen. Dabei werden insbesondere die Geschwindigkeit der Umsetzung bei hoher Qualität, die Einbeziehung der Nutzenden von Beginn an, die Integration der Arbeitsabläufe, die einfache Nutzerführung sowie die Open-Source-Programmierung hervorgehoben. Auch das Bundesministerium für Gesundheit (BMG) und das Robert Koch-Institut (RKI) haben Interesse an „GA-Lotse" gezeigt und stehen im regen Austausch, um eine übergreifende Zusammenarbeit zu ermöglichen.

37 Eine europaweite Ausschreibung des Hostings führte zur Auswahl eines technisch fortgeschrittenen Vertragspartners, der die Daten, Nutzung und hohe Verfügbarkeit der Software in verschiedenen Rechenzentren, darunter Frankfurt und München, sichert. Die konsequente und vollständige Neuprogrammierung der Software ermöglichte einen technologischen Neustart. Dies führte zu einem verbesserten Stand der Technik in Bezug auf überregionale Vernetzung, interne Kommunikation und Datensicherheit. Besonders das im Grundmodul integrierte Statistikmodul wird sich als nützliches Werkzeug für Mitarbeitende und Führungskräfte erweisen. Alle im System gespeicherten Daten können jetzt für ein Echtzeit-Reporting genutzt werden, was zu fundierten Entscheidungen im Gesundheitswesen beitragen kann.

38 „GA-Lotse" ermöglicht die Bearbeitung aller zuvor verschiedenen Programme und zusammengefassten Prozesse in einer einheitlichen Anwendung. Dies betrifft unter anderem Terminvergaben, Dokumentenmanagement und Ressourcenverwaltung, wodurch alle wesentlichen Anforderungen in einem einzigen Softwarepaket integriert sind.

8 Softwareumgebung: Architektur, Anbindungen und Anwenderfreundlichkeit

Bei der Datenbankumgebung wurde besonderen Wert auf Anwenderfreundlichkeit und Benutzererfahrung gelegt, um eine intuitive sowie barrierefreie Nutzung zu gewährleisten. Durch regelmäßige Tests und enge Kooperationen mit Expertinnen und Experten für Benutzererfahrung (UX) und Benutzeroberflächen (UI) wird die Benutzeroberfläche kontinuierlich optimiert, um die Bedürfnisse aller Nutzergruppen zu erfüllen. Ein wesentlicher Schwerpunkt liegt auf der Barrierefreiheit, sodass das System für sämtliche Benutzergruppen leicht zugänglich ist. Der Zugriff auf die Anwendung ist auf allen gängigen Endgeräten, einschließlich Tablets und Smartphones möglich, wodurch eine flexible Nutzung unabhängig vom Standort gefördert wird. 39

Die dezentrale Softwarearchitektur begünstigt zudem die Vernetzung über Ländergrenzen hinweg und erleichtert die Kooperation zwischen verschiedenen Bundesländern. Diese Vernetzung ermöglicht eine sichere und datenschutzkonforme Kommunikation zwischen den einzelnen Systemen, was besonders für den Austausch sensibler Informationen (insb. personenbezogene Patientendaten) von hoher Bedeutung ist. Die Plattform wurde daher so konzipiert, dass sie mit bestehenden Systemen und Anwendungen, beispielsweise E-Akten-Systemen, kompatibel ist, wodurch eine reibungslose Integration in vorhandene IT-Landschaften sichergestellt wird. Der modulare Aufbau der Software unterstützt dies, indem er die Entwicklung und Hinzufügung spezifischer Module nach Bedarf ermöglicht. 40

Ein weiterer technischer Schwerpunkt liegt auf der hohen Interoperabilität der Plattform, die durch die Implementierung von „Fast Healthcare Interoperability Resources“ (FHIR)-Schnittstellen und zugehörigen Mappings weiter verbessert werden soll. Diese Schnittstellen erlauben die standardisierte Übertragung von Daten und gewährleisten somit eine nahtlose Zusammenarbeit zwischen verschiedenen IT-Systemen im Gesundheits- und Verwaltungsbereich. 41

Das Projekt sieht zudem eine umfassende Anbindung an die Gematik vor, die als integraler Bestandteil der digitalen Infrastruktur im Gesundheitswesen fungiert. Im Mittelpunkt steht dabei die Integration des Matrix-Chat-Clients, der eine sichere und zertifizierte Kommunikation zwischen medizinischen Fachkräften ermöglicht. Diese Integration wird nicht nur zur Zertifizierung des Clients führen, sondern auch dessen langfristige Nutzung als Verzeichnisdienst fördern. Die Verwendung des Verzeichnisdienstes stellt einen wichtigen Schritt dar, um den Austausch medizinischer Informationen und Daten zwischen unterschiedlichen Akteuren des Gesundheitswesens zu erleichtern und zu standardisieren. 42

Darüber hinaus sind die Implementierung von Kommunikation im Medizinwesen (KIM) sowie die Integration der elektronischen Patientenakte (ePA) in Planung. Diese Funktionen sollen es ermöglichen, zum Beispiel amtsärztliche Gutachten 43 einfach auf der Basis der bereits im ambulanten oder stationären Gesundheitswesen erhobenen Daten zu erstellen, sowie weitere medizinische Dokumente und Daten strukturiert und sicher im System zu hinterlegen. Durch die geplante Implementierung dieser Systeme wird der Informationsaustausch innerhalb der Gesundheitsämter und im ÖGD insgesamt erheblich verbessert, was zu einer effizienteren Zusammenarbeit zwischen GAs und ambulanten und stationären Einrichtungen beiträgt.

44 Ein zentrales Merkmal von „GA-Lotse" sind konfigurierbare Nutzungsoberflächen, die individuell an die spezifischen Anforderungen der nutzenden GAs und einzelner Nutzergruppen angepasst werden können. So finden Ärztinnen und Ärzte, Verwaltungsmitarbeitende oder IT-Spezialisten die für sie relevanten Funktionen und Informationen in einer übersichtlichen und intuitiven Benutzeroberfläche vor. Dies fördert nicht nur die Benutzerfreundlichkeit, sondern steigert auch die Effizienz im täglichen Umgang mit dem System.

45 Die Architektur des Systems ermöglicht es zudem, weitere gleichartige Umgebungen schnell aufzusetzen oder Migrationen effizient durchzuführen. Dies wird durch den Einsatz von Kubernetes[8] zur Orchestrierung unterstützt, wodurch eine flexible Skalierbarkeit und Anpassungsfähigkeit sichergestellt wird.

9 Datensicherheit und Datenschutz

46 Das zentrale Merkmal der Anwendung ist die Sicherstellung der höchsten Anforderungen an Datenschutz und Datensicherheit. Dazu gehört beispielsweise die Nutzung eines sicheren Authentifizierungsverfahrens, das ohne die Notwendigkeit komplexer Passwörter auskommt, ohne dabei die Sicherheitsstandards zu kompromittieren. Diese Herangehensweise gewährleistet, dass die Anwenderinnen und Anwender sich keine Sorgen um Datenschutz oder Informationssicherheit machen müssen, da diese Aspekte nahtlos in das System integriert sind. Darüber hinaus hat der Betreiber beim Betrieb des Systems keinen Zugriff auf sensible Nutzerdaten, was eine hohe Datensicherheit garantiert.

47 Die Betriebsplattform erfüllt strenge Sicherheitsanforderungen und gewährleistet eine hohe Verfügbarkeit des Gesamtsystems. Mit einer Service Level Agreement (SLA) von 99,99 % im Monatsmittel wird eine nahezu unterbrechungsfreie Nutzung ermöglicht. Um diese Verfügbarkeit zu sichern, setzt das System auf Georedundanz gemäß den strengen Kriterien des Bundesamts für Sicherheit in der Informationstechnik (BSI), mit Rechenzentren in München und Frankfurt am Main. Ergänzend werden georedundant verteilte Backups und Wiederherstellungsoptionen bereitgestellt, sodass im Falle eines Ausfalls eine schnelle Datenwiederherstellung möglich ist.

8 Welter (2024).

Die Datensicherheit hat bei diesem Projekt allerhöchste Priorität, insbesondere der Schutz personenbezogener Patientendaten. Deshalb wird ein Zero Trust-Sicherheitsmodell[9] implementiert, das dem Prinzip „Never Trust, Always Verify" folgt. Dieses Modell betrachtet keinen Nutzer oder kein System als grundsätzlich vertrauenswürdig; jeder Zugriff wird daher sorgfältig überprüft, bevor er gewährt wird. Diese kontinuierliche Validierung ermöglicht es, potenzielle Sicherheitslücken schnell zu identifizieren und zu schließen. 48

Darüber hinaus erfolgt eine kontinuierliche Überprüfung der sicherheitsrelevanten Eigenschaften bei jeder einzelnen Aktion im System. Jede Interaktion, sei es das Abrufen von Daten, das Speichern von Informationen oder die Durchführung administrativer Aufgaben, wird auf ihre Sicherheit hin überprüft, um unautorisierte Zugriffe oder Manipulationen zu verhindern. Dies wird durch die Umsetzung des „Principle of Least Privilege" unterstützt, das sicherstellt, dass jede Nutzerin und jeder Nutzer im System lediglich über die minimal erforderlichen Berechtigungen verfügt. Die granularen Zugriffsrechte werden regelmäßig überprüft und angepasst, um optimal gegen unbefugte Zugriffe zu schützen. 49

Um das Schadensausmaß im Falle einer möglichen (Teil-)Kompromittierung zu minimieren, werden die Daten dezentral auf verschiedene Server und Standorte verteilt. Dadurch wird es potenziellen Angreifern erschwert, auf einen Großteil der Daten zuzugreifen, selbst wenn es gelingen sollte, eine Sicherheitsbarriere zu überwinden. Diese verteilte Datenarchitektur bietet einen zusätzlichen Schutzmechanismus und erhöht die Resilienz des gesamten Systems gegenüber gezielten Cyberangriffen. 50

Ein weiterer entscheidender Aspekt der Datensicherheit ist die Trennung von Personen- und Fachdaten. Die personenbezogenen Daten der Nutzerinnen und Nutzer werden getrennt von den spezifischen Fachdaten des GAs in einer sogenannten Zentralkartei gespeichert. Diese Trennung entspricht geltenden Datenschutzvorgaben, ermöglicht eine klare Verwaltung und reduziert das Risiko von Datenschutzverletzungen, indem sensible Informationen gezielt isoliert und geschützt werden. 51

Insgesamt verfolgt das Projekt einen ganzheitlichen Ansatz zur Sicherheit und Effizienzsteigerung im digitalen Gesundheitswesen. Die Kombination aus dezentraler Datenhaltung, einem robusten Zero Trust-Sicherheitsmodell, konfigurierbaren Benutzeroberflächen und einer durchdachten Architektur zur Trennung von Daten wird den höchsten Ansprüchen an Sicherheit und Benutzerfreundlichkeit gerecht und bildet die Grundlage für eine nachhaltige und sichere digitale Transformation im öffentlichen Gesundheitswesen. 52

Um die Benutzersicherheit zu gewährleisten, setzt „GA-Lotse" systematisch auf Phishing-resistente Anmeldemöglichkeiten. Ein zentrales Element dabei ist die 53

9 Garbis/Chapman (2024).

Verwendung von Passkeys, die eine besonders sichere Authentifizierungsmethode für Mitarbeitende bieten. Diese Passkeys ermöglichen es den Nutzenden, sich sicher und komfortabel anzumelden, ohne auf klassische Passwörter angewiesen zu sein, die häufig Ziel von Phishing-Angriffen sind.

54 Die Anmeldevorgänge für Mitarbeitende werden zusätzlich durch moderne Technologien unterstützt, beispielsweise durch die Verwendung eines Smartphones zur Multifaktor-Authentifizierung. Dabei können manuelle PINs und biometrische Verfahren wie Face ID oder Fingerabdruck verwendet werden. Zusätzlich kann man sich mit Sicherheitstoken (FIDO) und PIN anmelden. Die Token-basierte Lösung ist besonders robust gegen Identitätsdiebstahl.

55 Der Zugang zur Systemadministration wird durch zusätzliche Sicherheitsmaßnahmen abgesichert. Hierbei wird das Vier-Augen-Prinzip angewandt, welches besagt, dass kritische Aktionen im System nur nach Bestätigung durch eine zweite autorisierte Person durchgeführt werden dürfen. Diese Maßnahme gewährleistet, dass selbst in der Administration keine unbefugten Änderungen vorgenommen werden können.

10 Projektstand (Oktober 2024)

56 Die digitale Softwareumgebung ging wie geplant am 1.10.2024 live. Das zentrale Grundmodul der Plattform beinhaltet ein umfassendes Online-Portal als zentrale Anlaufstelle für die Nutzerinnen und Nutzer und ermöglicht einen einfachen Zugang zu verschiedenen Dienstleistungen und Informationen. Ebenfalls sind weitere Fachmodule in Betrieb gegangen, welche die Durchführung wichtiger Aufgaben im GA unterstützen. Die Module der Einschulungsuntersuchung und Hygienebegehungen stellen eine strukturierte und effiziente Durchführung der entsprechenden Aufgaben sicher. Ein weiteres Modul widmet sich der Beratung im Bereich Masern- und Impfschutz. Ziel ist dabei, die Bevölkerung umfassend über notwendige Impfungen zu informieren und eine adäquate Beratung anzubieten. Das Modul zur HIV/STI-Beratung erleichtert den Zugang zu wichtigen Informationen und unterstützt in diesen sensiblen Bereichen. An der Datenübermittlung sowie der Anbindung an die Telematik wird derzeit noch gearbeitet.

11 Ausblick

57 Als nächste Schritte für die erfolgreiche Inbetriebnahme, Implementierung und Weiterentwicklung von „GA-Lotse“ wird zunächst das Grundmodul erweitert und den aktuellen Anforderungen und Bedürfnissen der Nutzenden angepasst. Parallel dazu werden die bereits entwickelten Fachmodule kontinuierlich optimiert, um deren Funktionalität und Effizienz zu steigern. Darüber hinaus ist die Entwicklung weiterer Fachmodule geplant, um das Angebot zu erweitern und zusätzliche

Anforderungen der Gesundheitsämter zu erfüllen. Zudem wird ein umfassender First-, Second- und Third-Level Support am GA Frankfurt aufgebaut. Der modulare Aufbau der Software ermöglicht, die einzelnen Komponenten unabhängig voneinander zu aktualisieren oder auszutauschen. Dadurch bleibt die Wartung einfach und die Anpassungsfähigkeit flexibel, auch wenn sich die Anforderungen ändern.

Ergänzend werden Schulungsangebote und die Ausbildung von Multiplikatoren angeboten, um das Wissen innerhalb einzelner GAs zu erweitern und die Anwendung von „GA-Lotse“ zu fördern. Zusätzlich wird individuelle Beratung und Unterstützung sowohl beim Betrieb als auch bei der Implementierung und dem Rollout in den GAs bereitgestellt. Die fortlaufende Beteiligung der GAs integriert auch deren Bedürfnisse und Anregungen in den Entwicklungsprozess und sichert die nachhaltige Nutzung von „GA-Lotse“. Die Schaffung einer aktiven Community, beispielsweise durch Foren, Mailinglisten oder regelmäßige Webinare, fördert den Austausch von Erfahrungen und Lösungen. 58

Zudem ist es wichtig, regelmäßige Updates und Sicherheitsprüfungen einzuplanen, um die Software stets aktuell und sicher zu halten. Die Implementierung von Monitoring-Tools zur Überwachung der Systemleistung und -verfügbarkeit ermöglicht eine proaktive Identifizierung von Problemen, bevor sie zu größeren Störungen führen. 59

Alle betrieblichen Prozesse und Softwarelösungen müssen den geltenden Datenschutzrichtlinien entsprechen, weshalb regelmäßige Schulungen und Sensibilisierungsmaßnahmen für die Mitarbeitenden durchgeführt werden sollen. 60

Abschließend soll ein Feedback-System für die Nutzer eingerichtet werden, um kontinuierliche Verbesserungen zu ermöglichen und sicherzustellen, dass „GA-Lotse“ immer wieder an die Bedürfnisse der Anwenderinnen und Anwender angepasst wird. 61

12 Ethische Aspekte der Digitalisierung des Öffentlichen Gesundheitsdienstes (ÖGD)

12.1 Hintergrund

Zu den für die Bevölkerung lebenswichtigen rechtlichen Aufgaben des öffentlichen Gesundheitsschutzes gehören u. a. die Hygieneüberwachung von Gesundheitseinrichtungen wie Krankenhäuser und Pflegeheime sowie der Infektionsschutz, z. B. das Infektionsschutzgesetz (IfSG). Außerdem zählen Prävention und Gesundheitsförderung sowie Gesundheitshilfe z. B. beim Kinder- und Jugendgesundheitsdienst und/oder für Benachteiligte zu den ethisch-rechtlich herausragenden Verpflichtungen. Die Corona-Pandemie hat deutlich gemacht, dass die wachsende Mobilität der Menschen auch einen schnellen Transfer von Gesund- 62 heitsrisiken wie Infektionen begünstigt. Nicht zuletzt zeigte sich dabei auch aus medizinisch-pflegerischen, präventiven und damit auch ethischen Gründen in der Versorgungsrealität, wie wichtig schnelles und effizientes Handeln ist. „Das Recht auf medizinische Versorgung ergibt sich auch aus der Allgemeinen Erklärung der Menschenrechte durch die Vereinten Nationen sowie den verfassungsmäßigen Anspruch auf das Recht auf Leben und körperliche Unversehrtheit“[10]. „Ein ‚Recht auf Gesundheit‘ ist dem deutschen Verfassungsrecht aber fremd. Das ‚Recht auf Leben und körperliche Unversehrtheit‘ nach Art. 2 Abs. 2 Satz 1 Grundgesetz schützt nicht die Gesundheit als solche. Allerdings ist dieses Grundrecht, das zunächst ein Abwehrrecht gegen staatliche Eingriffe darstellte, durch das Bundesverfassungsgericht auch in seiner Schutzpflichtdimension entfaltet worden. Danach gebietet das Grundrecht dem Staat, sich schützend und fördernd vor das menschliche Leben zu stellen“.

12.2 Erfahrungen und Lehren aus der Coronapandemie

63 Während der Coronapandemie ordneten die GAs nach § 30 IfSG Isolationen von Infizierten an und verfolgten deren Kontakte, um diese Personen wiederum – nach den entsprechenden positiven Testungen – abzusondern. Dass die GAs mit der Kontaktnachverfolgung, den Testungen und auch mit der rechtzeitigen Anordnung der Einzelmaßnahmen überfordert waren, zeigte sich schnell[11]. Eine der wesentlichen Ursachen dafür war die insuffiziente digitale Vernetzung. Bund und Länder schlossen daher einen Pakt, um den Öffentlichen Gesundheitsdienst zu stärken und zu modernisieren. Dazu heißt es unter anderem: „Bund und Länder sind sich darin einig, dass die Digitalisierung einen wichtigen Beitrag dazu leistet, die Arbeit des ÖGD effizienter zu gestalten und Verfahren zu beschleunigen. Bund und Länder haben bereits verschiedene Maßnahmen zur Digitalisierung des ÖGD ergriffen, die es auszubauen, zu harmonisieren und zügig voranzubringen gilt. [...] Ein entscheidendes Ziel der Digitalisierung ist es, eine Interoperabilität über alle Ebenen hinweg sicherzustellen und die für das Melde- und Berichtswesen erforderlichen Schnittstellen und Systeme zu definieren, zu schaffen und die entsprechenden Standards einzuhalten“.[12]

13 KI und GA-Lotse

64 Das Gesundheitsamt der Stadt Frankfurt hat im Rahmen des Chatbots „Frank“ eine erste Anwendung von generativen KI-Anwendungen entwickelt und getestet. Die Anwendung ist ein Proof-of-Concept (PoC) und soll Erkenntnisse zum Einsatz von KI im Bereich der Verwaltung im Öffentlichen Gesundheitsdienst liefern.

10 Bundesärztekammer (2022).
11 Kiessling (2024).
12 Bundesministerium für Gesundheit.

Unsere Eigenentwicklung „Frank“ ist als Retrieval-Augmented Generation (RAG) Anwendung auf Basis der OpenAI ChatGPT-API konzipiert und ermöglicht die textliche Interaktion mit Verordnungen und Gesetzestexten im Bereich des Öffentlichen Gesundheitsdienstes. Übliche Fragestellungen können dabei z. B. so lauten: „In welcher Verordnung ist die Obergrenze für Radon definiert?“. „Franks“ textlicher Korpus umfasst einen Textumfang von 1.300 Textseiten in unterschiedlich gut maschinenlesbaren Ausgangsformaten (maschinenlesbare oder gescannte PDF-Dateien, Webseiten etc.). Dabei handelt es sich ausschließlich um öffentlich einsehbare und ohne Schutzrechte belegte Dokumente. 65

Es ist vorgesehen, „Frank“ an unterschiedlichen Stellen in der Software „GA-Lotse“ einzupflegen. Dabei soll die Nutzung des Chatbots für die Mitarbeitenden der GAs sowie für Bürgerinnen und Bürger möglich sein. Beispielsweise könnte „Frank“ bei Informationsanfragen, wie zum Beispiel „Wo muss ich hin, wenn ich einen COVID-Test machen möchte?“ herangezogen werden. 66

Die Anwendung hat Potential bei der Beantwortung von in natürlichem Text formulierten Fragestellungen gezeigt. Allerdings beweist die schwankende Qualität, die unterschiedliche Struktur und der geringe Stichprobenumfang der Ausgangsdaten im PoC, dass vor einem weiteren Einsatz von generativen KI-Anwendungen mehr Vorbereitung bei den Ausgangsdaten notwendig ist (Standardisierung, Kategorisierung, Klassifizierung, etc.). 67

Ein weiterer möglicher Anwendungsbereich innerhalb von „GA-Lotse“ für KI-Anwendungen liegt im Anwendungsbereich der automatischen Texterkennung OCR (Optical Character Recognition) und der anschließenden Kodierung dieser Texte für die Datenverarbeitung. Besonders mit Blick auf das Statistikmodul und den sich daraus ableitenden Prognosen könnten hier Fehler und Arbeitsaufwand mit dem Einsatz von KI reduziert und dringliche digitale Ver- und Bearbeitungsmöglichkeiten genutzt werden. 68

Bei der derzeit noch eingeschränkten Anwendung und Nutzbarkeit von KI-Applikationen beachtet das Gesundheitsamt die gängigen Empfehlungen der Behörden aus dem Bereich Datenschutz und Informationssicherheit, u. a. die Handreichungen der Datenschutzkonferenz (DSK)[13] und des Hamburgischen Beauftragten für Datenschutz und Informationssicherheit[14]. 69

14 Literatur

Bundesärztekammer (2022): Das Recht auf medizinische Versorgung muss daher staatlich organisiert werden. Online: https://www.bundesaerztekammer.de/presse/aktuelles/detail/recht-auf-medizinische-versorgung-muss-staatlich-garantiert-werden [abgerufen am 13.11.2024].

13 Orientierungshilfen der Datenschutzkonferenz.

14 Hamburgischer Beauftragter für Datenschutz und Informationssicherheit.

Bundesministerium für Gesundheit (2025): Geförderte Projekte auf dem Weg zum digitalen Gesundheitsamt. Einheitliche Software für die hessischen Gesundheitsämter (DigiLGL). Online: https://gesundheitsamt-2025.de/projekte/projektvorstellungen/einheitliche-software-fuer-die-hessischen-gesundheitsaemter [abgerufen am 18.10.2024].

Bundesministerium für Gesundheit: Pakt für den Öffentlichen Gesundheitsdienst. Online: https://www.bundesgesundheitsministerium.de/fileadmin/Dateien/3_Downloads/O/OEGD/Pakt_fuer_den_OEGD.pdf [abgerufen am 13.11.2024].

Dorn, F./Fuest, C. (2021): Next Generation EU: Chancen und Risiken des europäischen Fonds für die wirtschaftliche Erholung nach der Corona-Krise. In: Wirtschaftsdienst 101, S. 78–81.

Garbis, J./Chapman, J. W. (2024): Was ist ZeroTrust? In: Garbis, J./Chapman, J. W. (Hrsg.): Zero Trust Sicherheit. Ein Leitfaden für Unternehmen. Berkeley: Apress.

Gesundheitsamt Frankfurt/Main in Kooperation mit dem Hessischen Ministerium für Familie, Senioren, Sport, Gesundheit und Pflege (2024): GA-Lotse Dokumentation. Online: https://gitlab.opencode.de/ga-lotse/ga-lotse-documentation [abgerufen am 18.10.2024].

Hamburgischer Beauftragter für Datenschutz und Informationssicherheit. Online: https://datenschutz-hamburg.de/ [abgerufen am 19.11.2024].

Kiessling, A. (2024): Die Rolle des Öffentlichen Gesundheitsdienstes im Gesundheitswesen nach der Pandemie. In: MedR 42, S. 688–697.

OpenCoDE: Open Source Code für die öffentliche Verwaltung. Online: https://opencode.de/de [abgerufen am 18.11.2024].

Orientierungshilfen der Datenschutzkonferenz. Online: https://www.datenschutzkonferenz-online.de/orientierungshilfen.html [abgerufen am 19.11.2024].

Reimer, F. (2021): Das Recht auf Gesundheit, eine rechtsvergleichende Perspektive. Deutschland. Studie Oktober 2021. EPRS | Wissenschaftlicher Dienst des Europäischen Parlaments. Online: https://www.europarl.europa.eu/RegData/etudes/STUD/2021/698770/EPRS_STU(2021)698770_DE.pdf [abgerufen am 13.11.2024].

Waters, B. (2005): Software as a service: A look at the customer benefits. In: J Digit Asset Manag 1, S. 32–39.

Welter, K. (2024): Kubernetes – Das Praxisbuch für Entwickler und DevOps-Teams. Modernes Deployment für Container-Infrastrukturen. Bonn: Rheinwerk.

Wiemschulte, J. (2023): Öffentliches Gesundheitswesen. Berlin: Springer.

Stichwortverzeichnis

Herausgeber- und Autorenverzeichnis

Die Herausgeber

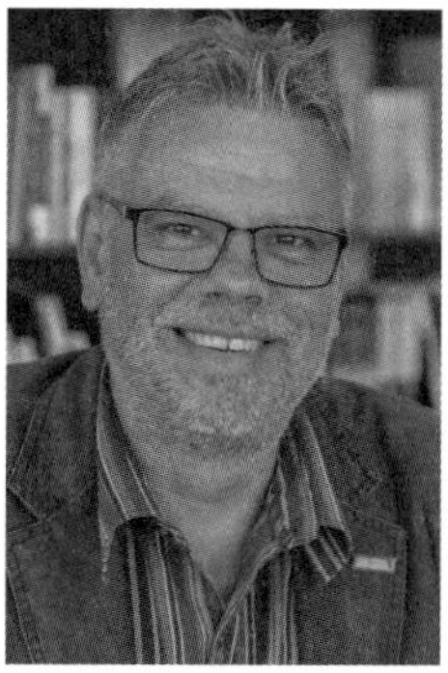

© Bild: TU Braunschweig

Prof. Dr. Thomas M. Deserno

Prof. Dr. rer. nat. Dipl.-Ing. Thomas M. Deserno ist Geschäftsführender Direktor und Leiter des Standortes Braunschweig des Peter L. Reichertz Instituts für Medizinische Informatik der TU Braunschweig und der Medizinischen Hochschule Hannover. Er ist Professor für Medizinische Informatik am Department Informatik der TU Braunschweig, kooptiertes Mitglied des Lehrkörpers der Medizinischen Hochschule Hannover und stellvertretender Leiter der Präsidiumskommission Ethik der Fachgesellschaft GMDS. 2022–2024 war er Präsident der European Federation for Medical Informatics (EFMI) und ist 2025–2026 Vice President Europe der International Medical Informatics Association (IMIA). Er ist Fellow der International Academy of Health Sciences Informatics (IAHSI).
E-Mail: thomas.deserno@plri.de

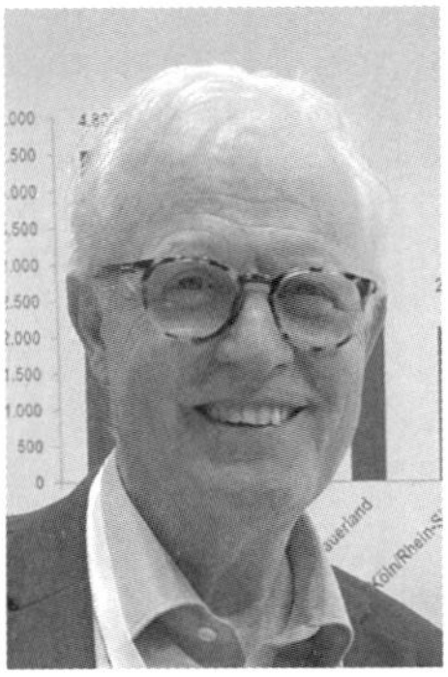

© Bild: privat

Prof. Dr. Andreas J. W. Goldschmidt

Prof. Dr. med. habil. Andreas J. W. Goldschmidt ist seit 2018 Gastwissenschaftler am IASU der Goethe-Universität Frankfurt/Main und war bis 2017 langjähriger Lehrstuhlinhaber für Gesundheitsmanagement sowie geschäftsführender Leiter des International Healthcare Management Instituts an der Universität Trier; er ist Mitglied der Sozial-, Rechts- und Wirtschaftswissenschaften der Europäischen Akademie der Wissenschaft und Künste und Leiter der Präsidiumskommission Ethik der Fachgesellschaft GMDS.
E-Mail: goldschmidt@med.uni-frankfurt.de

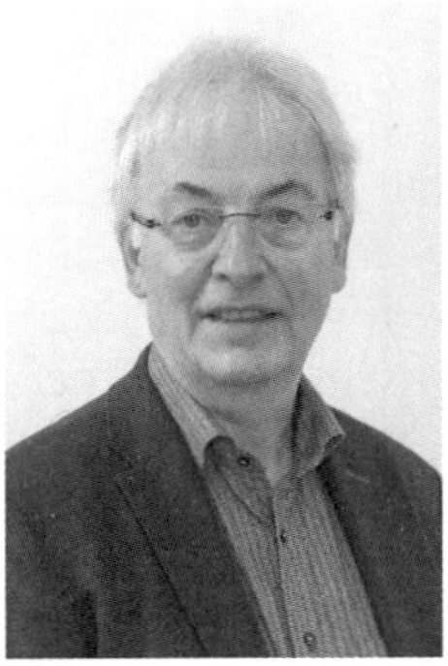

© Bild: privat

Prof. Dr. Alfred Winter

Prof. Dr. sc. hum. Alfred Winter ist kommissarischer Direktor des Institut für Medizinische Informatik, Statistik und Epidemiologie der Universität Leipzig. Er war Präsident der Fachgesellschaft GMDS und leitete die Erstellung der Ethischen Leitlinien der GMDS. In der European Federation of Medical Informatics (EFMI) war er acht Jahre Secretary. Er leitet in Leipzig den Master-Studiengang Medizininformatik und forscht auf dem Gebiet des Managements von Gesundheitsinformationssystemen.
E-Mail: alfred.winter@imise.uni-leipzig.de

Die Autoren

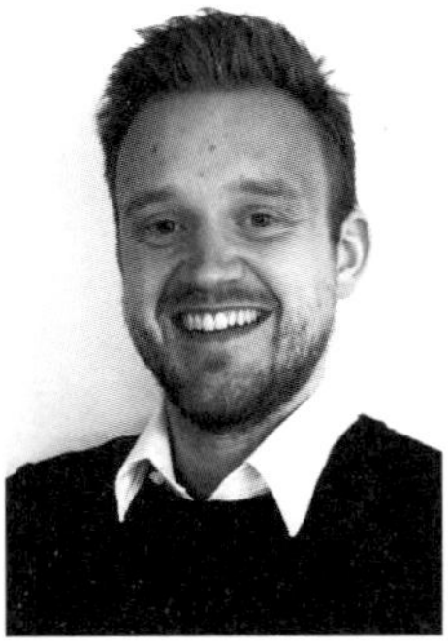

© Bild: privat

Timo Apfelbacher

Timo Apfelbacher ist Wissenschaftlicher Mitarbeiter am Lehrstuhl für Medizinische Informatik der Friedrich-Alexander-Universität Erlangen-Nürnberg und arbeitet in den Projekten „Perspektiven des Einsatzes und Akzeptanz Künstlicher Intelligenz in der Versorgung (PEAK)“ sowie „Open Medical Inference (OMI)“.

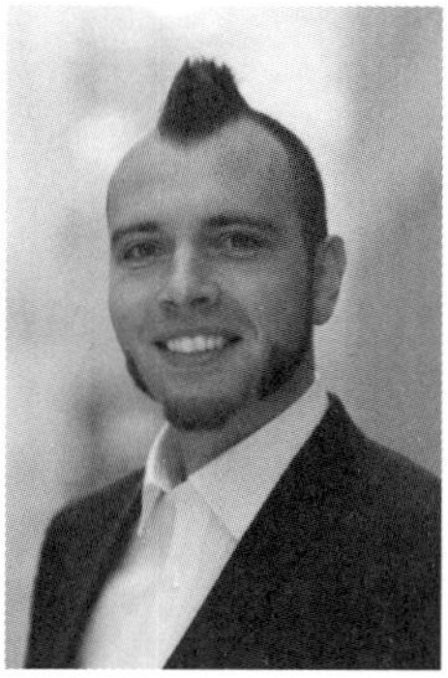

© Bild: Borchers & Kollegen Managementberatung GmbH

Prof. Dr. Jan Appel

Jan Appel ist Professor für Wirtschaftsinformatik an der IU in Münster und Partner bei der Borchers & Kollegen Management Beratung GmbH. Nach Universitätsabschlüssen in Mathematik, BWL, VWL und Informatik leitete er zunächst den Research-Bereich bei einer mittelgroßen Wirtschaftsprüfungsgesellschaft. Seit einem halben Jahrzehnt berät er rund um die Digitalisierung im Gesundheitswesen. Seine Schwerpunkte liegen vor allem im Bereich von Plattformstrategien, Digitalisierung und KI.

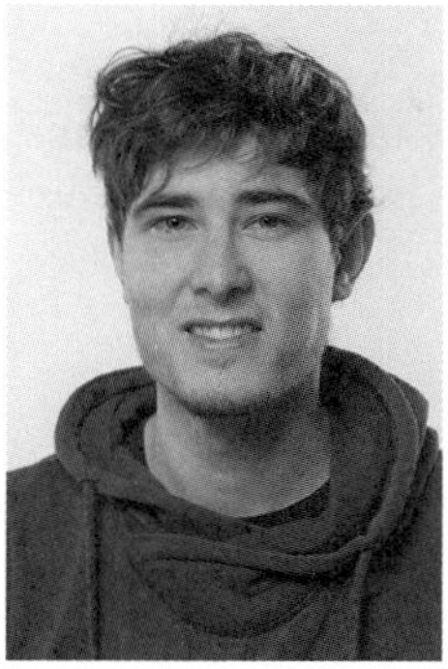

© Bild: Universitätsmedizin Göttingen

Nils H. Beyer, M.Sc.

Nils Beyer ist als wissenschaftlicher Mitarbeiter am Institut für Medizinische Informatik der Universitätsmedizin Göttingen (UMG) tätig. Zuvor war er am Max-Planck-Institut für Dynamik und Selbstorganisation in Göttingen. Derzeit arbeitet er am FAIR Data Management für die klinische Forschergruppe 5002 zum Pankreaskarzinom und im Projekt FAIrPaCT – einem Framework für föderierte künstliche Intelligenz zur Optimierung der Behandlung von Bauchspeicheldrüsenkrebs.

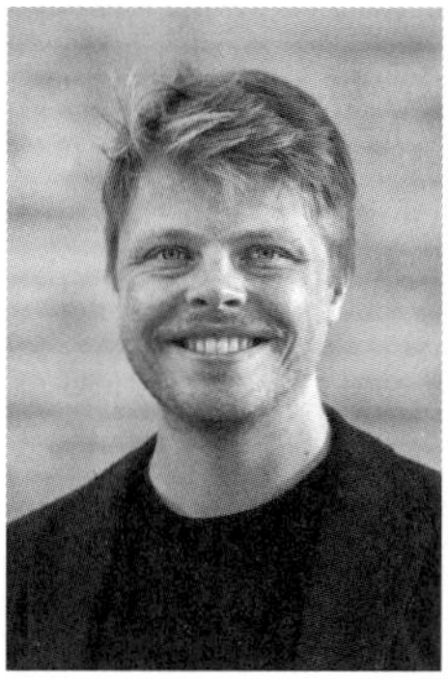

© Bild: privat

Jonas Bienzeisler

Jonas Bienzeisler war 2018 Wissenschaftlicher Mitarbeiter an der Carl von Ossietzky Universität Oldenburg und ist seit 2019 am Institut für Medizinische Informatik der Uniklinik RWTH Aachen tätig. Er leitet die AG Research Infrastructure und koordiniert die IT-Infrastruktur des AKTIN-Notaufnahmeregisters. Zudem ist er Mitglied der AG Datenschutz der TMF sowie der Sektion Notfalldokumentation der DIVI. Sein Forschungsschwerpunkt liegt auf der Entwicklung datengetriebener Ansätze zur Verbesserung der medizinischen Versorgung. Darüber hinaus engagiert er sich in der Präsidiumskommission Nachwuchs der GMDS.

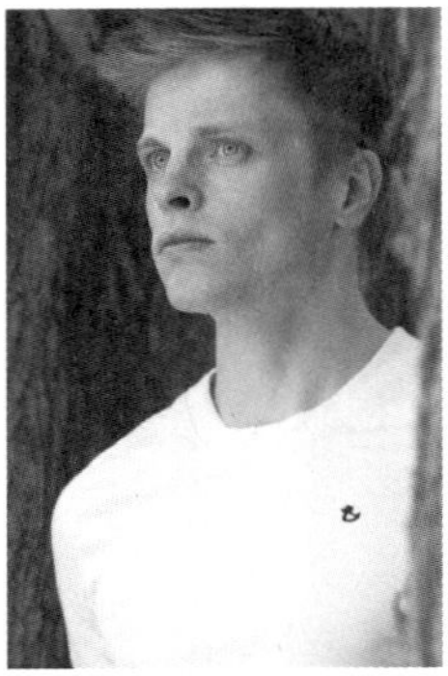

© Bild: privat

Nils Bienzeisler

Nils Bienzeisler ist Wissenschaftlicher Mitarbeiter am Department für Wissenschaftskommunikation des Karlsruher Instituts für Technologie. Seine Forschungsschwerpunkte umfassen unter anderem die Politisierung von Wissenschaftskommunikation und die Rolle von Forschenden in öffentlichen Kontroversen.

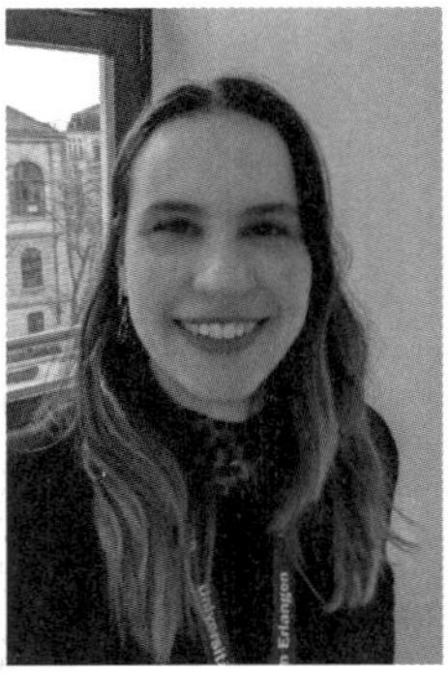

© Bild: privat

Dr. Annika Clarner

Dr. Annika Clarner ist seit 2017 Referentin am Bayerischen Staatsministerium für Gesundheit, Pflege und Prävention (BayStMGP). Seit 2023 ist sie ans Universitätsklinikum Erlangen abgeordnet und als Referentin des Chief Information Officer tätig.

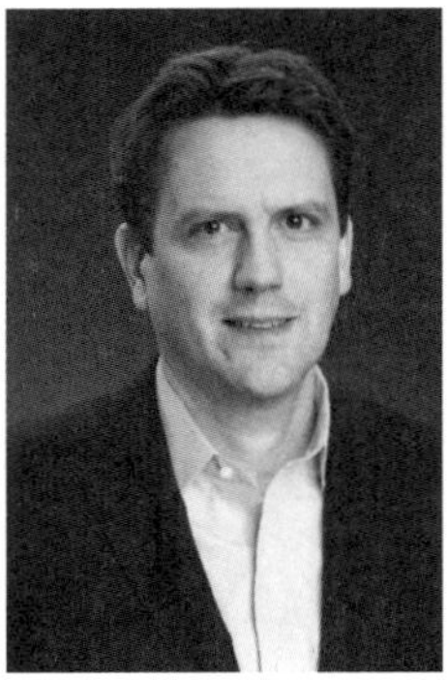

© Bild: ID GmbH & Co. KGaA

Dr. Daniel Diekmann

Dr. med. Daniel Diekmann studierte von 1996 bis 2002 Humanmedizin an der Charité. Im Anschluss absolvierte er von 2002 bis 2003 sein AiP an der Abteilung für Dermatologie der Charité. Seine berufliche Laufbahn begann Dr. Diekmann 2004 im Bereich Produkt- und Projektmanagement bei der ID GmbH. Ab 2005 war er Geschäftsführer der ID GmbH und ab 2007 der Geschäftsführung der ID GmbH & Co. KGaA. Im Jahr 2014 promovierte er mit der Arbeit „DV-gestützte Dokumentation im Evangelischen Geriatrie-Zentrum Berlin (EGZB) – Analyse-Ergebnisse-Verbesserungen". Dr. Diekmann engagiert sich zudem in verschiedenen Gremien. Seit 2018 ist er stellvertretender Vorstandsvorsitzender der Friedrich-Wingert-Stiftung. Von 2013 bis 2019 leitete er die AG Arzneimittelverordnung und -therapiesicherheit beim bvitg.

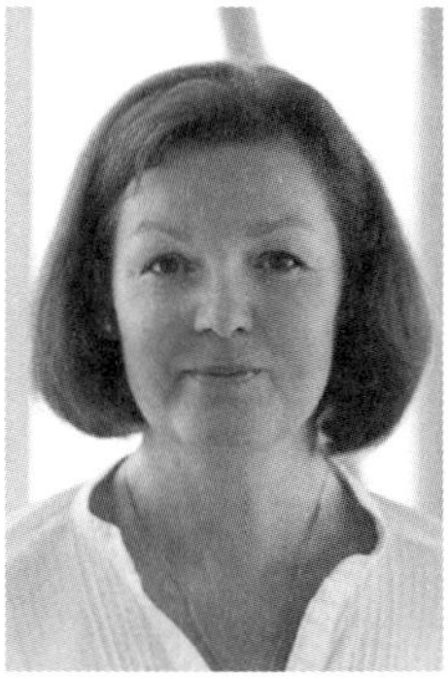

© Bild: Sarah Kossmann

Dr. Susanne Drynda

Dr. rer. nat. Susanne Drynda hat Biochemie an der Universität Leipzig studiert. Nach langjähriger Tätigkeit in der klinisch-experimentellen Forschung ist sie als wissenschaftliche Mitarbeiterin am Institut für Public Health in der Akutmedizin (IPHAM) Universitätsmedizin Magdeburg tätig.

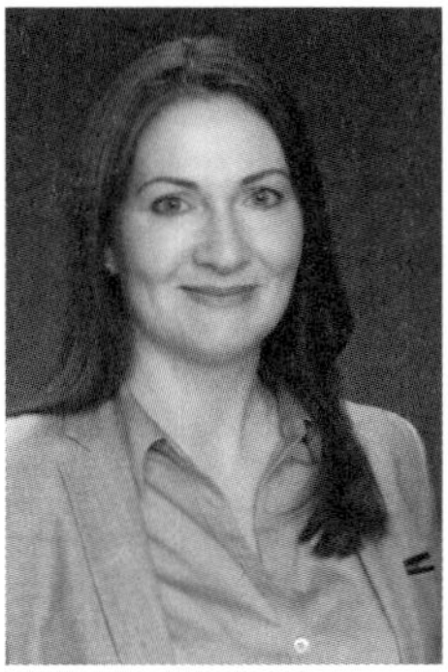

© Bild: ID GmbH & Co. KGaA

Dr. Juliane Eidenschink

Dr. rer. nat. Juliane Eidenschink hat Pharmazie an der Freien Universität Berlin und der Universität Greifswald studiert und arbeitet derzeit bei der ID GmbH & Co. KGaA. Sie ist Produktmanagerin für die Software ID MEDICS®, welche den elektronischen Medikationsprozess im Krankenhaus abbildet. Berufsbegleitend hat sie die Weiterbildung zur Fachapothekerin für Arzneimittelinformation abgeschlossen und ist darüber hinaus Leitungs-Mitglied der AG Medikation des bvitg.

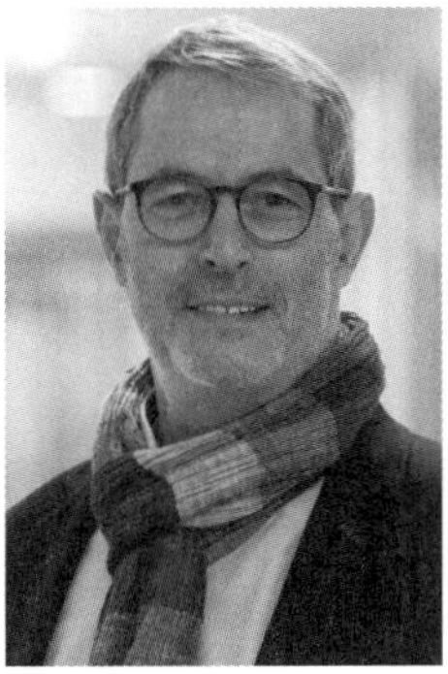

© Bild: Klinikum Darmstadt GmbH

Gerhard Ertl, M.Sc.

Gerhard Ertl ist Leiter und strategischer CIO (Chief Information Officer) der Abteilung Informations-, Medizin- und Telekommunikationstechnik des Klinikums Darmstadt GmbH. Er arbeitet seit 1991 in unterschiedlichen Kliniken/-ketten sowie Maximalversorgern in verantwortlicher Position als strategischer CIO. Er ist ausgezeichneter Experte für Business-IT-Alignment: „Im Verband „GuiG". Zudem ist er Honorardozent an der SRH mobile-university sowie unterschiedlichen Gesundheitsschulen/-einrichtungen. Seit 2000 ist er freier Berater für Digitale Versorgungsprozesse in Gesundheitseinrichtungen.

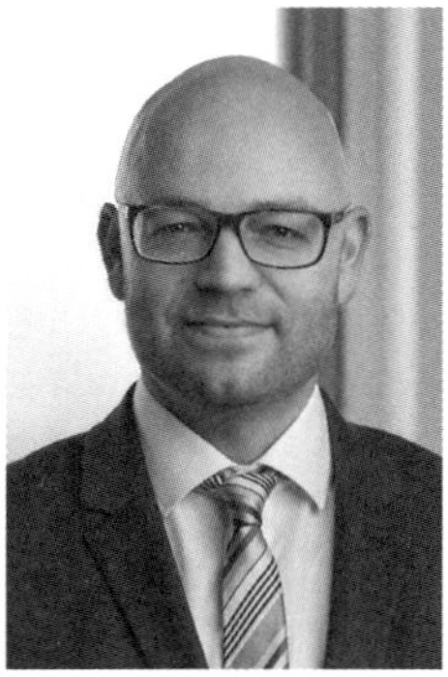

© Bild: Medizinischer Dienst Hessen

Steffen Euler

Steffen Euler ist studierter Diplom-Politologe und absolvierte berufsbegleitend ein Master of Business in nachhaltiger Unternehmensentwicklung. Seine berufliche Laufbahn begann er 2008 als Vorstandsassistent bei der Johannesstift Diakonie gAG in Berlin. Von 2011 bis 2013 war er als Teamleiter für Organisation, IT und Qualitätsmanagement im Martin-Luther-Krankenhaus Berlin tätig, bevor er dort die Rolle des Verwaltungsleiters und Prokuristen übernahm, die er bis Juli 2022 innehatte. Seither ist er stellvertretender Vorstandsvorsitzender des Medizinischen Dienstes Hessen und verantwortet den Bereich der Gesetzlichen Krankenversicherung sowie u. a. die Schwerpunkte digitale Transformation und Prozessmanagement.

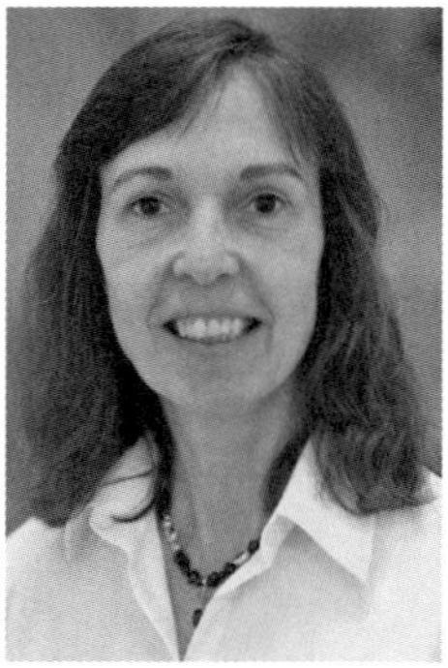

© Bild: privat

Dr. Birgit J. Gerecke, M.A.

Dr. med. Birgit Gerecke ist Ärztin für Innere Medizin und Kardiologie. Sie studierte Humanmedizin an der Universität Münster, vormals Westfälische Wilhelms Universität, und begann ihre Weiterbildung als wissenschaftliche Assistentin dort in der Medizinischen Klinik und Poliklinik C – Kardiologie. Sie arbeitete als leitende Oberärztin mehr als 20 Jahre im Klinikum Wolfsburg. Während ihrer Zeit in einer kardiologischen Praxis in Peine absolvierte sie erfolgreich den weiterbildenden Masterstudiengang Medizinethik an der Universitätsmedizin Mainz. Seit 2018 ist sie als Oberärztin am Herzzentrum der Universitätsmedizin Göttingen, als Kardiologin in der Klinik für Herz-, Thorax- und Gefäßchirurgie tätig. Seit mehr als 25 Jahren hat sie einen Lehrauftrag am Peter L. Reichertz Institut für Medizinische Informatik der TU Braunschweig. Sie ist aktives Mitglied der Präsidiumskommission Ethik der Fachgesellschaft GMDS.

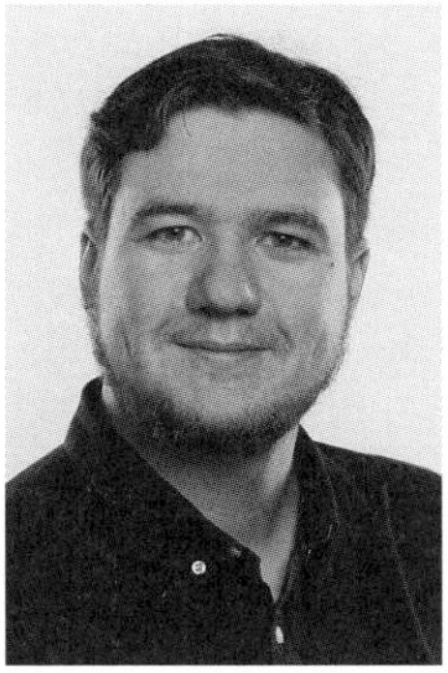

© Bild: Universitätsmedizin Göttingen

Dr. Jonas Hügel

Dr. rer. nat. Jonas Hügel ist Wissenschaftlicher Mitarbeiter und PostDoc am Institut für Medizinische Informatik der Universitätsmedizin Göttingen. Nach einem Studium der angewandten Informatik mit dem Schwerpunkt Medizinische Informatik im Bachelor, sowie Computer Science (Applied System Engineering) im Master in Göttingen, schrieb er seine Masterarbeit am Max-Planck-Institut für Biophysikalische Chemie in der Gruppe für Computional Biology. Im Rahmen seiner anschließenden Promotion war er ein halbes Jahr Gastwissenschaftler in Boston in der Clinical Augmented Inteligence Group am Massachusetts General Hospital (Harvard Medical Teaching Hospital). Dr. Hügel forscht zu temporaler Patientenähnlichkeit in Patienten mit Krebserkrankungen, sowie Post-COVID. Hierfür beschäftigt er sich auch ausführlich mit Data-Engineering und Provenance in den Forschungsprojekten der Arbeitsgruppe.

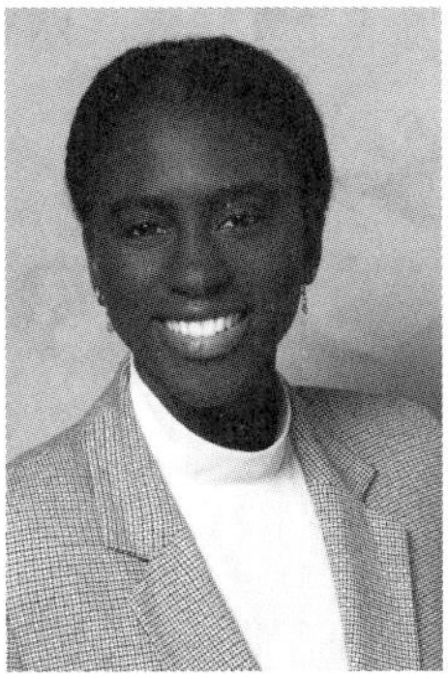

© Bild: privat

Majula Jaiteh

Majula Jaiteh ist Wissenschaftliche Mitarbeiterin bei Taylor Wessing im Life Sciences und Healthcare-Bereich. Sie arbeitet hier zu regulatorischen Fragestellungen im Kontext digitaler Technologien. Als Diplomjuristin hat sie ihren Schwerpunkt im Medizin- und Gesundheitsrecht an der Universität Mannheim abgeschlossen.

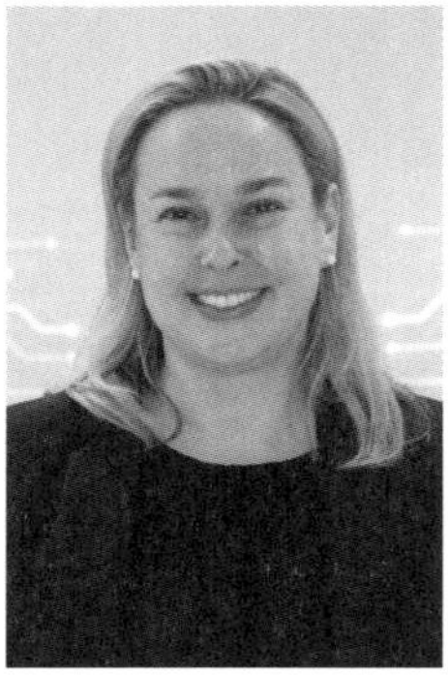

© Bild: Gesundheitsamt Stadt Frankfurt am Main

Stefanie Kaulich

Stefanie Kaulich leitet seit 2022 im Gesundheitsamt Frankfurt am Main als Hauptverantwortliche das Projekt „GA-Lotse" und seit April 2024 die neu gegründete Abteilung „Digitale Zukunft, IT und strategische Planung". Die Betriebswirtin war vor ihrer Tätigkeit im Gesundheitsamt Frankfurt am Main über 20 Jahre erfolgreich in der freien Wirtschaft mit einer eigenen Unternehmensberatung tätig.

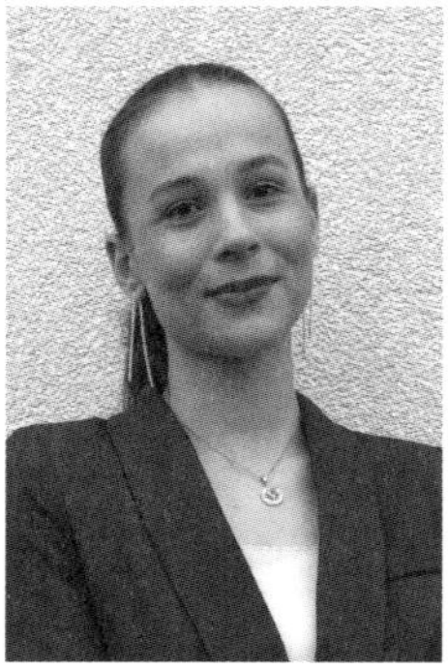

© Bild: privat

Sude Eda Koçman

Sude Eda Koçman ist Wissenschaftliche Mitarbeiterin am Lehrstuhl für Medizinische Informatik der Friedrich-Alexander-Universität Erlangen-Nürnberg und arbeitet in den Projekten „Perspektiven des Einsatzes und Akzeptanz Künstlicher Intelligenz in der Versorgung (PEAK)" sowie „Open Medical Inference (OMI)".

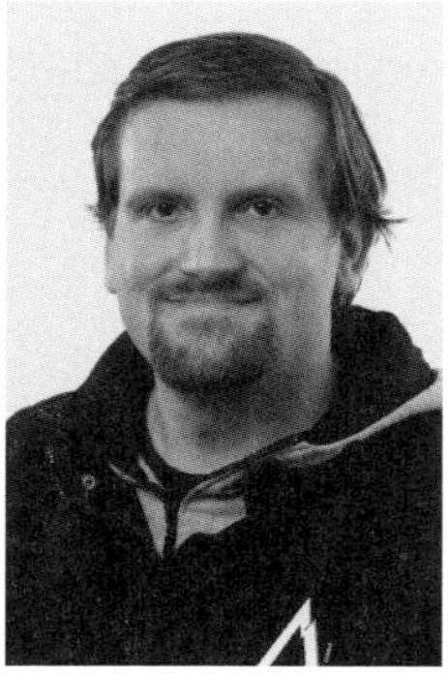

© Bild: Universitätsmedizin Göttingen

Dr. Robert Kossen

Dr. rer. nat. Robert Kossen ist promovierter Neurobiologe, zertifizierter Project Management Associate und seit 2020 als Daten- und Projektmanager am Institut für Medizinische Informatik der Universitätsmedizin Göttingen (UMG) tätig. In dieser Rolle koordiniert und unterstützt er bei Entwicklungen und Implementierungen im Forschungsdatenmanagement, insbesondere im Kontext größer Forschungsverbünde, sowohl in der klinischen als auch in der Grundlagenforschung.

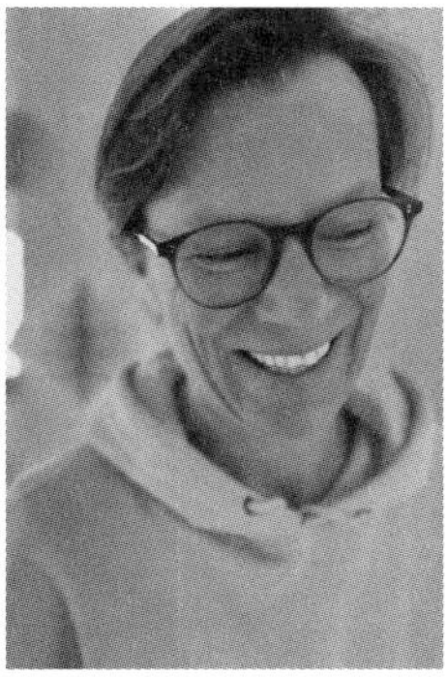

© Bild: privat

Dr. Julia Krumme

Dr. Julia Krumme ist wissenschaftliche Mitarbeiterin an der Technischen Hochschule Augsburg und Leiterin des Digitalisierungskollegs THA_digileg. Sie arbeitet an der Schnittstelle von angewandter Ethik, politischer Philosophie und Designtheorie und forscht zur Ethik der Digitalisierung.

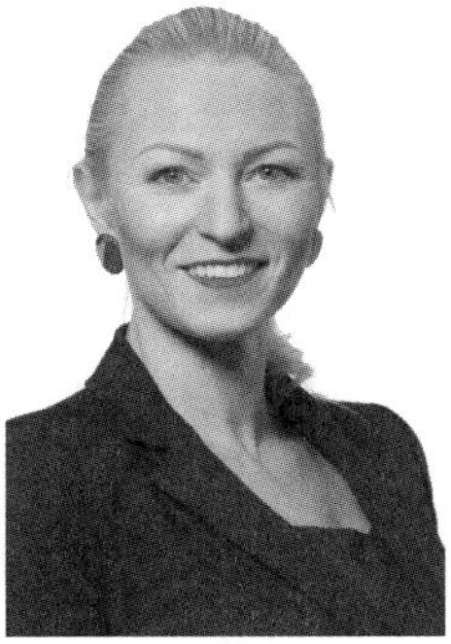

© Bild: privat

Karolina Lange-Kulmann, LL.M. (Medizinrecht)

Karolina Lange-Kulmann ist auf die Rechtsberatung im Gesundheitswesen spezialisiert und versteht sich als kreative Wegbereiterin der Vorhaben ihrer Mandanten. Schwerpunkte ihrer Tätigkeit liegen im Aufbau von MVZ-Gruppen (buy & build), bei großvolumigen Transaktionen im Gesundheitssektor, bei der Gründung, Zulassung und Dauerberatung von großen Praxen, MVZ und anderen Gesundheitseinrichtungen, sowie bei Beratung von Businessmodellen im Gesundheitsbereich und der Fortentwicklung und Digitalisierung der Medizin. Zu ihren Mandanten zählen neben namhaften Investoren und bedeutenden Leistungserbringern auch Unternehmen aus dem Bereich Digital Health. Karolina Lange-Kulmann hält Lehraufträge an der Heinrich Heine Universität Düsseldorf im Fach Rechtswissenschaften/Medizinrecht und Digital Health, an der Hochschule Aalen im Gesundheitsrecht und bei der AS Akademie für freiberufliche Selbstverwaltung bei der Bundeszahnärztekammer.

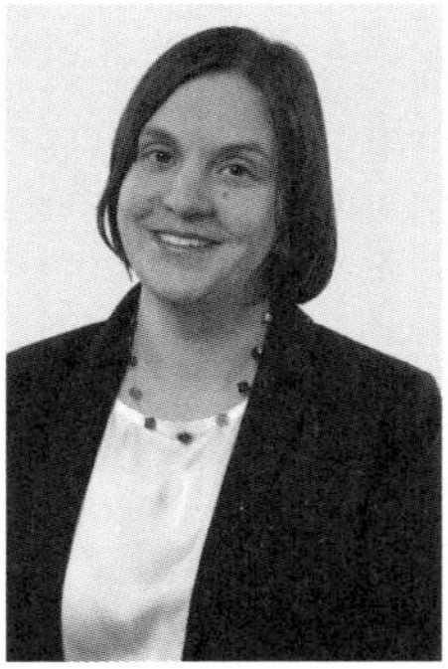

© Bild: Universitätsmedizin Göttingen

Alessandra Kuntz, M.A.

Alessandra Kuntz ist Soziologin mit Schwerpunkt quantitative Methoden und arbeitet als Wissenschaftliche Mitarbeiterin am Institut für Medizinische Informatik der Universitätsmedizin Göttingen (UMG). Sie wirkt in verschiedenen Projekten der medizinischen Forschungsdateninfrastruktur mit, darunter die „National Research Data Infrastructure for Personal Health Data (NFDI4Health)", die „Data Linkage Alliance (DALIA)" und das „Nationale Metadata Repository (NMDR)". Als Mitglied der TMF – Technologie- und Methodenplattform für die vernetzte medizinische Forschung e. V. bringt sie ihre Expertise in der Arbeitsgruppe Datenschutz ein. Im Kontext der Nationalen Forschungsdateninfrastruktur (NFDI) engagiert sie sich in den Sektionen ELSA und EduTrain.

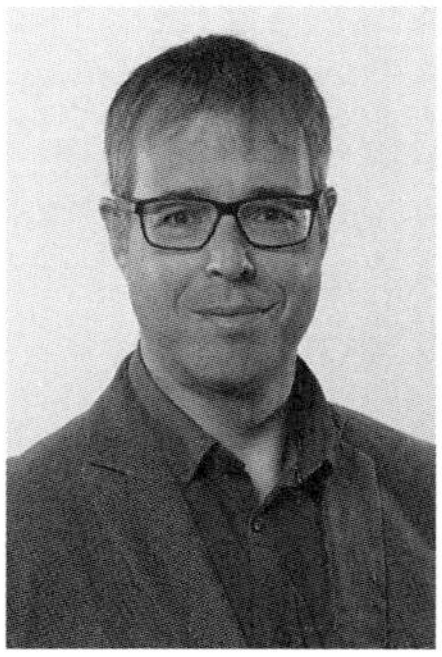

© Bild: Universitätsmedizin Göttingen

Dr. Harald Kusch

Dr. rer. nat. Harald Kusch ist seit 2014 als Datenmanager für Forschungsdatenmanagement-Themen am Institut für Medizinische Informatik der Universitätsmedizin Göttingen (UMG) tätig. Seit 2015 ist er Mitglied im Lenkungsausschuss der Göttingen eResearch Alliance. Um UMG-Wissenschaftler in Konzepten des modernen Datenmanagements und eResearch zu schulen, organisiert er regelmäßig Informationsveranstaltungen, Tutorien und Workshops.

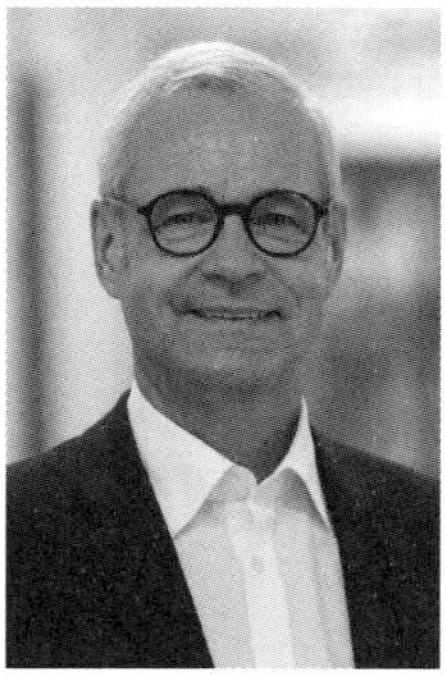

© Bild: Klinikum Darmstadt GmbH

Clemens Maurer

Clemens Maurer ist seit 2013 Geschäftsführer der Klinikum Darmstadt GmbH und Sprecher der Geschäftsführung. Maurer ist Vorstandsmitglied der Allianz der Kommunalen Großkrankenhäuser, der Hessischen Krankenhausgesellschaft e. V. und des Klinikverbunds Hessen e. V.

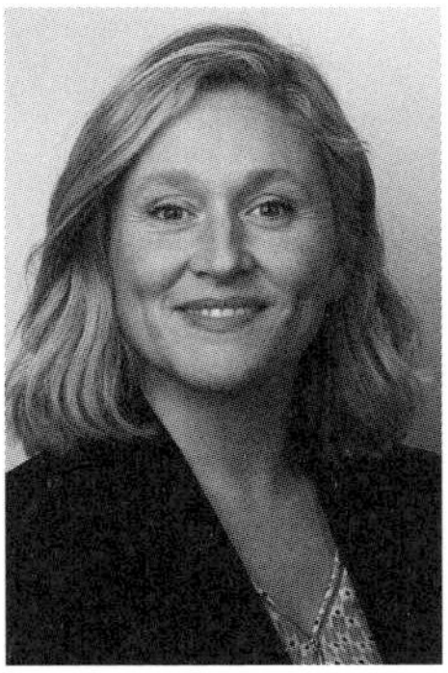

© Bild: privat

Dr. Anna Moreno, M.mel.

Dr. iur. Anna Moreno, M.mel. ist Juristin und Medizinethikerin mit den Forschungsschwerpunkten: Digitalisierung im Gesundheitswesen, insbesondere Fragen der Digitalen Ethik, der Schaffung der Interoperabilität im Gesundheitswesen und des Einsatzes von KI in Klinischer Forschung und Versorgungspraxis. Sie ist Gründungsmitglied der Young Ethics Experts sowie Mitglied des Aktionsbündnisses Patientensicherheit e. V., Leiterin/Wissenschaftliche Referentin der Geschäftsstelle des Arbeitskreises Medizinischer Ethik-Kommissionen in der Bundesrepublik Deutschland e. V. (AKEK).

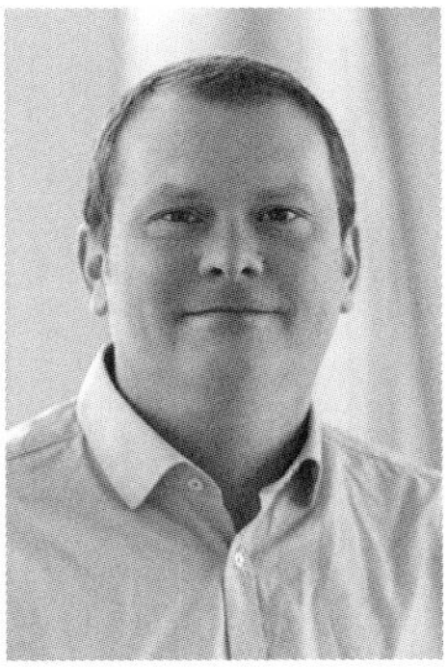

© Bild: privat

Ronny Otto, B.Sc.

Ronny Otto studierte Statistik mit dem Schwerpunkt medizinische Statistik. Seit 2012 beschäftigt er sich mit der Erfassung und Analyse der Qualität chirurgischer Behandlungen bei Patienten mit definierten Tracer-Diagnosen unter Alltagsbedingungen der klinischen Versorgung. Seit 2018 ist er wissenschaftlicher Mitarbeiter in der AG Register- und Versorgungsforschung in der Notfallmedizin an der Klinik für Unfallchirurgie der Otto-von-Guericke-Universität Magdeburg. Er leitet das Trusted Data Analytics Center des AKTIN-Notaufnahmeregisters und ist Mitglied der Sektion Notfalldokumentation der DIVI.

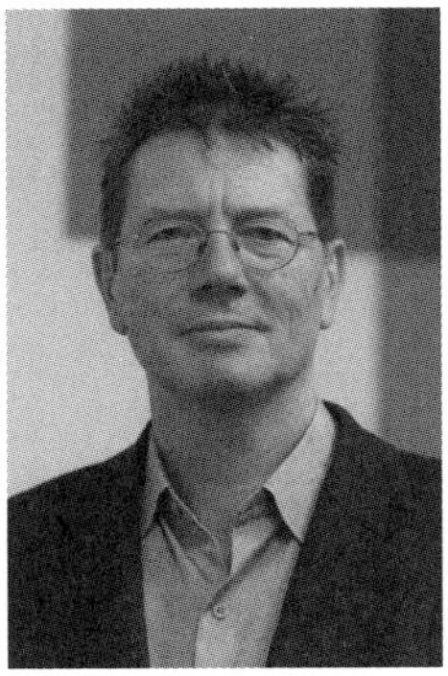

© Bild: Michael Rabenstein, Universitätsklinikum Erlangen

Prof. Dr. Hans-Ulrich Prokosch

Prof. Dr. Hans-Ulrich Prokosch ist seit 2003 Lehrstuhlinhaber für Medizinische Informatik der Friedrich-Alexander-Universität Erlangen-Nürnberg. Bis 2023 war er parallel dazu auch als Chief Information Officer des Universitätsklinikums Erlangen für die strategische IT-Entwicklung am Universitätsklinikum Erlangen verantwortlich. Er ist 1. Vizepräsident der Deutschen Gesellschaft für Medizinische Informatik, Biometrie und Epidemiologie (GMDS e. V.) und Konsortialleiter des MIRACUM-Konsortiums im Rahmen der BMBF-geförderten Medizininformatik-Initiative.

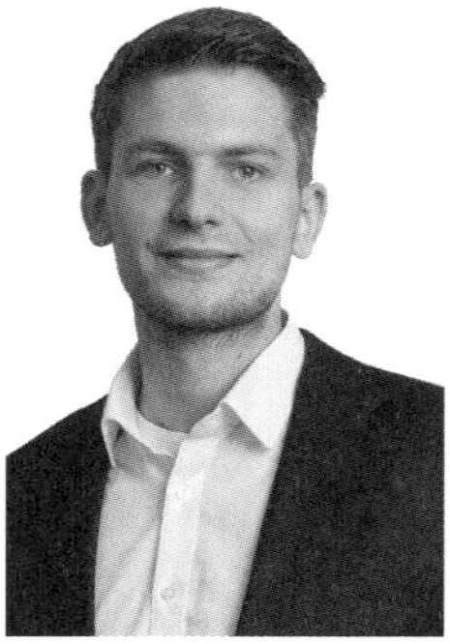

© Bild: Taylor Wessing Partnerschaftsgesellschaft mbB

Julian Pusch

Julian Pusch ist wissenschaftlicher Mitarbeiter bei Taylor Wessing im Bereich IT- und Datenschutzrecht und Doktorand an der Universität Osnabrück. Er arbeitet zu datenschutzrechtlichen und technikregulatorischen Fragen der Digitalisierung im Life Sciences und Healthcare-Bereich.

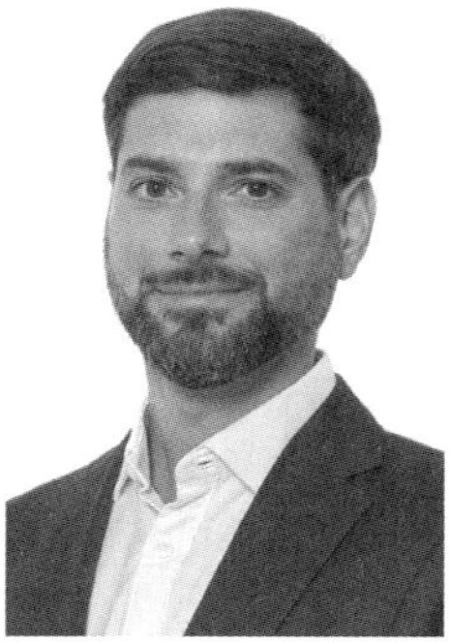

© Bild: Taylor Wessing Partnerschaftsgesellschaft mbB

Thanos Rammos

Thanos Rammos ist Tech-Partner mit Schwerpunkt auf IT- und Datenschutzrecht im Life Sciences und Healthcare-Bereich. Er ist Co-Head der internationalen Praxisgruppe Technology, Content and Data. Er berät seit 2011 Unternehmen zu komplexen Fragen, einschließlich zum Einsatz von Big Data und KI.

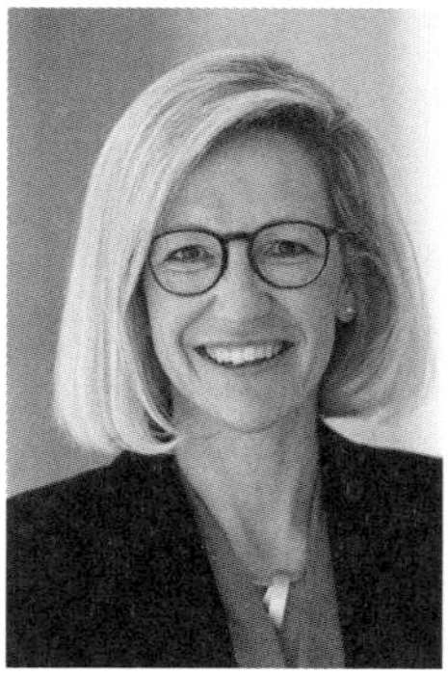

© Bild: Stefan Straube, Universitätsklinikum Leipzig

Dr. Alexandra Ramshorn-Zimmer, MHBA

Dr. med. Alexandra Ramshorn-Zimmer, MHBA, studierte an der Universität Leipzig sowie an der Albert-Ludwigs-Universität Freiburg Humanmedizin sowie an der Friedrich-Alexander-Universität Erlangen-Nürnberg im Masterstudiengang „Master of Health Business Administration". Von 2006 bis 2023 war sie als Ärztin mit den Schwerpunkten Akut-, Notfall- und Intensivmedizin tätig und leitet seit 2023 die Abteilung für Klinisches Prozessmanagement am Universitätsklinikum Leipzig. Hier verantwortet sie die Umsetzung zahlreicher Digitalisierungsprojekte in der klinischen Praxis. Als Koordinatorin des DIVI-Science Net der DIVI e. V. gestaltet sie eine integrative Plattform für fachgebiets- und professionsübergreifende Forschung im Bereich der prä- und innerklinischen Notfallmedizin sowie Intensivmedizin.

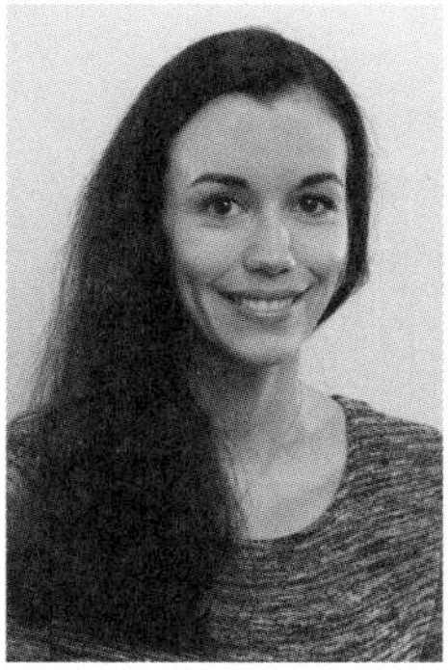

© Bild: Universitätsmedizin Göttingen

Sophia Rheinländer, M.Sc.

Sophia Rheinländer ist Medizininformatikerin und arbeitet als Wissenschaftliche Mitarbeiterin am Institut für Medizinische Informatik der Universitätsmedizin Göttingen. Sie ist Teil der Arbeitsgruppe Translationale Verbundforschung und engagiert sich im Projekt „Framework für föderierte künstliche Intelligenz zur Optimierung der Behandlung von Bauchspeicheldrüsenkrebs (FAIrPaCT)“ sowie in der Klinischen Forschergruppe „KFO 5002: Charakterisierung und Targeting der Genomdynamik für eine Subtyp-spezifische Therapie des Pankreaskarzinoms“.

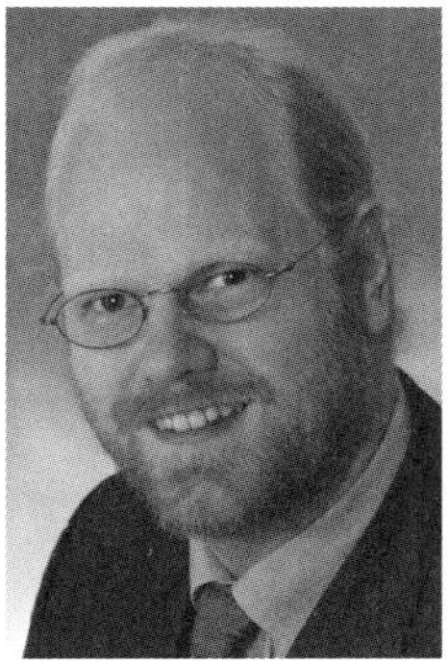

© Bild: privat

Prof. Dr. Rainer Röhrig

Prof. Dr. Rainer Röhrig ist seit 2019 ist Professor für Medizinische Informatik und Direktor des Instituts für Medizinische Informatik am Uniklinikum RWTH Aachen. Er ist Vorstandsvorsitzender der TMF – Technologie und Methodenplattform für die vernetzte Medizinische Forschung e. V., engagiert sich in der Deutschen Gesellschaft für Medizinische Informatik, Biometrie und Epidemiologie e. V. und in der Deutschen Interdisziplinären Vereinigung für Intensiv- und Notfallmedizin e. V. (DIVI). Er ist einer der Initiatoren und Gründer von AKTIN.

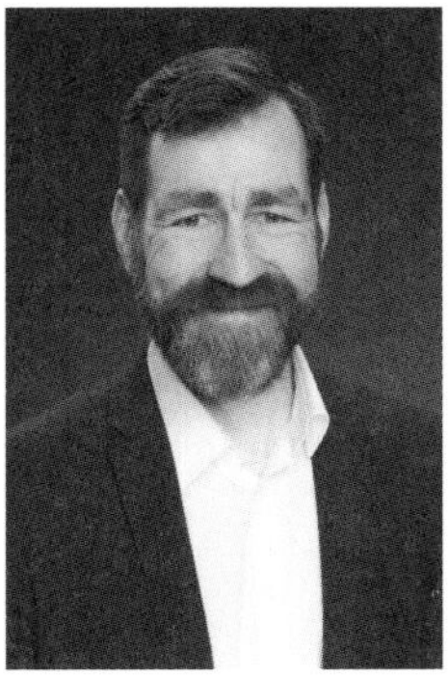

© Bild: ID GmbH & Co. KGaA

Dr. André Sander

Dr. rer. medic. André Sander studierte an der TU Ilmenau Medizininformatik und promovierte an der Charité im Bereich Medizinwissenschaften. Er beschäftigt sich seit vielen Jahren mit medizinischen Terminologien und Ontologien. Bei der ID ist er als CTO verantwortlich für moderne Softwarearchitekturen und leitet die Softwareentwicklung. Er ist darüber hinaus Leitungs-Mitglied der AG InterOp des bvitg.

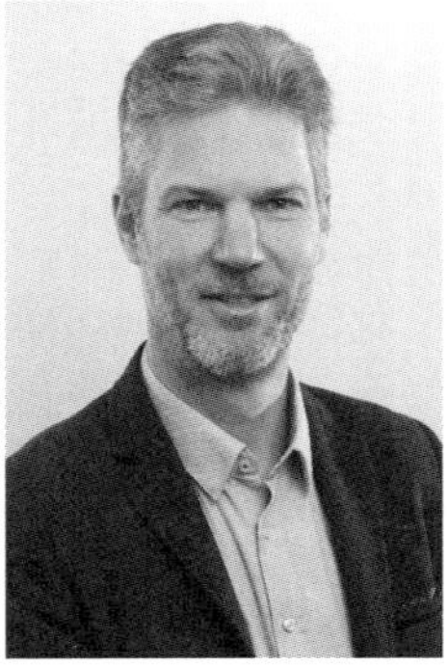

© Bild: Universitätsmedizin Göttingen

Prof. Dr. Ulrich Sax

Prof. Dr. rer. nat. Ulrich Sax ist Medizininformatiker mit umfangreicher Erfahrung in der biomedizinischen Informatik. Promotion an der Georg-August-Universität Göttingen, danach Postdoctoral Research Fellow am Children's Hospital Informatics Program der Harvard-MIT Division of Health Sciences & Technology in Boston, MA, USA. Neben GMDS und TMF engagiert er sich in der Nationalen Forschungsdateninfrastruktur (NFDI), insbesondere im Projekt NFDI4Health, in der Sektion ELSA und der Sektion Edutrain. Seine Forschungsinteressen umfassen Datenschutz und Informationssicherheit, elektronische Patientenakten in der translationalen Forschung sowie den Umgang mit genomischen Daten in der biomedizinischen Forschung im Europäischen Kontext. Prof. Sax setzt sich außerdem für die Ausbildung des wissenschaftlichen Nachwuchses in der Biomedizinischen Informatik ein.

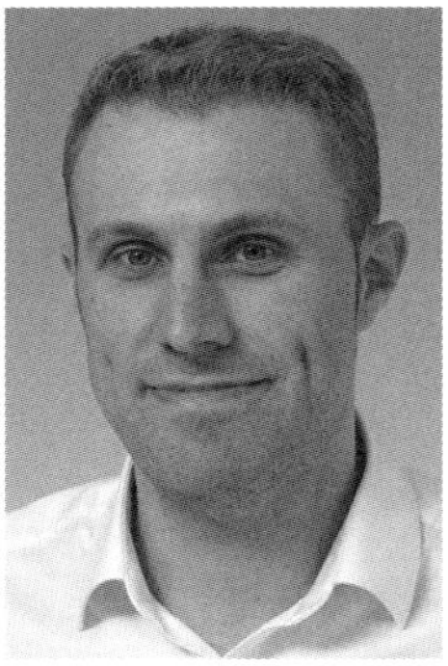

© Bild: Goethe-Universität Frankfurt

Prof. Dr. Jannik Schaaf

Prof. Dr. rer. med. Jannik Schaaf ist Professor für Digital Health im Anwendungsfeld chronische und seltene Erkrankungen am Institut für Medizininformatik der Johann Wolfgang Goethe-Universität und der Universitätsmedizin Frankfurt. Er leitet den dortigen Forschungsbereich Digital Health und Künstliche Intelligenz, mit dem Fokus auf dem Nutzen und nutzerzentrierten Gestaltung von Digital Health Applikationen. Prof. Schaaf ist außerdem Senior Editorial Board Member im Journal BMC Digital Health, Mitglied der Unterarbeitsgruppe Digitalisierung im Kontext des Nationalen Aktionsbündnisses für Menschen mit Seltenen Erkrankungen und Mitglied der Arbeitsgruppe Citizen Science in der Medizin und Gesundheitsforschung.

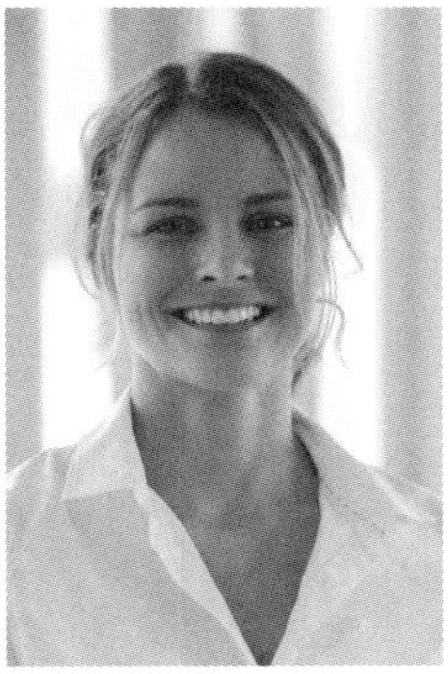

© Bild: Sarah Kossmann/UMMD

Dr. Wiebke Schirrmeister

Dr. rer. nat. Wiebke Schirrmeister studierte Biologie und Neurobiologie in Potsdam und Magdeburg. Sie ist Senior Projektmanagerin und Wissenschaftskoordinatorin an der Universitätsmedizin Magdeburg. Seit 2017 leitet Dr. Schirrmeister die Projekte des AKTIN-Notaufnahmeregisters und seit 2022 die Geschäftsstelle des Vereins AKTIN e. V. Sie ist Mitglied der Sektion Notfalldokumentation der DIVI.

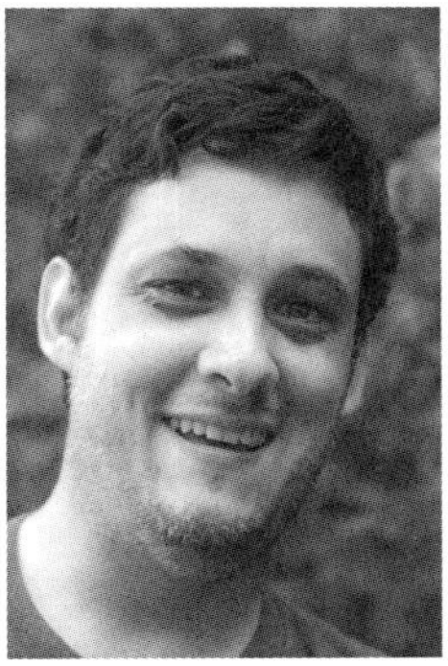

© Bild: privat

Dr. Martin Schmieder

Dr. Martin Schmieder, Diplom-Geologe, ist seit Januar 2020 Geschäftsführer der Gemeinsamen Ethikkommission der Hochschulen Bayerns (GEHBa) und wissenschaftlicher Mitarbeiter am Institut DigiHealth der Hochschule Neu-Ulm.

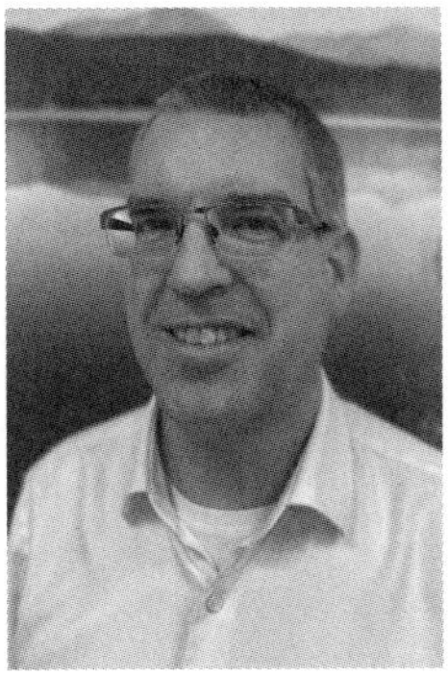

© Bild: privat

Martin Schneider

Martin Schneider ist seit über 25 Jahren in verschiedenen leitenden Positionen in der IT im Krankenhauswesen tätig. Seit 2014 ist er IT-Leiter und seit 2024 CIO des Universitätsklinikums Erlangen.

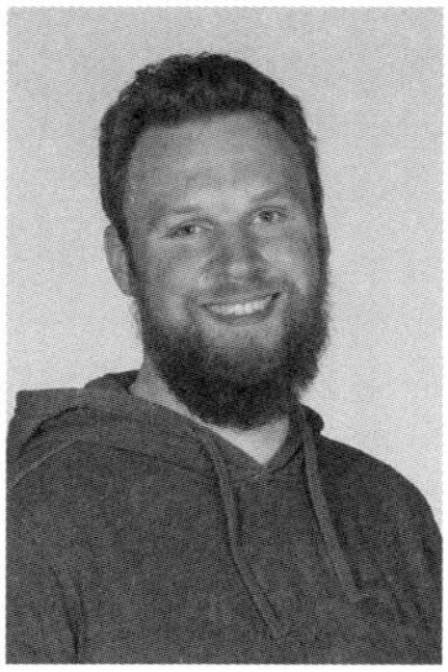

© Bild: Hochschule Neu-Ulm

Prof. Dr. Johannes Schobel

Prof. Dr. Johannes Schobel ist Forschungsprofessor für „Digitale Medizin und Pflege" an der Hochschule Neu-Ulm. Als promovierter Informatiker begleitet er viele Digitalisierungs- und Automatisierungsprojekte im Gesundheitswesen und fokussiert sich dabei auf die Bereiche (mobile) Datenerfassung, Künstliche Intelligenz und mHealth.

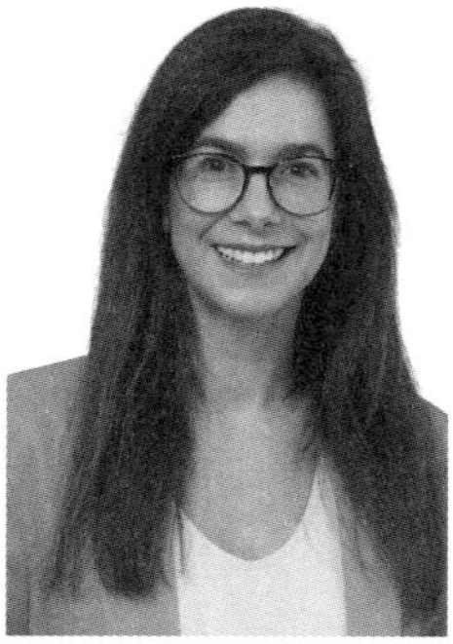

© Bild: privat

Dr. Marina Schulte

Dr. Marina Schulte ist eine auf Gesundheitsrecht und digitale Gesundheitsversorgung spezialisierte Fachanwältin im Medizinrecht. Seit 2014 berät sie in Kanzleien in den Bereichen Medizinrecht und regulatorische Fragestellungen im Zusammenhang mit digitalen Technologien und deren medizinischem Einsatz. Seit 2023 arbeitet sie (wieder) bei Taylor Wessing Partnerschaftsgesellschaft mbB.

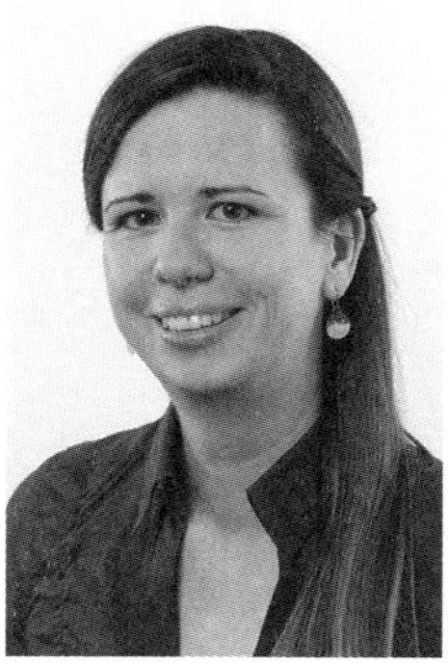

© Bild: Universitätsmedizin Göttingen

Dr. Sabine Smolorz

Dr. rer. nat. Sabine Smolorz ist promovierte Molekularbiologin und seit 2023 als wissenschaftliche Mitarbeiterin am Institut für Medizinische Informatik der Universitätsmedizin Göttingen (UMG) tätig. Sie ist Teil der Arbeitsgruppe Translationale Verbundforschung unter der Leitung von Prof. Dr. Ulrich Sax. In ihrer Funktion unterstützt sie das Forschungsdatenmanagement von biomedizinischen Konsortien, an denen die UMG beteiligt ist. Aktuell ist sie in den Sonderforschungsbereich 1565 „Molekulare Mechanismen und Vernetzung von Prozessen der Genexpression" eingebunden. Neben ihrer Forschungstätigkeit engagiert sie sich in der universitären Lehre und ist als freiberufliche Dozentin tätig.

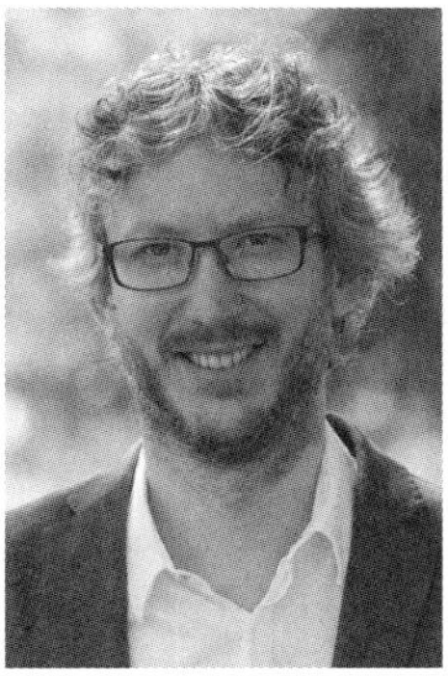

© Bild: Uniklinikum Frankfurt

Prof. Dr. Holger Storf

Prof. Dr. sc. hum. Holger Storf ist Direktor des Instituts für Medizininformatik (IMI) an der Johann Wolfgang Goethe-Universität Frankfurt und der Universitätsmedizin Frankfurt, welches 2022 aus der 2016 gegründeten Medical Informatics Group (MIG) hervorging. Neben der Vertretung des Fachs Medizininformatik, ist er seit 2018 Gründer und wissenschaftlicher Leiter des Datenintegrationszentrums an der Universitätsmedizin Frankfurt, welches im Rahmen der Medizininformatik-Initiative des BMBF und des Netzwerks Universitätsmedizin auf- und ausgebaut wird. Mit dem Fokus auf der Konzeption, Entwicklung und Fortführung verschiedener Projekte des Nationalen Aktionsplans für Menschen mit Seltenen Erkrankungen (SE-ATLAS, ZIPSE, OSSE) und der Mitarbeit in europäischen Projekten zur Vernetzung und Unterstützung der Experten für Seltene Erkrankungen, forscht das IMI an IT-Lösungen für Seltene Erkrankungen.

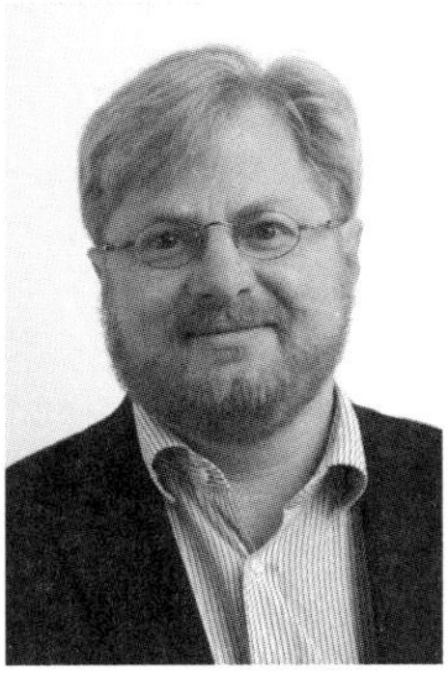

© Bild: Hochschule Neu-Ulm

Prof. Dr. Walter Swoboda

Prof. Dr. Walter Swoboda ist Arzt und Informatiker, leitet das Instituts DigiHealth der Hochschule Neu-Ulm (HNU) und ist Forschungsprofessor für Digitale Medizin und Pflege an der Fakultät Gesundheitsmanagement an der HNU. Seine Forschungsschwerpunkte liegen in der Evaluation digitaler Verfahren von Medizin und Pflege, eHealth, der Versorgungsforschung, dem medizinischen Informationsmanagement und dem Projekt- und Prozessmanagement. Ein Schwerpunkt seiner Tätigkeit liegt in der ethischen Beurteilung der Verfahren. Er ist Gründer und Leiter der gemeinsamen Ethikkommission der Hochschulen Bayerns (GEHBa).

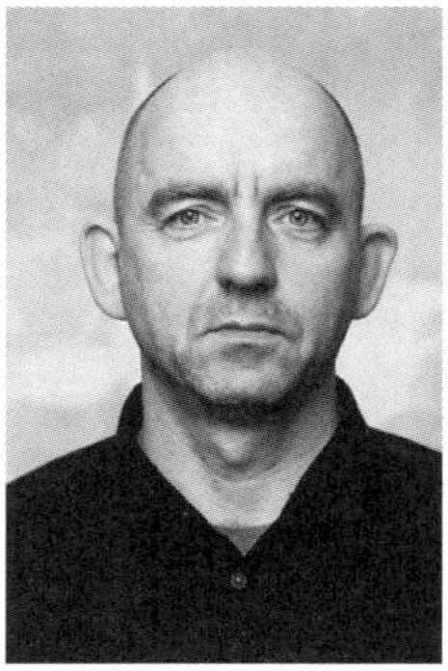

© Bild: Felix Rachor

PD Dr. Peter Tinnemann, MPH

PD Dr. med. Peter Tinnemann ist Amtsleiter des Gesundheitsamtes der Stadt Frankfurt am Main. Er ist Facharzt für öffentliches Gesundheitswesen, habilitiert mit dem Forschungsschwerpunkt Globale Gesundheit an der Charité-Universitätsmedizin Berlin in den Fächern Sozialmedizin und Epidemiologie. Seine Forschungsinteressen umfassen die Bevölkerungsmedizin, öffentliche Gesundheit, Sozialmedizin und globale Gesundheit. Dr. Tinnemann gilt als innovativer und erfahrener Gesundheitsmanager, der globale Perspektiven in die lokale Bevölkerungsmedizin einfließen lässt.

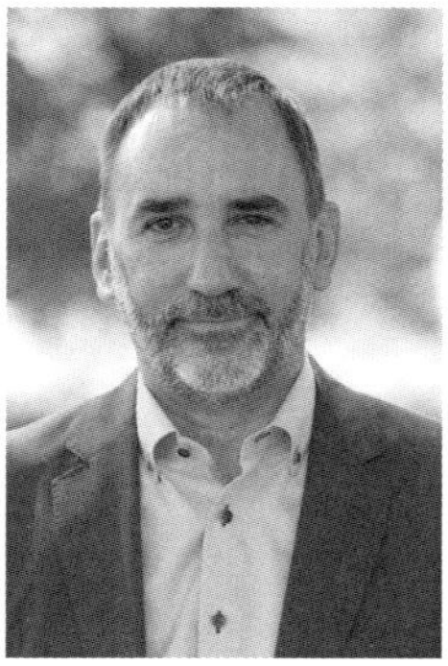

© Bild: Universitätsmedizin Frankfurt

Dr. Michael von Wagner

Dr. med. Michael von Wagner ist Ärztlicher Leiter der Stabsstelle Medizinische Informationssysteme und Digitalisierung und Chief Medical Informatics Officer. Er ist Oberarzt der Medizinischen Klinik 1 der Universitätsmedizin Frankfurt und war 5 Jahre Ärztlicher Leiter der Stabsstelle Zentrales Patientenmanagement des Universitätsklinikum Frankfurt. Er leitet die Kommission Digitalisierung und Terminologie der Deutschen Gesellschaft für Gastroenterologie, Verdauungs- und Stoffwechselerkrankungen und ist Mitglied der AG SNOMED CT des KKG beim BfArm.

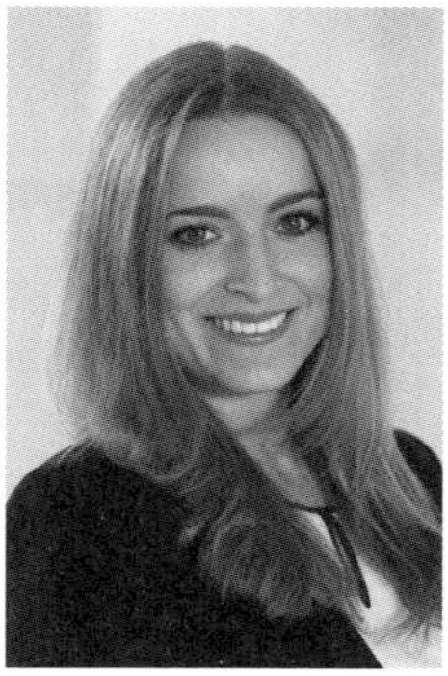

© Bild: privat

Annika Sophie Wagner, MSc.

Annika Sophie Wagner studierte bis 2024 berufsbegleitend an der FOM Frankfurt. Ihren Bachelor und Master absolvierte sie im Bereich Marketing, Digitale Medien und Kommunikation. Im Rahmen ihrer Masterarbeit beschäftigte sie sich mit dem Thema „Einflüsse und ethische Betrachtungen von Künstlicher Intelligenz in der Arbeitswelt von morgen – eine globale empirische Untersuchung." Hauptberuflich arbeitet sie bei Merck in Darmstadt für ein globales Team im Bereich Change Management und Kommunikation.

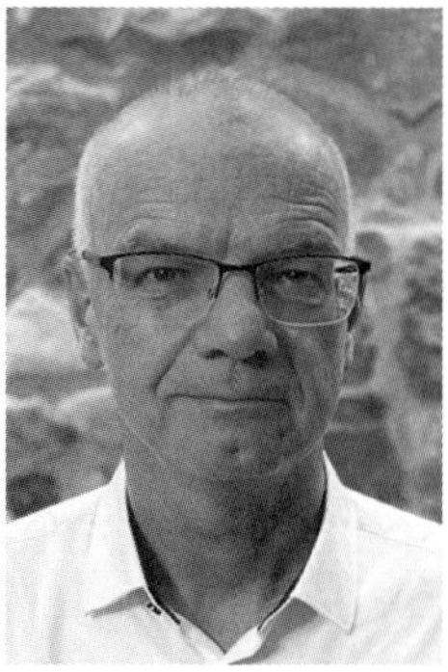

© Bild: privat

Prof. Dr. Felix Walcher, MME

Prof. Dr. med. Felix Walcher ist Facharzt für Chirurgie, Facharzt für Orthopädie und Unfallchirurgie, Schwerpunkt Unfallchirurgie, Direktor der Klinik für Unfallchirurgie, Universitätsmedizin Magdeburg. Er ist PI des AKTIN-Projektes. 2023/2024 war er Präsident der Deutschen Interdisziplinären Vereinigung für Intensiv- und Notfallmedizin (DIVI) e. V. Seit 1.3.2025 ist er Direktor des Institutes für Public Health in der Akutmedizin (IPHAM) der Universitätsmedizin Magdeburg.

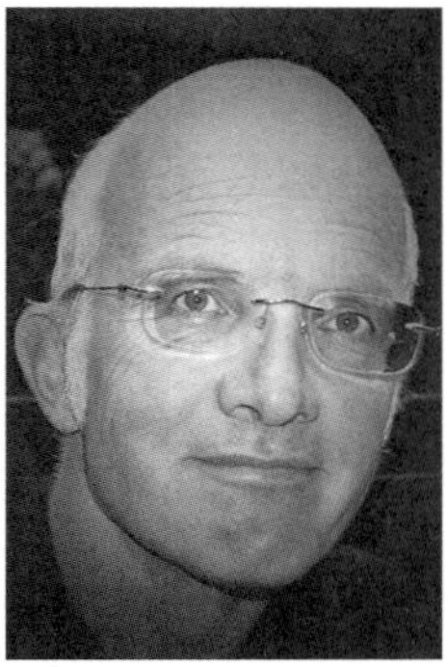

© Bild: privat

Dr. Peter Walcher

Dr. med. Peter Walcher ist Facharzt für Innere Medizin und Facharzt für Psychosomatische Medizin und Psychotherapie. Er ist Oberarzt und Leiter der Tagesklinik der Klinik für Psychosomatische Medizin und Psychotherapie des Universitätsklinikums Freiburg.

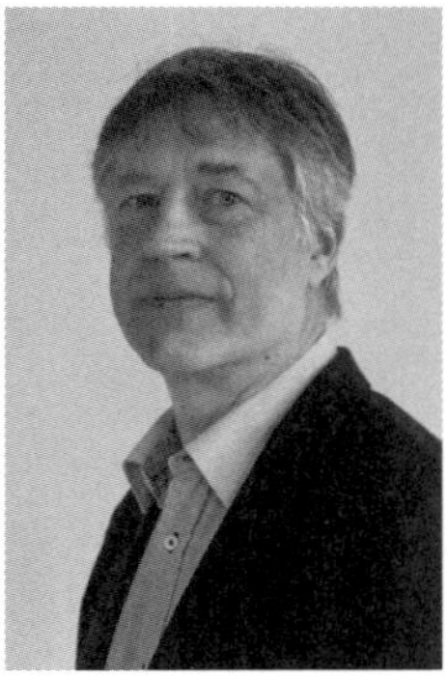

© Bild: Barbara Uhl/OTH Regensburg

Prof. Dr. Karsten Weber

Prof. Dr. phil. habil. Karsten Weber ist Philosoph, Professor für Technikfolgenabschätzung für KI-gestützte Mobilität, Fakultät Informatik und Mathematik (IM) an der Ostbayerischen Technischen Hochschule (OTH) Regensburg und Honorarprofessor für Kultur und Technik an der BTU Cottbus-Senftenberg. Er ist Ko-Leiter des Instituts für Sozialforschung und Technikfolgenabschätzung (IST) und ist einer der drei Direktoren des Regensburg Center of Health Sciences and Technology an der OTH Regensburg. Er beschäftigt sich vor allem mit ethischen und sozialen Auswirkungen von Technik (Technikbewertung und Technikfolgenabschätzung).

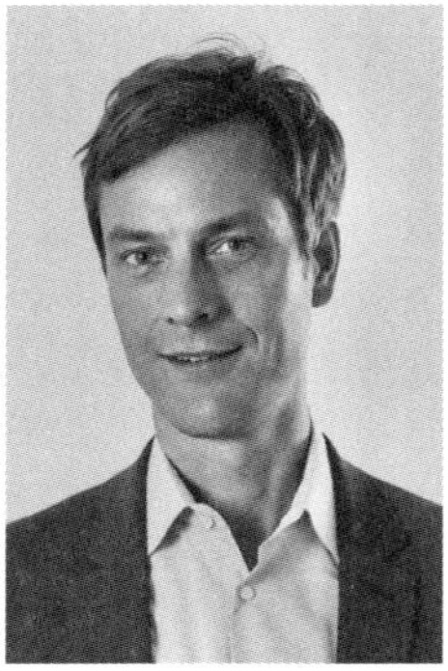

© Bild: privat

Prof. Dr. Kai Wehkamp, MPH

Prof. Dr. med. Kai Wehkamp ist nach Studium, Promotion und Habilitation in der Humanmedizin, einem Masterstudium für Public Health sowie langjähriger Tätigkeit im Management und Versorgung am Universitätsklinikum Schleswig-Holstein aktuell Professor für Angewandte Künstliche Intelligenz in der Medizin an der medizinischen Fakultät der MSH Medical School Hamburg. Außerdem ist er Geschäftsführer und Partner der LOHMANN konzept GmbH, einem Think Tank für Innovationen in der Gesundheitswirtschaft. Schwerpunkte seiner Tätigkeit sind Entwicklung, Bewertung und Implementierung digitaler und insbesondere KI-basierter Techniken, die einen tatsächlichen Beitrag zur Verbesserung der medizinischen Versorgung leisten können. Neben langjähriger praktischer Tätigkeit, ist er auch in der Lehre und mit einer Vielzahl wissenschaftlicher Publikationen an den Schnittstellen von Medizin, Digitalisierung, Ethik, Public Health und Management aktiv.